产 后 康 复

主　审　陈文华
主　编　江容安
副主编　刘向云　汪敏加
编　者　（按姓氏笔画排序）

马丽山　上海市杨浦区中心医院（同济大学附属杨浦医院）
王苏焱　上海市杨浦区中心医院（同济大学附属杨浦医院）
刘向云　上海体育学院
江容安　上海市杨浦区中心医院（同济大学附属杨浦医院）
孙　扬　上海体育学院
汪　莉　上海市杨浦区中心医院（同济大学附属杨浦医院）
汪敏加　成都体育学院
罗丝丝　上海市杨浦区中心医院（同济大学附属杨浦医院）
金伟蓉　常州市中医医院
赵　倩　AT 骨间运动康复门诊部
赵　静　上海体育学院
贵树康　上海体育学院
晏　燕　成都新世纪妇女儿童医院
常　毅　上海市杨浦区中心医院（同济大学附属杨浦医院）
蒋惠瑜　海南医学院第二附属医院
程慧云　上海市杨浦区中心医院（同济大学附属杨浦医院）
瞿晓燕　上海市杨浦区中心医院（同济大学附属杨浦医院）

人民卫生出版社
·北　京·

图书在版编目（CIP）数据

产后康复 / 江容安主编 . —北京：人民卫生出版社，2021.7（2025.2 重印）

ISBN 978-7-117-31782-5

Ⅰ. ①产…　Ⅱ. ①江…　Ⅲ. ①产褥期 – 妇幼保健 – 基本知识　Ⅳ. ①R714.6

中国版本图书馆 CIP 数据核字（2021）第 128222 号

人卫智网	www.ipmph.com	医学教育、学术、考试、健康，购书智慧智能综合服务平台
人卫官网	www.pmph.com	人卫官方资讯发布平台

产 后 康 复
Chanhou Kangfu

主　　编：江容安
出版发行：人民卫生出版社（中继线 010-59780011）
地　　址：北京市朝阳区潘家园南里 19 号
邮　　编：100021
E - mail：pmph @ pmph.com
购书热线：010-59787592　010-59787584　010-65264830
印　　刷：三河市潮河印业有限公司
经　　销：新华书店
开　　本：787×1092　1/16　　**印张：**19　　**插页：**2
字　　数：474 千字
版　　次：2021 年 7 月第 1 版
印　　次：2025 年 2 月第 12 次印刷
标准书号：ISBN 978-7-117-31782-5
定　　价：49.00 元

打击盗版举报电话：010-59787491　E-mail：WQ @ pmph.com
质量问题联系电话：010-59787234　E-mail：zhiliang @ pmph.com

主审简介

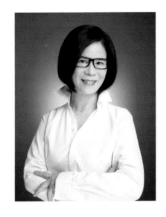

　　陈文华,教授、主任医师、博士生导师,上海交通大学附属第一人民医院康复医学科学科带头人、上海杉达学院国际医学技术学院康复治疗学系系主任。兼任中国康复医学会康复治疗专业委员会主任委员、中国康复医学会康复教育专业委员会副主任委员、中国康复医学会标准委员会副主任委员、中国非公立医疗机构协会康复分会副主任委员、上海市医学会物理医学与康复专业委员会第八届和第十一届主任委员、上海市体育科学学会运动康复专委会主任委员、上海市专科医师规范化培训康复专家组组长。率先带领团队通过国际康复机构认证委员会（commission on the accreditation of rehabilitation facilities,CARF）认证,积极开展并在全国推广贴扎技术、肉毒毒素注射、精神运动康复相关理念与技术等,倡导多项适宜技术在产后康复领域的应用,并在学历教育中开设相关选修课程。

主编简介

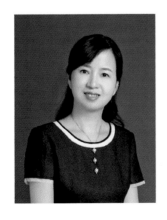

　　江容安,医学硕士,主任医师,硕士生导师,上海市杨浦区中心医院(同济大学附属杨浦医院)康复医学科主任。兼任中国医药教育协会康复装备促进中心常务委员、上海市医师协会康复医师分会第一届委员、中国康复医学会呼吸康复专业委员会呼吸治疗学组委员、中国康复医学会医养结合康复专业委员会第一届委员会委员、中国研究型医院学会冲击波医学专业委员会等多个学会委员。擅长中枢神经系统疾病(脑卒中、颅脑损伤、脊髓损伤等)所造成的各种功能障碍,如偏瘫、言语障碍、吞咽障碍等的康复治疗,以及产后各种功能障碍,如腹直肌分离、腰及骨盆疼痛、盆底功能紊乱等的评估、治疗。参编产后康复相关书籍多部,主持省市级课题 2 项、院级课题 1 项,在核心期刊发表文章多篇,获专利 2 项。

副主编简介

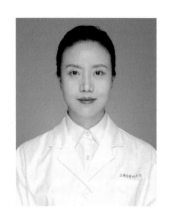

  刘向云,医学博士,教授,博士生导师,现任上海体育学院运动康复教学团队负责人,兼任中国生殖药理学会委员、上海市药理学会委员和中国康复医学会体育保健康复专业委员会委员等。主要研究领域为运动对老年慢性病的防治。曾担任国家重大新药创新项目副课题组长,主持国家和省部级课题数项,发表论文数十篇,出版专著4本。曾被评为上海市优秀指导教师,负责上海市一流课程2项。

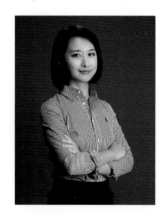

  汪敏加,运动康复博士,副教授,硕士生导师,成都体育学院运动康复系主任。获得美国运动医学会运动生理师认证(American College of Sports Medicine-Certified Exercise Physiologist,ACSM-EPC)。兼任中国康复医学会物理治疗专业委员会运动康复物理治疗学组常务委员、中国老年学和老年医学学会运动健康科学分会青年委员会。研究方向包括女性康复与健康、运动损伤的预防与康复研究、全民健身与运动处方。

》 前 言

　　在妊娠期和产后,激素水平和身体承重等的变化会对女性身体造成一系列影响或问题,如盆底功能障碍、妊娠期腰痛、产后下腰痛、骨盆痛、腹直肌分离、乳房胀痛、产后心理障碍等。科学、合理、专业的产后康复对女性健康具有重要的临床意义。随着女性对自身要求的不断提高,目前产后康复需求日益增加,各种产后康复机构也应运而生。但大部分康复机构所提供的服务主要针对盆底及乳腺康复,并且大多以理疗机器和推拿按摩为主要治疗手法,治疗病种、评估方法、治疗手段单一,有些从业人员甚至缺乏康复医学知识,不能进行正规系统的治疗。

　　产后康复这一新兴的康复亚专科,需要妇产科、康复医学科、运动医学、中医科、泌尿外科等多学科协作,以保障康复治疗效果。有鉴于此,我们联合康复医学科、妇产科、中医科临床医生以及上海体育学院、成都体育学院专家结合多年的工作经验编写了这本关于产后康复的教材,这也是一次多学科团队协作。

　　本书从解剖、生理变化及生物力学等方面详细介绍产后各种功能障碍的发病机制、临床评估、康复治疗技术以及康复家庭宣教,内容力求科学性和先进性,兼顾可操作性和实践性,通过图文并茂的形式,让读者可以较直观地理解本书内容。希望此书能让更多的康复专业人士和从事产后康复相关工作的人士对产后康复有更深入的认识和了解,以便更好地进行评估和治疗。

　　我们在编写过程中引用了国内外大量相关文献,在此向各个引文作者致谢。在当今医学知识快速更新的时代,限于编者经验和水平有限,加之目前产后康复临床循证医学研究方面有所欠缺,本书可能存在一些不妥之处,望广大读者在使用中提出宝贵的意见或建议,以便再版时不断修订完善。

江容安

2021 年 6 月

⟫ 目 录

第一章

总　论

第一节　产后康复的定义和重要性

一、产后康复的定义

产后康复指针对产后女性出现的身体形态、功能、能力、心理等方面的功能障碍给予综合多专业的、多手段的，以改善功能、缓解疼痛、促进身体及心理恢复、提高生活质量为目的的非药物自然疗法。主要对象是产后一年内的女性。常见的各种产后功能障碍有产后下腰痛、产后腹直肌分离、盆底功能障碍、产后肥胖、关节痛、抑郁等。

传统观念认为产后恢复是从产妇分娩后开始到第6周结束。此时分娩后母体妊娠相关生理变化恢复至非妊娠状态，妊娠对身体多个系统的影响大多已消退。然而，在这段时期，并非所有器官系统都会恢复至基线水平，而且这种恢复也不一定与时间呈线性相关。因此，一些学者认为产后康复时期应到分娩后12个月。但也有专家认为，产后康复不仅仅是指产后1年内的康复治疗，产后的功能障碍有的延续很久，也有的会随着年龄的增长逐渐显现出来，因此广义来讲产后康复应贯穿产后女性终身。

二、产后康复的重要性

世界卫生组织（World Health Organization，WHO）指出，产后时期对于产妇、婴儿以及家庭来说，在生理、心理、社会层面都是关键的过渡期。产后时期进行系统、积极的康复性措施对产妇身体康复乃至未来的身体健康都有极其重要的意义。近年来，随着我国社会经济发展水平和人们生活水平的不断提高，人们对科学健康及审美的需求也逐渐增加，从以往只在乎疾病本身以及疾病所造成的功能障碍层面，逐渐提高到关注功能障碍所导致的日常生活水平受限和生活质量下降层面。人们对提高社会参与程度和生活质量的需求进一步增加。特别是对于产后女性而言，产后生活质量和产后心理健康及体形恢复日渐受到重视，产妇对产后康复的需求和专业要求也越来越高。就产后盆底功能障碍而言，中国女性盆底功能障碍的发病率随着中国人口老龄化程度的不断加重和二孩政策的实施逐渐增加。其临床表现为尿失禁、盆腔器官脱垂、大便失禁、性功能障碍及盆腔疼痛等症状。除了产后盆底功能障碍问题，产妇一般还会出现乳腺功能障碍、腰痛、心理障碍、腹直肌分离、肥胖等。腹直肌分离可能会导致下背痛等骨骼肌肉疾病或影响骨盆、腰椎的稳定性，严重者导致腹疝，从而严重影响产后女性的生活质量。由此可见，产妇是一个不可忽视的群体，适时地对产妇进行评估，及早发现异常，及时进行康复治疗，是预防和治疗产后疾病，提高患者生活质量的关键。

第二节 产后康复的流行病学

一、产后盆底康复

产后盆底功能障碍临床表现为尿失禁、盆腔器官脱垂、大便失禁、性功能障碍及盆腔疼痛等症状。女性盆底功能障碍性疾病是影响女性身心健康及生活质量的一个重要公共卫生问题。针对女性压力性尿失禁,贺玲等对 408 例病例的初始发病时间做回顾性分析,结果显示初始发病在分娩后 12 个月内的患者为 166 例,占 40.69%,分娩后 12 个月内是第一个集中发病的时间也是高峰期。另外,也有很多其他文献支持妊娠和分娩是女性盆底功能障碍性疾病的独立危险因素。

研究表明,75% 的盆腔器官脱垂可由妊娠和分娩引起。女性盆腔器官脱垂是指盆腔器官膨出到达或超过阴道壁,在经产女性中的发生率高达 50%,并可导致盆腔、排尿、排便和性功能的症状。盆腔器官脱垂的治疗占用大量的医疗资源:据报道,2005—2006 年美国每年在盆底疾病门诊医疗上的花费近 3 亿美元;1979—2006 年,脱垂手术治疗是 70 岁以上女性患者最常接受的住院治疗措施。尚无大规模针对我国女性的研究数据,且临床目前的诊断分类方法不尽相同,该疾病的确切发病率难以确定。

关于产后盆腔疼痛,Bedaiwy 等进行研究,发现其发病率约为 13.2%,其中 75% 患者疼痛评分≥7 分。

针对性功能障碍,英国一项流行病学调查显示产后 3 个月时有 83% 的女性存在性功能障碍,国内调查显示初产妇产后 3 个月时性功能障碍患病率高达 70.6%。

二、产后腹直肌分离

腹直肌分离是妊娠及产后常见的并发症之一。腹直肌分离是描述两侧腹直肌之间以异常距离分离的解剖学术语,妊娠 14 周左右即可出现,逐渐加重直至分娩。有研究曾测量了女性从妊娠 36 周至产后 12 周的腹直肌间距,与妊娠 36 周的结果相比,产后 12 周测得的距离增加了 200%~400%。也有研究表明,妊娠 35 周时的腹直肌分离患病率为 100%,而在产后 6 个月时降至 39%。Sperstad 等对 300 例初产女性进行评估,发现妊娠 21 周、产后 6 周、产后 6 个月和产后 12 个月腹直肌分离的发生率分别为 33.1%、60.0%、45.4% 和 32.6%。另一些研究发现,在妊娠晚期,66%~100% 的孕妇被诊断为腹直肌分离,还发现腹直肌分离可能和年龄大、孕次产次多、盆底肌肉结构薄弱并且反复接受剖宫产相关。通过以上数据可以看出,产后 3 个月以内是腹直肌分离发病率最高的时期,腹直肌分离会在一定的程度上自行恢复,超过 3 个月仍然没有好转的患者则需要进行产后腹直肌分离的康复,越早治疗效果越好。

三、产后腰痛

产后腰痛是指女性在分娩后出现的腰骶部酸痛不适感,并会出现翻身、抱孩子、侧卧困难等腰部活动受限为主的一系列症状,是产后期发生的一种常见疾病。文献显示,腰背痛的发病率为 14.0%~84.1%(定义、方法、观察时间点的不同以及样本量不一样等,导致报道的腰背痛发病率不同),并且影响睡眠和日常活动。部分女性腰痛的症状会在产后 1~3 个月后消失,然而大部分女性的产后腰痛恢复是不完全的,还有可能持续很多年。10%~20%患有慢性下腰痛的女性声称初次症状的出现就是在妊娠后,这有可能是产妇忽略了腰痛的管理,从而导致迁延不愈发展成慢性腰痛。MacArthur等研究了11 701例产妇,发现在3个月内发生且持续至少6周的背痛有2 730例(23.3%);关应军等的研究结果显示,产后慢性腰背痛的发病率为29.4%。调查显示,妊娠期患有下腰痛的孕妇仍有65.3%的人在产后12个月疼痛反复发作,15.3%的产妇存在持续性的下腰痛。虽然不同的调查患病率有较大的差异,但近年的一篇回顾性调查显示,整体人群产后腰痛的患病率在50%左右,其中1/3的患者经历过重度腰痛的困扰。

四、产后耻骨联合分离

耻骨联合分离指的是在外力影响下,骨盆前方两侧耻骨纤维软骨联合处发生移位,耻骨联合距离增宽,上下可发生错位,下肢抬举困难,属于软组织损伤性疾病,临床又称耻骨联合错缝。主要表现为耻骨联合处疼痛、行动受限等。若治疗不及时,症状延续2个月以上,会出现耻骨骨炎、关节炎、出血或感染等并发症,增加孕妇身体及心理负担。由于耻骨联合间距正常值范围及妊娠期诊断的不明确,导致统计困难,其实际发生率仍不清楚,同时由于各个地区诊断标准不同,其发病率也存在明显的地区差异性。国外报道发病率为1/30 000~1/600,国内报道发病率为1/1 300,部分地区则高达37.5%。在观察性研究中,具有耻骨损伤高风险的因素包括第二产程>150min、存在3度或4度会阴撕裂伤、产钳助产、婴儿出生体重>4 000g。

五、产后骨盆旋移综合征

骨盆旋移综合征是指因急性损伤、慢性劳损、生理性骨盆韧带松弛等病因造成的骶髂关节错位、腰骶关节错位和耻骨联合位移。国际疼痛研究协会推荐的诊断标准中提到,对疑似骶髂关节疼痛的下腰痛病例进行局部神经阻滞后发现,10%~26.6%的患者下腰痛是由于骶髂关节功能紊乱引起的。在一项丹麦的前瞻性研究中,293例妊娠女性中20%存在骨盆关节疼痛,相应疼痛问题可分为4类:骨盆带综合征(6.0%)、耻骨联合分离(2.3%)、单侧骶髂关节综合征(5.5%)以及双侧骶髂关节综合征(6.3%)。近年来,骨盆旋移综合征的发病率呈上升趋势,且常与其他腰痛疾病伴发,据统计约50%腰椎间盘突出症患者并发该病。

六、产后乳房功能障碍

产后乳房疼痛实际上是乳房过分充盈,造成内部血液以及乳汁大量聚集,在2~3d内出现明显的肿胀以及疼痛现象。如果排乳不通畅,还会导致乳汁大量淤积,产后1个月很容易造成急性乳腺炎。急性乳腺炎是作用于乳腺的急性化脓性炎症反应。这种情况多见于初产妇,经产妇比较少见,并且80%都发生在产后3~4周。一旦出现急性乳腺炎,产妇的乳房疼痛将会进一步加剧,无法正常进行母乳喂养,给产妇带来巨大的身心负担,严重时还会导致母乳喂养中断,不利于母婴健康。研究表明,大约2/3的产妇会经历中度以上的乳房胀痛。

七、产后抑郁

产后是女性发生精神障碍的高危时期,产后心理障碍表现为情绪低落、焦虑、抑郁、沮丧、多疑、易激怒、过度担忧婴儿和自身等,严重者表现为自残、自杀或伤婴行为。研究发现,国外产后心理障碍的发生率为 3.5%~33%,国内为 11%~15%。值得注意的是,我国因对该病相关知识的人群普及程度较低,临床中有较多产后抑郁患者未被诊断。另外,有研究表明,产后焦虑发生率达到 11%~17%。孕妇心理健康受到孕妇的职业、年龄、学历等个体特征的影响,也与妊娠史、早产史、产程出血情况、妊娠阶段等有关。国内亦有研究发现,高龄孕妇相比低龄孕妇,孕产期心理压力更大;另外,高龄孕妇妊娠并发症的发生率更高,也增加了高龄孕妇对胎儿安全的担忧,导致其妊娠期压力增大。国内研究还发现,孕妇对分娩的恐惧与压力随着预产期的临近逐渐加重,孕妇情绪波动加大。

八、产后肥胖

产后肥胖是指生产前后体内激素水平失调导致脂肪代谢失去平衡,同时在妊娠期及哺乳期,高热量、高脂肪、高蛋白的饮食摄入增多,加之运动量减少,使得机体摄入营养量远远超过需要量,最终导致肥胖。美国的研究表明,15%~20% 的女性在产后滞留体重至少 5kg;国内研究表明,产后 42d 时的平均滞留体重为 7.5kg,在哺乳后 4~8 个月仍有 78.4% 的女性存在体重滞留的情况,约 53.4% 的女性滞留体重 >5kg,产后 1 年的平均滞留体重和滞留超过 5kg 的比例均高于美国。

第三节 产后康复的诊疗流程

一、产后康复的诊疗流程

产后康复内容及项目涉及范围较广,系统的产后康复诊疗流程是非常重要的。传统的经验式、单一的治疗方式已经不能及时有效地解决产后康复问题,产后康复的治疗强调综合治疗,而综合治疗需要多学科的共同参与。多学科协作诊疗模式(multiple disciplinary team,MDT)已成为国际医学领域的重要医学模式之一,产后康复多学科协作诊疗模式有利于整合医疗资源,有效避免治疗不足、过度治疗、重复治疗、无效治疗,节约时间及经济成本,能更快速、有效地解决患者的问题。例如,耻骨联合分离严重导致的剧烈疼痛问题、腹直肌分离严重导致的疝等需要普外科进行手术治疗;严重盆底器官脱垂需要妇科进行盆底的相应手术治疗;另外,有些疾病诊断时需要泌尿外科、超声科提供更加精确和易量化的检测指标辅助诊断,可以为患者确定最佳诊疗方案,最终最大限度地惠及产妇。产后康复的流程主要包括评估、设定康复目标、治疗、再评估,使用的康复手段主要包括物理治疗、运动训练、手法治疗、健康宣教、心理指导等(图 1-1)。

二、产后康复的诊疗时机

一般可以用 4 个时间点把产后康复分为 3 个时期:①产褥期:分娩至产后 42d;②理想恢复期:产后 42d 至产后 6 个月;③产后恢复末期:产后 6 个月至产后 1 年。产褥期主要以创口恢复、姿势管理、健康宣教、乳腺康复为主。理想恢复期是产后康复的黄金时期,尽早进行产后康复治疗,可缩短康复时间,预防产后相关疾病。理想恢复期主要关注产妇的骨盆功能紊乱、盆底障碍、瘢痕、腹直肌分离、乳房胀痛、腰背疼痛、心理健康等方面。产后恢复末期以体能恢复、塑形、各种疼痛管理以及各种功能障碍康复治疗为主。

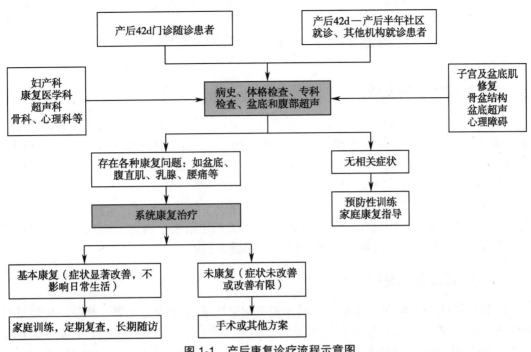

图 1-1　产后康复诊疗流程示意图

三、产后康复的综合评估

康复评估是临床决策过程中的重要组成部分。康复治疗的过程实际上是一个通过定期的康复评估来制订、实施、修改和完善治疗方案的过程。康复评估贯穿于康复治疗的全过程，任何一个治疗方案的产生和确定均以康复评估结果和结论为依据。对于产后患者,病史采集和各种功能障碍的评估和诊断对于康复治疗计划的实施至关重要。物理治疗师可以按照SOAP 格式书写医疗记录。

S(subjective):指主观资料,通过患者和家属的病史采集信息得来,主要包括产妇的基本信息、生育史、妊娠期体重、增重、生育史、分娩情况,新生儿情况,妊娠期及产后功能障碍情况,还包括现病史、既往史、手术史、用药情况等。

O(objective):指客观检查结果。对于产后患者,着重检查乳房、骨盆、腹部、盆底肌等易发生功能障碍的部位。主要包括特殊体格检查,如骨盆检查中的“4”字实验、骨盆挤压实验、Tomas 实验等;腹部检查,如腹直肌分离的测量、皮脂厚度、耻骨联合间距等;身体成分测试,如体脂率、基础代谢、肌肉含量等;重点针对各个功能障碍的专业评估量表,如评估焦虑情况可用汉密尔顿焦虑量表、评估瘢痕可用温哥华瘢痕量表、评估盆底功能可用盆底肌电筛查等。具体评估将在下面各章节详述。

A(assessment):指功能诊断,即通过对主观资料和客观资料的专业分析,明确各种功能障碍及分类,如尿失禁可分为急迫性尿失禁、压力性尿失禁和混合性尿失禁,并制订短期目标和长期目标。

P(plan):即计划,包括总体治疗计划和具体治疗方案。具体治疗方案将在下面各章节详述。

第四节 产后康复的现状与展望

一、产后康复的发展

在国外,特别是在欧洲和美国,产后康复行业快速增长。例如,美国的产后盆底康复工作由物理治疗师进行,体能教练和注册营养师协助进行产后肥胖的康复治疗。值得强调的是,如果没有取得相应的资格,从事这些工作将被认为是违法的。在中国,产后康复开始于20世纪80年代的台湾,当时,产后康复机构纷纷成立,为母亲们提供一整套产后康复标准、规范化服务以及科学的月子理念。产后康复市场在内地的萌芽开始于20世纪90年代初,北京第一家产后康复机构成立。随着时间的推移和人们生活水平和意识的提高,"产后康复"的概念得到更多的关注和认可,相关产业在我国迅速发展。

二、产后康复的现状

产后康复发展迅速,社会上很多产后康复机构遍地开花,但是这些产后康复机构质量参差不齐。首先,产后康复师数量不足,市场需求供不应求,我国人口众多,女性对自身认知和要求不断提高,加之二孩政策全面开放之后,产后康复的需求日益增长,多数家庭希望产后母婴护理能有更专业、更完善的产后康复。其次,社会上部分从事产后康复的人员素质不高,没有经过专业的评估就对产后女性进行康复治疗,欠缺规范性、科学性。最后,一些非专业的康复机构价格混乱、缺乏监管机制。产后康复作为一门年轻、不断散发活力的康复分支,目前对产后康复的研究越来越多,很多医疗机构的康复科也在逐渐开展产后康复。但是康复科及盆底康复中心主要开展的项目大多以产后盆底康复为主,治疗方式以物理因子治疗为主,治疗手段比较单一。很多常见的产后康复疾病也没有统一的评估和治疗方法,如产后常见的腹直肌分离、颈肩部疼痛、下腰痛、骶髂关节紊乱、耻骨联合分离等,未形成系统规范的诊疗流程。

三、产后康复的展望

随着越来越多的人开始认识产后康复,并对产后康复提出更高的要求,国家对产后康复也在进行行业规范。可以预见,在未来,新的康复理论和康复技术将不断被引进和深入到产后康复的研究和发展之中,将会给更精准、更专业的产后康复带来新的生命活力和广阔的发展空间。

(江容安)

▌参考文献

［1］龙层花 . 脊椎病因治疗学 . 北京:世界图书出版公司北京公司,2012.

［2］邹俊姣 . 产后康复服务管理标准化研究 . 中国卫生产业,2019,16(21):89-90.

［3］贺玲,马乐 . 压力性尿失禁初始发病时间分析 . 中国妇产科临床杂志,2004,5(1):15-16.

［4］SPERSTAD JB, TENNFJORD MK, HILDE G, et al. Diastasis recti abdominis during pregnancy and 12 months after childbirth：prevalence，risk factors and report of lumbopelvic pain. Br J Sports Med，2016，50（17）：1092-1096.

［5］宋成宪，王润妹，李太良，等.妊娠相关下腰痛的流行病学特征及治疗进展.中华全科医学，2017，15（4）：659-662.

［6］关应军，徐世元，陈业松，等.产妇产后慢性腰背痛发病率和风险因素.中国医师进修杂志，2015，38（6）：432-434，439.

［7］钟淑娟，高新茹，王颖金.471例晚期妊娠妇女耻骨联合间距超声检查结果分析.中国临床医学影像杂志，2019，30（8）：591-593.

［8］吴凤庆.孕产妇心理障碍影响因素及干预措施研究进展.医学食疗与健康，2019，（3）：83.

第二章

女性盆底解剖

第一节　女性生殖泌尿系统解剖

女性生殖系统包括内生殖器、外生殖器及邻近器官(图2-1)。外生殖器官称为外阴,包括阴阜、大小阴唇、阴蒂、阴道前庭和会阴。内生殖器官包括阴道、子宫、输卵管和卵巢。

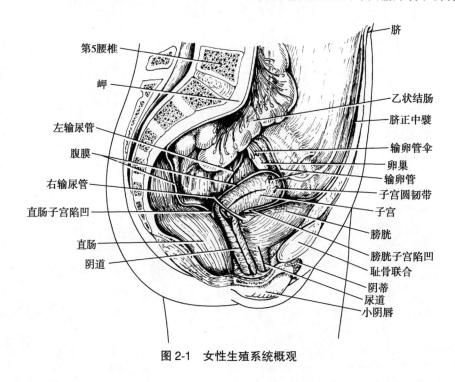

图2-1　女性生殖系统概观

一、外生殖器

女性外生殖器指生殖器的外露部分,又称外阴,位于两股内侧之间,前为耻骨联合,后为会阴,包括阴阜、大阴唇、小阴唇、阴蒂和阴道前庭(图2-2)。

(一)阴阜

阴阜为耻骨联合前面隆起的外阴部分,由皮肤及很厚的脂肪层所构成。青春期皮肤上开始生长阴毛,分布呈倒三角形。阴毛疏密与色泽存在种族和个体差异。

(二)大阴唇

大阴唇为外阴两侧、靠近两股内侧的一对纵行隆起的皮肤皱襞。前连阴阜,后连会阴;由阴阜起向下向后伸展开来,前面左、右大阴唇联合成为前联合,后面的两端会合成为后联

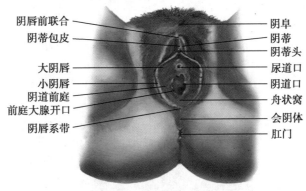

图 2-2　女性外生殖器

合,后联合位于肛门前,但不如前联合明显。大阴唇外侧为皮肤,青春期后有色素沉着和阴毛。大阴唇内侧面湿润似黏膜。皮下为脂肪组织、弹性纤维及静脉丛,受伤后易成血肿。未婚女性的两侧大阴唇自然合拢,遮盖阴道口及尿道口。经产妇的大阴唇由于分娩影响而向两侧分开,绝经后大阴唇逐渐萎缩。

（三）小阴唇

小阴唇是一对黏膜皱襞,在大阴唇的内侧,表面湿润、色褐、无毛,富含神经末梢。小阴唇的左右两侧的上端分叉相互联合,其上方的皮褶称为阴蒂包皮,下方的皮褶称为阴蒂系带,阴蒂就在它们的中间。小阴唇的下端在阴道口底下会合,称为阴唇系带。小阴唇黏膜下有丰富的神经分布,故感觉敏锐。

（四）阴蒂

阴蒂位于两侧小阴唇之间的顶端,是一个长圆形的小器官,末端为一个圆头,内端与一束薄的勃起组织相连接。勃起组织是一种海绵体组织,有丰富的静脉丛,又有丰富的神经末梢,故感觉敏锐,受伤后易出血。阴蒂分为三部分:前为阴蒂头,暴露于外阴,富含神经末梢,对性刺激敏感;中为阴蒂体;后为两阴蒂脚,附着于两侧耻骨支上。

（五）阴道前庭

两侧小阴唇所围成的菱形区称前庭。表面有黏膜遮盖,前为阴蒂,后为阴唇系带,两边是小阴唇。尿道开口在前庭上部。阴道开口在它的下部。此区域内还有前庭球和前庭大腺。

1. 前庭球　是一对海绵体组织,又称球海绵体,有勃起性,位于阴道口两侧,前与阴蒂静脉相连,后接前庭大腺,表面为球海绵体肌所覆盖。前庭球受伤后易出血。

2. 前庭大腺　又称巴氏腺,位于阴道下端,大阴唇后部,也被球海绵体肌所覆盖。前庭大腺是一边一个如小蚕豆大的腺体。它的腺管细长,长度为 1~2cm,开口于小阴唇下端的内侧。性兴奋时分泌黄白色黏液,起滑润阴道口作用,正常检查时不能摸到此腺体。

3. 阴道口　由一个不完全封闭的黏膜遮盖,该黏膜叫处女膜,内含结缔组织、血管及神经末梢。处女膜中间有一孔,圆形或新月形,少数呈筛状或伞状。处女膜孔的大小及膜的厚薄各人不同。处女膜破后,黏膜呈许多小圆球状物,成为处女膜痕。

4. 尿道外口　介于耻骨联合下缘及阴道口之间,阴蒂头后下方,圆形,边缘折叠而合拢。其后壁有一对腺体,称为尿道旁腺,开口于尿道后壁,常为细菌潜伏之处。

二、内生殖器

女性内生殖器(internal genitalia)位于真骨盆内(图2-3),包括阴道、子宫、输卵管及卵巢,后二者称子宫附件。

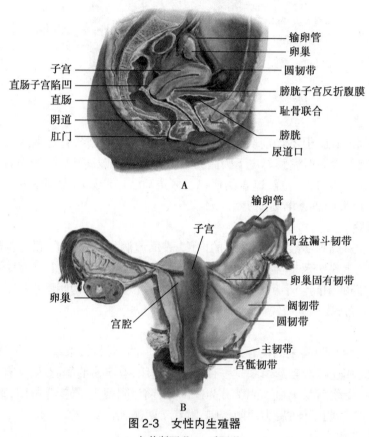

图2-3 女性内生殖器
A. 矢状断面观;B. 后面观。

(一)阴道

阴道为性交器官、月经血排出及胎儿娩出的通道。

1. 位置和形态 位于真骨盆下部中央,呈上宽下窄的管道,前壁长7~9cm,与膀胱和尿道相邻,后壁长10~12cm,与直肠贴近。上端包围子宫颈,下端开口于阴道前庭后部。环绕子宫颈周围的部分称阴道穹。按其位置分为前部、后部、侧部,其中阴道穹后部最深,与直肠子宫陷凹紧密相邻,为盆腔最低部位,临床上可经此处穿刺或引流。

2. 组织结构 阴道壁由黏膜、肌层和纤维组织膜构成,有很多横纹皱襞,故有较大伸展性。阴道黏膜呈淡红色,由复层扁平上皮细胞覆盖,无腺体。阴道黏膜受性激素影响有周期性变化。幼女及绝经后女性的阴道黏膜上皮甚薄,皱襞少,伸展性小,容易创伤而感染。阴道肌层由两层平滑肌纤维构成,外层纵行,内层环行,在肌层的外面有一层纤维组织膜,含多量弹力纤维及少量平滑肌纤维。阴道壁因富有静脉丛,故局部受损伤易出血或形成血肿。

(二)子宫

子宫为一壁厚、腔小、以肌肉为主的器官。腔内覆盖黏膜称子宫内膜,青春期后受性激素影响发生周期性改变并产生月经;性交后,输卵管为精子到达子宫的通道;妊娠期为胎儿发育生长的部位;分娩时子宫收缩胎儿及其附属物娩出(图2-4)。

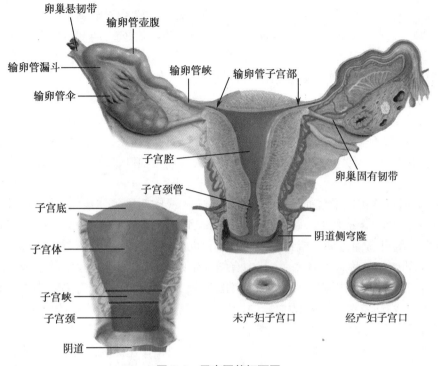

图2-4　子宫冠状切面图

1. 形态　成人的子宫为前后略扁的倒置梨形,重50~70g,长7~8cm,宽4~5cm,厚2~3cm,子宫腔容量为5mL。子宫上部较宽为子宫体,其上部隆突部分为子宫底,两侧为子宫角,子宫下部呈圆柱形为子宫颈。子宫腔上宽下窄,子宫体、颈间最狭窄处为峡部,在非妊娠期长1cm,其上端解剖上较狭窄,叫解剖学内口;其下端由于黏膜组织由宫腔内膜转为宫颈黏膜,故称为组织学内口。子宫颈管长2.5~3cm,下端为子宫颈外口,子宫颈下端伸入阴道内的部分叫子宫颈阴道部,阴道以上的部分叫子宫颈阴道上部。未产妇的子宫颈外口呈圆形,经产妇的子宫颈外口受分娩影响而形成横裂。

2. 组织结构　子宫体和子宫颈的结构不同。

(1) 子宫体:子宫体壁由3层组织构成,外层为浆膜层(脏腹膜),中间层为肌层,内层为子宫内膜。子宫内膜为一层粉红色黏膜组织,从青春期开始受卵巢激素影响,其表面2/3能发生周期性变化,称功能层;余下1/3靠近子宫肌层的内膜无周期性变化,称基底层。子宫肌层较厚,未妊娠时厚约0.8cm。肌层由平滑肌束及弹力纤维所组成。肌束纵横交错如网状,大致分3层:外层多纵行,内层环行,中层多各方交织。肌层中含血管,子宫收缩时血管被压缩,能有效地制止产后子宫出血。子宫浆膜层为覆盖子宫体底部及前后面的腹膜,与肌层紧贴,但在子宫前面近子宫峡部处,腹膜与子宫壁结合较疏松,向前反折以覆盖膀胱,形成膀胱子宫陷凹。覆盖此处的腹膜称膀胱子宫反折腹膜,与前腹壁腹膜相连续。在子宫后面,腹膜沿子宫壁向下,至宫颈后方及阴道后壁折向直肠,形成直肠子宫陷凹(亦称道格拉斯陷凹)并向上与后腹膜相连续。

（2）子宫颈：主要由结缔组织构成，亦含有平滑肌纤维、血管及弹力纤维。子宫颈管黏膜上皮细胞呈单层高柱状，黏膜层有许多腺体能分泌碱性黏液，形成子宫颈管内的黏液栓，将子宫颈管与外界隔开。子宫颈阴道部为复层扁平上皮覆盖，表面光滑。子宫颈外口柱状上皮与鳞状上皮交界处是宫颈癌的好发部位。宫颈黏膜受性激素影响也有周期性变化。

3. 位置　子宫位于盆腔中央，膀胱与直肠之间，下端接阴道，两侧有输卵管和卵巢。子宫底位于骨盆上口平面以下，子宫颈外口位于坐骨棘水平稍上方。子宫的正常位置呈轻度前倾前屈位，主要靠子宫韧带及骨盆底肌和筋膜的支托作用。

4. 子宫韧带　共有 4 对。

（1）圆韧带：因呈圆索形而得名，长 12~14cm，由结缔组织与平滑肌组成。起于子宫双角的前面、输卵管近端的下方，然后向前下方伸展达两侧骨盆壁，再穿过腹股沟管，终于大阴唇前端。圆韧带肌纤维与子宫肌纤维连接，表面为阔韧带前叶的腹膜层覆盖，有使子宫底保持前倾位置的作用。

（2）阔韧带：覆盖在子宫前后壁的腹膜自子宫侧缘向两侧延伸达到骨盆壁，形成两对双层腹膜皱襞。阔韧带分为前后两叶，其上缘游离，内 2/3 部包围输卵管（伞部无腹膜遮盖），外 1/3 部移行为骨盆漏斗韧带或称卵巢悬韧带，卵巢动静脉由此穿过。在输卵管以下、卵巢附着处以上的阔韧带称输卵管系膜，其中有结缔组织及中肾管遗迹。卵巢与阔韧带后叶相接处称卵巢系膜。卵巢内侧与子宫角之间的阔韧带稍增厚称卵巢固有韧带或卵巢韧带。在子宫体两侧的阔韧带中有丰富的血管、神经、淋巴管及大量疏松结缔组织，称子宫旁组织。子宫动静脉和输尿管均从阔韧带基底部穿过。

（3）主韧带：在阔韧带的下部，横行在子宫颈两侧和骨盆侧壁之间，为一对坚韧的平滑肌与结缔组织纤维束，又称子宫颈横韧带，起固定子宫颈位置的作用，防止子宫脱垂的主要结构。

（4）子宫骶韧带：从子宫颈后面的上侧方（相当于组织学内口水平），向两侧绕过直肠到达第 2、3 骶椎前面的筋膜。韧带含平滑肌和结缔组织，外有腹膜遮盖，短厚有力，将子宫颈向后向上牵引，维持子宫处于前倾位置。若上述韧带、骨盆底肌和筋膜薄弱或受损伤，可导致子宫位置异常，形成不同程度的子宫脱垂。

（三）输卵管

输卵管为卵子与精子相遇的场所，也是向子宫腔运送受精卵的管道。输卵管为一对细长而弯曲的管，位于子宫阔韧带的上缘内，内侧与子宫角相连通，外端游离，与卵巢接近，全长 8~14cm。输卵管根据形态由内向外可分为 4 部分：间质部为通入子宫壁内的部分，狭窄而短，长 1cm；峡部在间质部外侧，管腔较窄，长 2cm；壶腹部在峡部外侧，管腔较宽大，长 5~8cm；伞部为输卵管的末端，开口于腹腔，游离端呈漏斗状，有许多须状组织。伞的长度不一，多为 1~1.5cm，有"拾卵"作用。

输卵管壁由 3 层构成：外层为浆膜层，为腹膜的一部分，即阔韧带上缘；中层为平滑肌层，由内环行、外纵行的两层平滑肌组成，常有节奏地收缩，能引起输卵管由远端向近端的蠕动；内层为黏膜层，由单层高柱状上皮组成，上皮细胞分为纤毛细胞、无纤毛细胞、楔状细胞及未分化细胞 4 种。纤毛细胞的纤毛摆动有助于运送卵子；无纤毛细胞有分泌作用（又称分泌细胞）；楔形细胞可能为无纤毛细胞的前身；未分化细胞亦称游走细胞，为上皮的储备细胞，其他上皮细胞可能由它产生或补充。输卵管肌肉的收缩和黏膜上皮细胞的形态、分泌及纤毛摆动均受性激素影响，有周期性变化。

（四）卵巢

卵巢为一对扁椭圆形的性腺,具有生殖和内分泌功能,产生和排出卵细胞,分泌性激素。青春期前,卵巢表面光滑;青春期开始排卵后,卵巢表面逐渐凹凸不平;成年女性的卵巢大小约4cm×3cm×1cm,重5~6g,呈灰白色;绝经后卵巢萎缩变小变硬。卵巢位于输卵管的后下方,以卵巢系膜连接于阔韧带后叶的部位称卵巢门,卵巢血管与神经即经此处出入卵巢。卵巢外侧以骨盆漏斗韧带连于骨盆壁,内侧以卵巢固有韧带与子宫连接。

卵巢表面无腹膜,由单层立方上皮覆盖,称生发上皮;其内有一层纤维组织称卵巢白膜。再往内为卵巢组织,分皮质与髓质。皮质在外层,其中有数以万计的原始卵泡(又称始基卵泡)及致密结缔组织;髓质在中心,无卵泡,含疏松结缔组织及丰富血管、神经、淋巴管及少量与卵巢悬韧带相连续、对卵巢运动有作用的平滑肌纤维。

三、邻近器官

女性生殖器官与骨盆腔其他器官不仅在位置上互相邻接,而且血管、淋巴及神经也相互密切联系。当某一器官有病变时,如有创伤、感染、肿瘤等,易累及邻近器官。

（一）尿道

尿道在耻骨联合和阴道前壁之间,长4~5cm,直径约0.6cm,从膀胱三角尖端开始,穿过尿生殖膈,终止于阴道前庭部的尿道外口。尿道内括约肌为不随意肌,尿道外括约肌为随意肌,且与会阴深横肌密切联合。肛提肌及盆筋膜对尿道有支持作用,在腹压增加时提供抵抗而使尿道闭合,发生损伤可出现压力性尿失禁。由于女性尿道短而直,又接近阴道,易引起泌尿系统感染。

（二）膀胱

膀胱为一囊状肌性器官,排空的膀胱为锥体形,位于耻骨联合之后、子宫之前。其大小、形状可因其盈虚及邻近器官的情况而变化。膀胱充盈时可凸向骨盆腔,甚至腹腔。膀胱可分为顶、底、体和颈4部分。膀胱各部之间无明显界限。前腹壁下部腹膜覆盖膀胱顶,向后移行达子宫前壁,两者之间形成膀胱子宫陷凹。膀胱底部黏膜形成一三角区(称膀胱三角),三角的尖向下为尿道内口,三角底的两侧为输尿管口,两口相距约2.5cm。此部与宫颈及阴道前壁相邻,但正常情况下,其间组织较疏松。由于膀胱充盈可影响子宫及阴道,故妇科检查及手术前必须排空膀胱。膀胱壁由浆膜、肌层及黏膜3层构成,肌层由平滑肌纤维组成,外层和内层多为纵行,中层主要为环行,三层相互交织,对排尿起重要作用。

（三）输尿管

输尿管为一对肌性圆索状长管,起自肾盂,终于膀胱,各长约30cm,粗细不一,最细部分的内径仅3~4mm,最粗可达7~8mm。女性输尿管在腹膜后,从肾盂开始沿腰大肌前面偏中线侧下降(腰段),在骶髂关节处经髂外动脉起点的前方进入骨盆腔(骨盆段)继续下行,于阔韧带基底部向前内方行,于宫颈外侧约2cm处,在子宫动脉的后方与之交叉,又经阴道侧穹隆顶端绕向前方而入膀胱壁(膀胱段),在壁内斜行1.5~2cm,开口于膀胱三角区的外侧角。在施行子宫切除结扎子宫动脉时,避免损伤输尿管。输尿管壁厚约1mm,分黏膜、肌层及外膜3层,由肾、卵巢、髂、子宫及膀胱的血管分支在相应段输尿管周围吻合成丰富的血管丛,而进入输尿管壁。

（四）直肠

直肠位于盆腔后部,其上端在第3骶椎平面与乙状结肠相接,向下穿过盆膈,下端与肛管相连。成人从左侧骶髂关节至肛门全长 10~14cm。前为子宫及阴道,后为骶骨。直肠上段有腹膜遮盖,至直肠中段腹膜折向前上方,覆于宫颈及子宫后壁,形成直肠子宫陷凹。直肠下部无腹膜覆盖。肛管长 2~3cm,在其周围有肛门内外括约肌及肛提肌,而肛门外括约肌为骨盆底浅层肌的一部分。直肠前面与阴道后壁相连,盆底肌肉与筋膜受损伤,常与阴道后壁一并膨出。

第二节　骨盆及骨盆底

女性骨盆是躯干和下肢之间的骨性连接,是支持躯干和保护盆腔脏器的重要器官;同时又是胎儿经阴道娩出时必经的骨性产道,其大小、形状对分娩有直接影响。骨盆具有保护盆腔内脏、支持脊柱、传递重力及促进运动的作用,是胎儿娩出的通道。

一、骨盆的组成

(一)骨盆的骨骼

骨盆由一块骶骨、一块尾骨及左右两块髋骨组成。每块髋骨又由髂骨、坐骨及耻骨融合而成。骶骨由 5~6 块骶椎合成呈楔(三角)形,其上缘明显向前突出,称为骶岬。尾骨由 4~5 块尾椎合成。

1. 髋骨　由上方的髂骨、后下方的坐骨及内下方的耻骨融合而成。

(1)髂骨:髂骨体构成髋臼后上方(约占 2/5),其上方为髂骨翼,向后外伸展成扇形扁骨。髂骨翼上缘厚,全长在皮下均可触及,呈 S 形弯曲,名为髂嵴。髂嵴前端的棘状突起为髂前上棘,其下方另一棘状突起是髂前下棘。髂骨翼内面的凹陷称为髂窝,是髂肌起始处。窝的下内侧是一弓状钝圆的骨棘,名为弓状线,内面后部是粗糙的耳状面,其后上方是凹凸不平的髂粗隆。髂骨翼外面有臀前、下、后 3 条线,是臀部诸肌起始端附着部的分界。

(2)坐骨:是髋骨的后下部,分一体一支。坐骨体呈三棱状,其上份构成髋臼后下 2/5 以上;下份后缘有一喙状突起,突向骨盆腔,即为坐骨棘,其上下缘分别为坐骨大切迹与坐骨小切迹。体下端呈 V 形弯转向前上内方,续于坐骨支;两者移行处,由于肌的附着、牵拉形成粗糙骨块,称为坐骨结节,坐姿时,是承受上半身重量的支点。

(3)耻骨:是髋骨的前下部,分一体两支。耻骨体构成髋臼的前下部。耻骨上支自耻骨体伸向前内下方,其内侧端呈锐角弯曲,移行为耻骨下支。耻骨体与髂骨体的愈合处形成髂耻隆起。耻骨上支呈三棱锥状,上缘即耻骨梳,借髂耻隆起与弓状线相续;上支下面有一深沟,名为闭孔沟,有闭孔神经、血管通过。耻骨下支自移行处伸向外下,与坐骨支相连。耻骨、坐骨的体及其支共同围成闭孔。

2. 骶骨　有 5 块骶椎融合而成,整骨呈楔形。底是第 1 骶椎上面,正中部分是骶椎体的卵圆形上面,其前缘突起为骶岬。左、右两侧部呈扇形称为骶翼。骶翼前面有腰骶干的组成部,闭孔神经、髂腰动脉及腰大肌越过。骶骨尖狭小,朝向下,是第 5 骶椎的下部,下面有一横的卵圆形关节面,与尾骨相连。

3. 尾骨　为 4 块尾椎融合成的三角形小骨,上宽下窄,弯向前下方。第 1 尾椎有横突及椎体,椎弓退化。体上面有一卵圆形关节面,与骶骨下关节面构成骶尾关节(联合);其两侧向上的突起即尾骨角,与骶骨角围成骶管裂孔。

（二）骨盆的关节

骨盆的关节包括耻骨联合、骶髂关节和骶尾关节。在骨盆的前方两耻骨之间由纤维软骨连接形成耻骨联合，妊娠期受女性激素影响变松动，分娩过程中可出现轻度分离，有利于胎儿娩出。在骨盆后方，两髂骨与骶骨相接，形成骶髂关节。骶骨与尾骨相连形成骶尾关节，有一定活动度，分娩时尾骨后移可加大出口前后径（图2-5）。

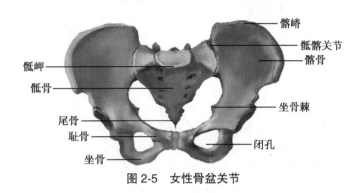

图2-5　女性骨盆关节

1. 骶髂关节　左右各一，由骶、髂骨的耳状面构成。骶骨耳状面朝后外，有一曲沟，被覆的软骨较厚，浅层为纤维软骨，深层为透明软骨；而髂骨上的软骨较薄，仅为纤维软骨构成。骶骨左右耳状面呈楔形嵌入左右髂骨之间，关节腔窄小，呈弯曲的裂隙状，关节面凹凸不平彼此衔接，起固定及稳定作用，与其周围的韧带构成一个闭锁装置。

2. 骶尾关节　是典型的椎间关节，由第5骶椎与第1尾椎间借卵圆形椎间盘连接而成。椎间盘较软，前后较厚，两侧较薄，中部往往有一个小腔。尾骨的活动是多变的。

3. 耻骨联合　是软骨结合，紧贴左、右耻骨联合面的是透明软骨，借耻骨间纤维软骨板相连接。软骨内常有一小腔，有人称为半关节。

（三）骨盆的韧带

骨盆各部之间的韧带中有两对重要的韧带，骶、尾骨与坐骨结节之间的是骶结节韧带，骶、尾骨与坐骨棘之间骶棘韧带。骶棘韧带宽度即坐骨切迹宽度，是判断中骨盆是否狭窄的重要指标。妊娠期受激素影响，韧带松弛，各关节的活动性亦稍有增加，有利于分娩时胎儿通过骨产道（图2-6、图2-7）。

1. 骶结节韧带　起于髂后上、下棘及骶、尾骨的侧缘，行向下前方，逐渐缩窄加厚，继又开展，止于坐骨结节的内侧缘，由此又发以锐利的镰状突，行向前下方，附着于坐骨支形成一嵴，另一缘与闭孔筋膜相连。该韧带的外侧部是臀大肌的起始附着处。

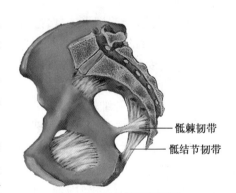

图2-6　骨盆韧带侧面观

2. 骶棘韧带　为一三角形薄片。韧带的底附着于骶骨及尾骨的侧缘，在骶结节韧带附着之前，且与其纤维交织；韧带的尖部附着于坐骨棘。该韧带的盆面与尾骨肌密切相关，或者说尾骨肌后部纤维退变所形成的结缔组织。

以上两韧带将坐骨大、小切迹围成两孔，即坐骨大孔与坐骨小孔，是血管、神经等出入小骨盆，分别与会阴、下肢交通的门户。

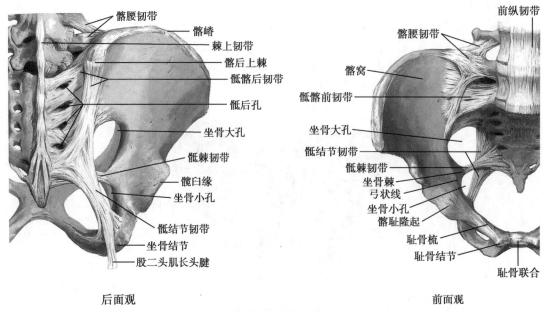

后面观　　　　　　　　　　　　　　　　　　前面观

图 2-7　骨盆韧带前、后面观

由脊柱上部下传的重力,会引起骶骨上端转向前下方,骶骨下端及尾骨则转向后上方,而骶髂关节周围的韧带恰好能够对抗、制动各种旋转作用。另外,左、右骶髂关节前部较后部宽,所以骶骨不是盆拱的顶部(拱心石),而是起着相反的作用。后部的韧带坚强有力,使彼此相接触的嵴与槽嵌合更为紧密,形成一个自动闭锁结构(装置)。制止骶骨上端前旋的韧带主要有骶髂骨间韧带、骶髂背侧韧带及髂腰韧带,防止骶骨下端及尾骨后旋的韧带有骶结节韧带、骶棘韧带。临产后骨盆的骶髂关节前、后部松动,韧带松弛,运动范围加大,有利于胎儿娩出。

3. 耻骨联合的韧带　耻骨上韧带连接左、右耻骨,其中部与纤维软骨板愈合。耻骨前韧带位于联合的前面,厚而强,由相互交错的纤维构成。耻骨弓状韧带呈弓状跨过耻骨联合的下方,连接两侧耻骨下支之间。此韧带较厚,上与耻骨间纤维软骨板相连,下面游离,与尿生殖膈间有裂隙,有血管通过。

耻骨间盘由纤维软骨构成,与被覆在联合面的透明软骨紧密相连。前部较厚,后部较薄,女性稍厚于男性。在纤维软骨板的后上部,有一矢状位的纵行裂隙,称为耻骨联合腔,往往出现于 10 岁以后,女性较大,孕妇及经产妇更为明显。因此妊娠或分娩过程中,由于耻骨联合的软骨变松动或因难产产钳助产术等,耻骨联合可能出现轻度分离,导致该区疼痛异常,下肢外展、起坐等行动较困难。

二、骨盆的分界

以耻骨联合上缘、髂耻线及骶岬上缘的连线为界,骨盆可分为上下两部分。大骨盆位于界线以上,又称假骨盆,为腹腔的一部分,其前方为腹壁下部、两侧为髂骨翼,其后方为第 5 腰椎。小骨盆位于界线以下,又称真骨盆,其内腔即盆腔,前界为耻骨和耻骨联合,后界为骶、尾骨的前面,两侧为坐骨、坐骨棘和骶棘韧带。盆部指界线以下的小骨盆部分,包括盆壁、盆膈和盆腔器官等。盆腔上口由界线围成,下口封以盆膈,盆膈以下的软组织称为会阴。大骨盆能支持妊娠时增大的子宫,但与分娩无关。临床上可通过观察大骨盆的形状和测量某些径线间接了解真骨盆的情况。小骨盆有上、下两口,上口又称入口,由界线围绕;下口又称出口,高低不平,由两个在不同平面的三角形组成,其周界由后向前为尾骨尖、骶结节韧带、坐骨结节、坐骨下支、耻骨降支、耻骨联合下缘。两侧耻骨降支在耻骨联合下缘所形成的夹角为耻骨弓角度,女性为90°~100°。假骨盆与产道、性功能无直接关系。真骨盆容纳子宫、卵巢、输卵管、阴道及邻近的输尿管、膀胱、尿道、直肠等器官。

三、骨盆底

骨盆底(pelvic floor)由多层肌肉和筋膜组成,封闭骨盆下口,承托并保持盆腔脏器(如内生殖器、膀胱及直肠等)正常位置。若骨盆底结构和功能出现异常,可导致盆腔脏器脱垂或引起功能障碍;甚至引起分娩障碍;而分娩处理不当,亦可损伤骨盆底。

骨盆底的前方为耻骨联合下缘,后方为尾骨尖,两侧为耻骨降支、坐骨升支及坐骨结节。两侧坐骨结节前线的连线将骨盆底分为前、后两部:前三角区为尿生殖三角,又称尿生殖区,向后下倾斜,有尿道和阴道通过;后三角区为肛门三角,又称肛区,向前下倾斜,有肛管通过。

骨盆底由外向内分为3层。

(一) 外层

外层位于外生殖器及会阴皮肤及皮下组织下面,由会阴浅筋膜及其深面的3对肌肉及一括约肌组成。此层肌肉的肌腱汇合于阴道外口和肛门之间,形成中心腱(图2-8)。

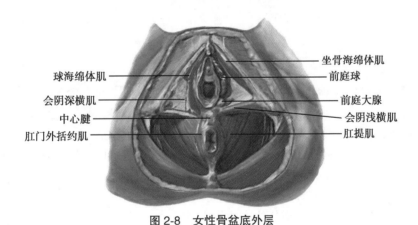

图 2-8　女性骨盆底外层

1. 球海绵体肌　覆盖前庭球和前庭大腺,向前经阴道两侧附于阴蒂海绵体根部,向后与肛门外括约肌交叉混合。此肌收缩时能紧缩阴道,故又称阴道括约肌。该肌可压迫前庭球并使阴道缩小,压迫阴蒂背动脉可使阴蒂勃起,环绕尿道口的肌纤维尚有括约尿道的作用,由会阴神经支配。

2. 坐骨海绵体肌　始于坐骨结节内侧,沿坐骨升支及耻骨降支前行,向上止于阴蒂海绵体(阴蒂脚处)。其功能为压迫阴蒂脚和下拉阴蒂,可帮助阴蒂勃起,由会阴神经支配。

3. 会阴浅横肌　从两侧坐骨结节内侧面中线向中心腱汇合。其功能是固定会阴体,并有固定会阴中心腱的作用。

4. 肛门外括约肌　为围绕肛门的环形肌束,前端汇合于中心腱。

（二）中层

中层为尿生殖膈。由上、下两层坚韧筋膜及一层薄肌肉组成,覆盖于由耻骨弓与两坐骨结节所形成的骨盆下口前部三角形平面上,又称三角韧带。其上有尿道与阴道穿过。在两层筋膜间有一对由两侧坐骨结节至中心腱的会阴深横肌及位于尿道周围的尿道括约肌。

（三）内层

内层盆膈为骨盆底最里面最坚韧层,由肛提肌及其内、外面各覆一层筋膜所组成。自前向后依次有尿道、阴道及直肠穿过(图2-9)。

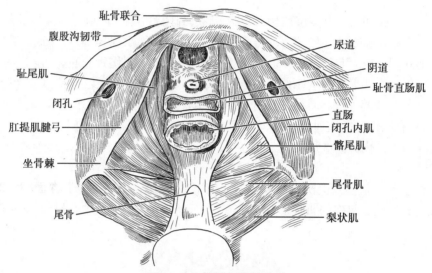

图 2-9　女性骨盆底深肌层

肛提肌(levator ani muscle)是位于骨盆底的成对扁肌,向下向内合成漏斗形。每侧肛提肌由前内向后外由3部分组成。①耻尾肌:为肛提肌的主要部分,肌纤维起自耻骨降支内侧,绕过阴道、直肠,向后止于尾骨,其中小部分肌纤维止于阴道及直肠周围,分娩过程中耻尾肌容易受损而可致产后出现膀胱、直肠膨出;②髂尾肌:起自腱弓(即闭孔内肌表浅筋膜的增厚部分)后部,向中间及向后走行,与耻尾肌汇合,绕肛门两侧,止于尾骨;③坐尾肌:起自两侧坐骨棘,止于尾骨与骶骨。肛提肌有加强盆底托力的作用,又因部分肌纤维在阴道及直肠周围密切交织,还有加强肛门与阴道括约肌的作用。

骨盆腔从垂直方向可分为前、中、后3部分,当骨盆底组织支持作用减弱时,容易发生相应部位器官松弛、脱垂或功能缺陷。在前骨盆腔,可发生膀胱和阴道前壁膨出;在中骨盆腔,可发生子宫和阴道穹脱垂;在后骨盆腔,可发生直肠和阴道后壁膨出。

（四）会阴

广义的会阴是指封闭骨盆下口的所有软组织,前为耻骨联合下缘,后为尾骨尖,两侧为耻骨下支、坐骨支、坐骨结节和骶结节韧带。

狭义的会阴是指阴道口与肛门之间的软组织,厚3~4cm,由外向内逐渐变窄呈楔状,表面为皮肤及皮下脂肪,内层为会阴中心腱,又称会阴体,由表及里为皮肤、皮下脂肪、筋膜、部分肛提肌和会阴中心腱。会阴中心腱由部分肛提肌及其筋膜和会阴浅横肌、会阴深横肌、球海绵体肌及肛门外括约肌的肌腱共同交织而成。妊娠期会阴组织变软有利于分娩。

第三节　女性盆底的血管、神经、淋巴和筋膜

女性生殖器官的血管与淋巴管相伴行,各器官间静脉及淋巴管以丛、网状相吻合。盆腔静脉的数目多于动脉,并在相应器官及其周围形成静脉丛。女性生殖器官由躯体神经和自主神经共同支配。

一、动脉

女性内外生殖器的血液供应主要来自卵巢动脉、子宫动脉、阴道动脉及阴部内动脉(图 2-10)。

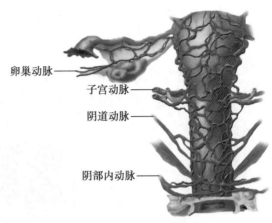

图 2-10　女性盆腔动脉

(一)髂外动脉

髂外动脉沿腰大肌内侧缘下行,穿血管腔隙至股部。在女性,髂外动脉起始部的前方有卵巢动、静脉越过,其末段的前上方有子宫圆韧带斜向越过。髂外动脉近腹股沟韧带处发出腹壁下动脉和旋髂深动脉,后者向外上方贴髂窝走行,分布于髂肌和髂骨等。

(二)髂内动脉

髂内动脉为一短干,长约 4cm,于骶髂关节前方由髂总动脉分出后,斜向内下进入盆腔。其前外侧有输尿管越过,后方邻近腰骶干,髂内静脉和闭孔神经行于其内侧。主干行至坐骨大孔上缘处一般分为前、后两干,前干分支多至脏器,后干分支多至盆壁。髂内动脉按其分布,又可分为壁支与脏支。壁支包括髂腰动脉、骶外侧动脉、臀上动脉、臀下动脉、闭孔动脉。脏支包括膀胱上动脉、膀胱下动脉、子宫动脉、脐动脉、直肠下动脉以及阴部内动脉等。骶正中动脉亦分布于盆部。

(三)卵巢动脉

卵巢动脉自腹主动脉发出,在腹膜后沿腰大肌前行,向外下行至骨盆缘处。跨过输尿管和髂总动脉下段,经骨盆漏斗韧带向内横行,再向后穿过卵巢系膜,分支经卵巢门进入卵巢。卵巢动脉在进入卵巢前,尚有分支走行于输卵管系膜内供应输卵管,其末梢在子宫角附近与子宫动脉上行的卵巢支相吻合。

(四)子宫动脉

子宫动脉起自髂内动脉前干,发起后沿盆侧壁向前向下向内行,经阔韧带基底部,到宫颈内口水平外侧约 2cm 处,横跨输尿管至子宫侧缘,分为上下两支。上支较粗,沿子宫体侧缘迂曲上行,称为子宫体支,至子宫角处又分为子宫底支、输卵管支、卵巢支(与卵巢动脉末梢吻合);下支较细,分布于子宫颈及阴道上段,称为子宫颈 - 阴道支。

(五)阴道动脉

阴道动脉为髂内动脉前干分支,分布于阴道内中下段前后壁、膀胱顶及膀胱颈。阴道动脉与子宫颈 - 阴道支和阴部内动脉分支相吻合。阴道上段由子宫动脉子宫颈 - 阴道支供应,阴道中段由阴道动脉供应,阴道下段主要由阴部内动脉和痔中动脉供应。

（六）阴部内动脉

阴部内动脉为髂内动脉前干分支,经坐骨大孔的梨状肌下孔穿出骨盆,环绕坐骨棘背面,经坐骨小孔到达坐骨肛门窝,并分出 4 支:①痔下动脉:分布于直肠下端及肛门部;②会阴动脉:分布于会阴浅部;③阴唇动脉:分布于大、小阴唇;④阴蒂动脉:分布于阴蒂与前庭球。

二、静脉

盆腔静脉与同名动脉伴行,但数目比动脉多,并在相应器官及其周围形成静脉丛,相互吻合,这使盆腔静脉感染易蔓延。卵巢静脉与同名动脉伴行,右侧汇入下腔静脉,左侧汇入左肾静脉。因肾静脉较细,容易发生回流受阻,故左侧盆腔静脉曲张较多。

三、淋巴

女性生殖器官和盆腔具有丰富的淋巴系统,淋巴结通常沿相应的血管排列,成群或成串分布,其数目及确切位置变异很大,分为外生殖器淋巴与盆腔淋巴两组(图 2-11)。

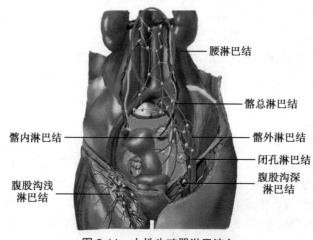

图 2-11　女性生殖器淋巴流向

（一）外生殖器淋巴

1. 腹股沟浅淋巴结　分上下两组:上组沿腹股沟韧带排列,收纳外生殖器、阴道下段、会阴及肛门部的淋巴;下组位于大隐静脉末端周围,收纳会阴及下肢的淋巴。其输出管大部分汇入腹股沟深淋巴结,少部分汇入髂外淋巴结。

2. 腹股沟深淋巴结　位于股静脉内侧,收纳阴蒂、腹股沟浅淋巴,汇入髂外及闭孔等淋巴结。

（二）盆腔淋巴

1. 髂淋巴组由闭孔、髂内、髂外及髂总淋巴结组成。

2. 前淋巴组位于骶骨前面。

3. 腰淋巴组(也称腹主动脉旁淋巴组)位于腹主动脉旁。

阴道下段淋巴主要汇入腹股沟浅淋巴结。阴道上段淋巴回流基本与子宫颈淋巴回流相同,大部汇入髂内及闭孔淋巴结,小部汇入髂外淋巴结,经髂总淋巴结汇入腰淋巴结和 / 或骶前淋巴结。子宫底、输卵管、卵巢淋巴大部分汇入腰淋巴结,小部分汇入髂内外淋巴结。子宫体前后壁淋巴可分别回流至膀胱淋巴结和直肠淋巴结。子宫体两侧淋巴沿圆韧带汇入腹股沟浅淋巴结。当内外生殖器官发生感染或癌瘤时,往往沿各部回流的淋巴管扩散或转移。

四、神经

女性盆腔神经由分布到盆壁的躯体神经和分布到盆腔脏器的自主神经两部分组成,支配盆部的感觉与运动,调节盆腔脏器的功能。女性内外生殖器由躯体神经和自主神经共同支配。

(一)躯体神经

躯干神经分布于盆部体表的皮肤、黏膜以及骨、关节及骨骼肌,将盆部皮肤的浅感觉(痛、温、触、压觉)和肌腱、关节的深部(本体)感觉冲动传入中枢,同时支配盆部骨骼肌的运动。盆腔主要躯体神经为闭孔神经及骶丛。

1. 闭孔神经 由腰丛发出,在髂总动、静脉的后方,腰大肌内侧下行至小骨盆侧壁,沿髂内动、静脉的外侧缘,与闭孔血管伴行,穿经闭膜管至股内侧部,支配股内收肌群和闭孔外肌。在行盆腔淋巴结清扫术时,特别是清扫闭孔淋巴结时,易损伤该神经。如果妇科手术中损伤该神经,则患侧大腿不能内收、内旋,并出现股内侧皮肤感觉障碍。术中发现该神经损伤时,如条件许可,应立即行神经吻合术。

2. 骶丛 由腰骶干和骶、尾神经的前支组成。腰骶干在骶髂关节前方由第4腰神经前支的一部分和第5腰神经前支组成,在腰大肌内侧深面下降进入盆部,与骶尾神经前支组成骶丛。骶丛位于髂内动脉的后面,盆腔后壁、骶骨和梨状肌的前方,除了发出细小的肌支支配盆壁各肌外,还发出臀上神经、臀下神经、闭孔内肌神经、梨状肌神经、肛提肌神经、尾骨肌神经、肛门括约肌神经、盆内脏神经、股后皮神经、坐骨神经和阴部神经(又分出会阴神经、阴蒂背神经、肛门神经),分别经梨状肌上、下孔出盆,分布于会阴、臀部、股后部、小腿和足部。其中,坐骨神经始于腰4至骶3的神经根,经坐骨大孔在臀大肌深面的梨状肌下孔出骨盆腔,经股骨大转子和坐骨结节之间降至大腿后面,走行至腘窝上方分成胫神经和腓总神经。损伤骶丛将出现其神经支所支配部位的感觉和运动功能障碍。

(二)自主神经

自主神经分布于盆腔的内脏、血管及腺体,将盆腔内环境变化的各种感觉信息传入中枢,支配平滑肌的运动,控制腺体的分泌。腰神经和胸部下段交感节发出的交感神经纤维自腹主动脉前神经丛分出,下行盆腔分为两部分:卵巢神经丛经卵巢门入卵巢,并有分支分布于输卵管,另外一支沿腹主动脉下降,形成骶前神经进入盆腔。由骶前神经延续而来的这一分支为盆腔自主神经主要部分,分为三段:腹下神经上丛(骶前神经)、腹下神经及腹下神经下丛(盆丛)。自第5腰椎前方至骶岬表面这一段为腹下神经上丛(骶前神经),其从骶岬表面分两侧走行,形成双侧腹下神经,距输尿管盆腔中段背侧2cm左右与之平行向下进入骨盆,之后与骶2和骶4表面发出的盆内脏神经(副交感神经)相融合,一起构成两侧的腹下神经下丛(即盆腔神经丛,简称盆丛)。矢状面看,腹下神经下丛呈三角形,其沿直肠前外侧向前向下行,通过宫颈及阴道穹的外侧面,延伸至阴道壁外侧和膀胱底部及直肠。盆腔自主神经由于呈网状分布,分支多,分布广且纵横交错。

1. 腹下神经上丛 又称骶前神经、上腹下丛,位于第5腰椎体的前方,两侧髂总动脉之间,为宽约5mm,长约5cm的条索状神经结构,自主动脉分叉至骶岬水平,紧贴肠系膜血管的后方,其右侧有右侧输尿管、右髂总血管,左侧有乙状结肠、肠系膜下血管及左侧输尿管。

骶前神经不是单一的神经,而是一神经束,其主要成分为来自子宫、宫颈及近端的部分输卵管的痛觉神经纤维(副交感神经的感觉神经纤维)、来源于乙状结肠的传入神经以及来自骶交感干的交感神经纤维。阻断骶前神经将会减少中枢神经系统接受的痛觉,故可用于治疗子宫内膜异位症及各种其他原因引起的盆腔疼痛。但手术时如切除神经范围过广,可导致暂时性的肠管和膀胱功能障碍,乙状结肠功能紊乱,引起便秘、乳糜样腹泻及尿频、尿急、排尿困难以及阴道干涩等。

2. 腹下神经 于骶岬表面水平由腹下神经上丛延续而来,位于直肠旁间隙,沿直肠系膜向下走行至盆腔,为宽约4mm,双侧对称的交感神经纤维,在骨盆上口处位于输尿管内侧约1.6cm,并与之平行,在此平面以下位于输尿管的内侧、背侧,沿盆侧壁向尾侧下行参与盆丛的构成,主要分布于子宫骶韧带及直肠阴道韧带的外侧面,并与之紧贴。慢性盆腔痛患者行子宫骶韧带切除术时腹下神经易损伤。

3. 盆内脏神经 由脊髓骶副交感神经核发出,为节前纤维。第2、4骶神经的前支出骶前孔后,离开骶神经,构成盆内脏神经,向前向下汇入腹下神经共同形成盆丛,行程25~30mm,随盆丛分支分布到所支配的脏器附近或脏器壁内交换神经元。节后纤维分布于结肠左曲以下的消化管和宫颈、膀胱等盆内脏器。盆内脏神经有少数纤维加入阴部神经,并随之分布到阴蒂中的勃起组织,为阴蒂勃起的主要神经,故盆内脏神经又称勃起神经。损伤该神经可导致性功能障碍、排尿困难、尿潴留、便秘等。

4. 盆腔神经丛(盆丛) 又称腹下神经下丛,在腹膜外壁层筋膜内,位于骶骨前面和直肠两侧,平行于构成直肠旁间隙的直肠阴道韧带,与子宫血管和宫旁结缔组织共同组成主韧带,与子宫静脉、阴道静脉、膀胱静脉关系密切。盆丛神经分支细小而密集,主要成分为交感神经及副交感神经纤维。其中,交感神经纤维来自骶交感干的节后纤维,而副交感神经纤维来自盆内脏神经。盆丛的纤维伴随髂内动脉的分支到达盆内脏器的周围,形成直肠丛、膀胱丛、子宫阴道丛等支配这些器官。盆丛分布呈网状四角形结构,有上、下、前、后4个角,4个角不在同一个平面内,呈凸面向外的曲面,头尾侧方向长约3.5cm,腹背侧方向长约2.5cm,厚约2mm,其腹侧缘距正中线的距离较背侧缘为短,大部位于子宫动静脉的下方。

(三)外生殖器的神经支配

外生殖器主要由阴部神经支配,由第Ⅱ、Ⅲ、Ⅳ骶神经分支组成,含感觉和运动神经纤维,走行与阴部内动脉途径相同,在坐骨结节内侧下方分成会阴神经、阴蒂背神经及肛门神经(又称痔下神经)3支,分布于会阴、阴唇及肛门周围(图2-12)。

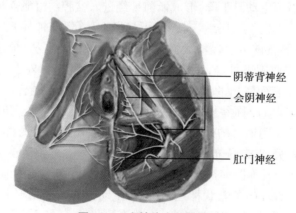

图2-12 女性外生殖器神经

右侧标注:
阴蒂背神经
会阴神经
肛门神经

（四）内生殖器的神经支配

内生殖器主要由交感神经和副交感神经支配（图2-13）。交感神经纤维由腹主动脉前神经丛分出，进入盆腔后分为两部分：①卵巢神经丛分布于卵巢和输卵管；②骶前神经丛大部分在子宫颈旁形成骨盆神经丛，分布于子宫体、子宫颈、膀胱上部等。骨盆神经丛中含有来自第Ⅱ、Ⅲ、Ⅳ骶神经的副交感神经纤维及向心传导的感觉纤维。子宫平滑肌有自主节律活动，完全切除其神经后仍能有节律性收缩，还能完成分娩活动。临床上可见低位截瘫产妇仍能自然分娩。

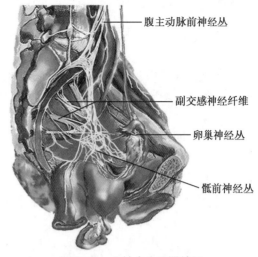

图 2-13　女性内生殖器神经

五、盆筋膜

盆筋膜是腹内筋膜的一部分，为腹横筋膜延续至覆盖骨盆底，位于盆底肌之上，腹膜之下，由三维网状弹性纤维和平滑肌组成，被覆盆壁肌内面，穿插环绕并支持着盆腔内脏器，延续包被盆腔脏器的血管神经束的周围，形成它们的鞘、囊或韧带，对盆腔内脏器具有保护与支持作用。按照其包围的器官，盆筋膜可分为盆壁、盆膈筋膜，盆脏筋膜及血管神经束鞘或韧带3部分。对盆腔器官起支撑作用的筋膜为盆膈筋膜。

（一）盆壁筋膜

盆壁筋膜覆盖于盆壁内面。位于骶骨前方的部分，称骶前筋膜。骶前筋膜与骶骨之间含有丰富的静脉丛，直肠切除时，勿剥离撕破此筋膜，以免伤及静脉丛，引起难以控制的出血。位于梨状肌与闭孔内肌表面的部分，分别称梨状肌筋膜和闭孔筋膜。盆壁筋膜在耻骨盆面至坐骨棘之间明显增厚，形成盆筋膜腱弓，为肛提肌起端及盆膈上筋膜的附着处。

（二）盆膈筋膜

盆膈筋膜分为盆膈上、下筋膜，分别包被于肛提肌的上、下两面。盆膈上筋膜又称盆膈内筋膜，被覆于肛提肌与尾骨肌上面，为盆壁筋膜的向下延续，盆膈上筋膜向盆内脏器周围移行为盆脏筋膜。其上方起于肛提肌腱弓，前方附着于耻骨盆面下缘上方约2cm处，外侧与闭孔筋膜盆部相交织，向内下经肛提肌与尾骨肌上面，折转移行于盆筋膜脏层。盆膈上筋膜是一个连续的网状"吊床"样结构，从外周盆腔侧壁向中心延伸、包绕、附着，从而稳定盆腔脏器，其中心是子宫颈、膀胱三角和尿道。盆膈下筋膜又称盆膈外筋膜，覆盖于肛提肌与尾骨肌下面，上方起于肛提肌腱弓，构成肛门窝的内侧壁，向会阴区与臀筋膜相连续，向下移行于肛门外括约肌筋膜。

（三）盆脏筋膜

盆脏筋膜包绕盆内脏器表面，是盆膈上筋膜向脏器的延续。在脏器周围分别形成筋膜鞘、筋膜隔及韧带等，具有支持和固定脏器的作用，如包绕直肠下血管及其周围组织形成直肠侧韧带，以及参与固定子宫位置的子宫主韧带和骶子宫韧带等。韧带内有通向脏器的血管、淋巴管和神经，有的还含少许平滑肌纤维。来自盆脏筋膜的腹膜会阴筋膜是一个呈冠状位的结缔组织隔，在女性称直肠阴道隔，位于直肠与阴道之间。此外，盆脏筋膜还伸入阴道与膀胱、尿道之间，分别形成膀胱阴道隔及尿道阴道隔。

第四节　盆底的功能

女性盆底是由封闭骨盆下口的多层肌肉和筋膜组成,尿道、阴道和直肠则经此贯穿而出;盆底组织承托子宫、膀胱和直肠等盆腔脏器并保持其正常位置。现代解剖学对盆底结构描述日趋细致,腔室理论是代表,其要点是:在垂直方向上将盆底分为前、中、后3个腔室。前腔室包括阴道前壁、膀胱、尿道;中腔室包括阴道顶部、子宫;后腔室包括阴道后壁、直肠。由此,将脱垂量化到各个腔室。在水平方向上,DeLancey于1994年提出了盆底支持结构的三个水平理论:Ⅰ水平为上层支持结构(主韧带-宫骶韧带复合体);Ⅱ水平为旁侧支持结构(肛提肌群及膀胱、直肠阴道筋膜);Ⅲ水平为远端支持结构(会阴体及括约肌)(图2-14)。

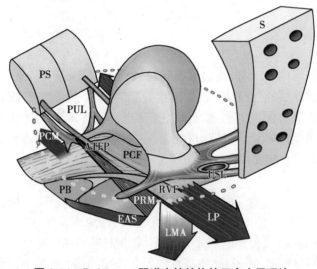

图 2-14　DeLancey 阴道支持结构的三个水平理论

PS:耻骨联合;PUL:耻骨尿道韧带;PCM:耻骨尾骨肌;ATFP:盆腱弓筋膜;PB:会阴体;PCF:耻骨宫颈筋膜;EAS:肛门外括约肌;PRM:耻骨直肠肌;RVF:直肠阴道筋膜;LMA:肛门纵肌;LP:提肌板;USL:子宫骶骨韧带;S:骶骨。

一、阴道支持结构的三个水平

(一)Ⅰ水平

主骶韧带复合体、耻骨宫颈筋膜,即阴道上段的支持结构。主骶韧带复合体是起自宫颈和阴道上端的三维立体结缔组织支持结构,止于侧盆壁和骶骨。宫骶韧带主要由平滑肌、盆腔脏器自主神经、结缔组织和盆腔血管构成。它的作用是悬吊子宫和阴道上段,向后牵拉宫颈,可维持直立位的女性阴道长度,并使上2/3阴道轴保持在几乎水平的位置,位于其下方的肛提肌板之上。这样可使腹腔内压和子宫宫颈的压力压向阴道后壁和其下方的肛提肌板,而不是将阴道推出骨盆下口。在产后或子宫切除术后,Ⅰ水平支持被破坏,可导致子宫和/或阴道脱垂。耻骨宫颈筋膜是否是一层独立的组织现在仍有争论。它位于膀胱阴道间隙,是尿道、膀胱颈与阴道、宫颈之间的纤维肌性组织,不能与周围组织截然分开。耻骨宫颈筋膜头端即膀胱宫颈韧带,连于宫颈环,其组织薄弱可致高位膀胱膨出;侧方连于盆腔筋膜腱弓,薄弱可致阴道侧方缺陷;而中部缺陷可致中位膀胱膨出,即膀胱底膨出。确切地说,耻骨宫颈筋膜应该属于Ⅰ、Ⅱ水平之间的支持结构。

（二）Ⅱ水平

盆腔筋膜腱弓、直肠阴道筋膜、耻骨尿道韧带，即中段阴道侧方的支持结构。一些学者将盆腔筋膜弓形容为盆筋膜"白线"。它是耻尾肌和髂尾肌表面盆腔内筋膜的中部增厚，为条状纤维结构，起自耻骨联合中点外侧1cm处的耻骨体内面，终至坐骨棘内缘。其前段纤维与耻尾肌外侧的盆底筋膜相连；中段是2~4cm长、含肌纤维的纤维板，有力地连于阴道壁前侧方、尿道壁后侧方；其上后1/3段纤维起自肛提肌腱弓。盆腔筋膜腱弓的纤维连接非常广泛，在其全长的上外侧部接受闭孔内肌筋膜发出的纤维，而下外侧部接受盆膈上筋膜发出的纤维，是将盆腔器官、盆底肌及盆壁筋膜组织联系起来的重要结构。其作用类似于吊桥的承力索，提供将尿道悬于阴道前壁（"吊床"）的支持力量，并阻止在腹压增加时阴道前壁和近端尿道向尾端的移位，维持尿自禁。盆腔筋膜腱弓组织薄弱可致阴道旁的缺陷和阴道前壁膨出。另外，由于其前部固定于盆壁，在治疗尿失禁的尿道悬吊术中经常被用作固定点。由于距离尿道较远，术后排尿困难的情况很少发生。由于盆腔筋膜腱弓中没有脂肪成分，极度肥胖的患者也可以此为固定点。需要与盆腔筋膜腱弓区别的结构是肛提肌腱弓，它起于耻骨上支内面，其起点位于盆腔筋膜腱弓起点外侧并截然分开，其后1/3与盆腔筋膜腱弓的后1/3几乎融合，是耻尾肌后部纤维及髂尾肌的起点，即为肛提肌的侧方固定点，仅当打开盆腔内筋膜时可见。解剖命名委员会（1998年）已将盆筋膜腱弓归为盆膈上筋膜，而肛提肌腱弓归为盆膈。阴道后壁侧方的直肠阴道筋膜是阴道后壁的远端1/2与肛提肌腱膜的融合，自会阴体向内延伸约3.5cm形成的，在耻骨联合至坐骨棘中点的位置与盆筋膜腱弓融合，并不延伸至阴道后壁全长，其上端与道格拉斯窝处的腹膜凹陷相连。在阴道近端1/2，阴道前壁和后壁都向侧方连于盆筋膜腱弓，其支持是相同的。这种结构可以解释为什么阴道远端的断层呈H形，而上端呈扁平管状轮廓。许多组织学研究发现，在膀胱阴道间、直肠阴道间并没有独立的"筋膜"层。手术中经常用到的耻骨宫颈筋膜及阴道直肠筋膜概念，通常是指将阴道黏膜层同周围组织分开的结构。耻骨尿道韧带是盆腔内筋膜的增厚，起自耻骨联合后下缘下1/5处（起点位于盆筋膜腱弓起点内侧，紧连于耻骨），下行纤维呈扇形，向内侧插入尿道上中1/3交接处，向外侧插入耻尾肌和阴道壁的筋膜，呈锥体形，总长1cm。该韧带将尿道有力地悬吊于耻骨。肛提肌仅是通过与之紧密的连接直接参与尿道的支持作用。这一韧带薄弱可使尿道中段向后下移位，而不伴有膀胱颈的高活动性。

（三）Ⅲ水平

会阴隔膜、会阴体、尿道外韧带。会阴隔膜是一层厚的膜性纤维片，覆盖于整个尿生殖三角。目前这一结构不再称为"尿生殖膈"，因为已经确定其并非以前所认为的由中间肌层及上下膜性层所构成。它的两侧连于耻骨弓，后缘为游离缘，中线部附着于尿道、阴道壁和会阴体。尿道和阴道通过尿生殖裂孔穿出会阴隔膜至前庭。会阴隔膜与会阴浅筋膜之间是会阴浅隙，其深方为会阴深隙。会阴体是阴道和肛门之间的区域，是球海绵体肌、会阴浅横肌、会阴深横肌、会阴隔膜、肛门外括约肌、阴道后壁肌层起自耻骨直肠肌和耻尾肌纤维的集合点，有大量的弹性组织。尿道外韧带是将尿道外口与耻骨联合前表面、耻骨间韧带前部紧密连接的结构，是由阴蒂体和两侧阴蒂脚下方发出的一束宽而分散的纤维，与阴蒂悬韧带相连接，提拉该韧带可提升尿道外口。尿道外韧带发出向后的纤维与耻骨尿道韧带发出向前的纤维互相连接，平行尿道行于尿道上表面、耻骨弓下方，称为中间韧带。

二、盆底的支持、括约和性功能系统

完整的盆底是一个密切联系的整体。完整的盆底功能是在盆底肌、盆底结缔组织及盆腔器官的密切配合下完成的，是支持系统与括约肌系统的协调统一。

（一）盆底的支持功能

正常盆腔器官的支持和功能依赖于盆底肌和盆底结缔组织的动态相互作用。解剖研究显示，肌肉与筋膜、韧带及器官浆膜层间有非常多的相互交织的纤维连接，提示其作为整体发挥作用。Delancey 研究了女性尸体的 1 500 个连续显微切片，发现从膀胱下方至会阴隔膜，阴道和尿道周围的胶原和弹性纤维呈交错状，并且与肛提肌的中间部分交织。在直立女性，盆腔内筋膜及其增厚形成的韧带于肛提肌上悬吊阴道上段、膀胱和直肠，而盆底肌关闭泌尿生殖裂孔，并为盆腔脏器提供一个稳定的平台。腹腔内压和重力垂直作用于阴道和盆底，盆底肌以其关闭状态下持续性的张力对抗之。如果盆底肌张力正常，结缔组织连接的压力将减小。另外，在急性压力下，如咳嗽、打喷嚏时，盆底肌存在反射性收缩，对抗并稳定盆腔脏器。肛提肌通过与结缔组织连接控制近端尿道的位置，即压力从盆底肌传向尿道依赖于结缔组织，特别是胶原。先天性或获得性胶原损伤可以导致肌肉的起点或插入点松弛，影响其等长收缩，导致关闭功能不全。另外，盆腔的韧带将器官悬吊于骨盆壁，任何一条韧带的松弛都将使相应肌肉力量失效，导致器官开关功能的紊乱。盆底肌薄弱，如神经病理性损伤或机械性损伤，肛提肌板无法维持其水平位置，泌尿生殖裂孔打开，使支持盆腔器官的责任都落在盆底结缔组织上。随着时间推移，持续性张力将使筋膜及韧带的连接拉伸、薄弱、断裂，导致器官正常解剖位置丧失。

（二）盆腔器官括约肌和性功能系统

1. 尿道括约肌系统

（1）尿道的分段解剖：为了方便尿道功能的讨论，通常以会阴隔膜和耻骨弓内缘为界将尿道分为近、中、远三段。近段尿道为膀胱颈至耻骨弓内缘的一段，在尿控中有很重要的意义。在近端尿道，耻尾肌筋膜的纤维与尿道旁筋膜组织交织，提供了侧方支持，使膀胱颈和近端尿道维持在较高位置，使作用于膀胱底和膀胱出口的腹腔内压相同。因此，近端尿道也是手术纠正压力性尿失禁（stress urinary incontinence，SUI）的重要区域。另外，U 形的逼尿平滑肌环绕近端尿道，通过收缩管腔帮助关闭尿道。近端尿道内黏膜下层由胶原、弹性组织和静脉网构成，通过黏膜表面相连接形成一个防水的密封层，并产生 1/3 的静息尿道关闭压。由于受雌激素水平的影响，随年龄增加其封闭作用减弱。

中段尿道指近端与远端尿道中间，即会阴隔膜深方的部分。中段尿道行于耻骨弓下方，是完成尿道括约肌功能的骨骼肌所在部位，包括尿道外括约肌、尿道膜部括约肌和尿道阴道括约肌。这三块肌肉共同作为独立单位发挥功能，Oelrich 称其为"横纹尿生殖括约肌"。解剖中发现，这三块肌肉互相交织，不能完全分开。尿道外括约肌起自逼尿肌终点，主要围绕中段尿道，是呈环形环绕尿道壁的平滑肌纤维；尿道膜部括约肌沿耻骨支下缘走行，包绕尿道腹侧面，跨过尿道后，其纤维深入耻骨支附近的会阴隔膜；尿道阴道括约肌则环绕尿道和阴道。组织学研究显示，构成横纹尿生殖括约肌的肌纤维主要是慢抽搐纤维（Ⅰ型），适于保持持久的张力，参与形成静息尿道关闭压；而少量快抽搐纤维在腹内压突然升高时的自主收缩功能则提供了更多的控尿保护。

远段尿道是指会阴隔膜至尿道外口的部分。其作用主要是尿液导出的管口。

（2）尿道括约系统的解剖：女性尿道括约系统由功能性结构——黏膜（密封作用）、膀胱颈（关闭）及尿道括约肌组成。尿道括约肌由内括约肌和外括约肌两部分组成。解剖学研究发现，尿道外括约肌腹侧较厚而背侧较薄，并存在少量纵行纤维，提示其关闭尿道的机制是通过腹侧压向背侧，而不是单纯的环形收缩。另外，会阴隔膜上方的尿道膜部括约肌和尿道阴道括约肌也是只位于尿道的腹侧，其收缩也使得尿道管腔自腹侧压向背侧，协助其关闭。尿道外括约肌内侧为尿道内括约肌，主要由斜行或纵行的平滑肌组成，其确切功能尚不清楚。Schafer 基于生物力学基础的研究提出，纵行平滑肌为环形平滑肌和横纹尿道括约肌的"容积填充物"，其存在提高了括约机制的效力，使得尿道管腔在仅有少量环形肌收缩的情况下收缩。但也有研究者认为，尿道内括约肌可能是在收缩时帮助打开管腔完成排尿而非收缩管腔。

（3）尿道括约肌系统与 SUI：大多数实验证实，正常人的静息尿道关闭压与 SUI 者不同，并且与 SUI 的程度相关。尿道关闭压降低与年龄相关的尿道横纹肌组织退化及神经损伤有关。随年龄增加，尿道关闭压降低，而锻炼能起到的改善作用很小，特别是腹压增加时。尿道横纹肌由阴部神经支配，分娩所致的神经损伤可使尿道外括约肌萎缩，导致尿道关闭不全。

2. 肛门括约肌系统

（1）肛门括约肌系统解剖：肛门括约肌系统包括肛门内括约肌和肛门外括约肌，后者又分为深部、浅部和皮下部。肛门内括约肌长 3cm，位于肛瓣和齿状线附近，肛管的白线标志着肛门内括约肌和肛门外括约肌皮下部的交界。肛门外括约肌深部是环绕肛门内括约肌上部的一条厚的环形带，其纤维与耻骨直肠肌纤维交织；肛门外括约肌浅部环绕肛门内括约肌的下部，向前连接至会阴体，向后通过肛尾缝连接至尾骨，是肛门外括约肌唯一与骨连接的部分。肛门外括约肌的皮下部是 1.5cm 厚、环绕下端肛管的扁平条带，在肛门外口和白线以下深入皮肤。组织学研究证实，肛门外括约肌由 I 型慢抽搐骨骼肌纤维组成，适于长期收缩状态的维持。在静息状态下，肛门括约肌处于每 4s 一次的间歇性收缩力增加并伴有反向蠕动的状态。研究人员已在肛门外括约肌中发现有雌激素受体，并且发现雌激素替代实验人群有大便失禁症状的改善。耻骨直肠肌在肛门外括约肌深部后方形成了吊带样结构，将肛管拉向前方形成肛门直肠角。在排便过程中，耻骨直肠肌放松，肛门直肠角变钝，协助内容物排至肛管。研究显示，肛门直肠角对于控制排便非常重要。腹腔内压力的突然升高会导致肛门括约肌收缩力升高，而其部分原因是耻骨直肠肌的反射性收缩。在肛管内黏膜和其下方的血管间隙，肛垫起到了肛管静息状态下的封闭作用。

（2）肛门括约肌系统缺陷与大便失禁：排大便与排尿相同，是由所有与排便相关的元素神经反射的相互作用来驱动的。肛门外括约肌的损伤是大便失禁发生的主要原因，它通过直接关闭作用和降低肛提肌收缩活性两个途径起作用，因为肛门外括约肌是肛提肌的插入点，而肛提肌又是产生肛门直肠角的主要结构。对阴道分娩后有晚期大便失禁发生的女性进行经肛门超声检查发现，隐性肛门括约肌损伤很常见，所致大便失禁甚至可能在分娩结束很长时间后出现。

3. 性功能障碍 女性性功能障碍是指女性在性反应周期中的一个或几个环节发生障碍，或出现与性交有关的疼痛。盆底肌肉对维持正常性功能有着重要意义。患有盆底功能障碍的女性盆底支持薄弱，进而发生盆腔器官的位置和功能异常，往往影响正常的性功能。与女性性功能障碍发病相关的因素很多，涉及解剖、生理、生化、病理、心理，甚至社会，其中随女性年龄增加和绝经,体内雌激素水平不断下降,出现进行性生殖器官萎缩、盆腔血流量减少、盆底肌肉张力降低及阴道萎缩和干燥等,这些均影响女性性功能。各种妇科手术均可能影响女性性功能,最常见的是双侧卵巢切除导致卵巢去势;外阴根治术直接破坏外生殖器解剖,对性功能影响极大;子宫和阴道手术也可因改变阴道解剖结构和盆腔血流等原因影响性功能。患者通过模拟排尿和紧急停尿的动作,即交替收缩和舒张盆底肌肉这种训练可提高骨盆底肌群的张力和性交时阴道壁的敏感性。

(瞿晓燕　马丽山)

▌参考文献

[1] 谢幸,孔北华,段涛. 妇产科学. 9版. 北京:人民卫生出版社,2018.

[2] 宋岩峰. 女性尿失禁诊断与治疗. 北京:人民军医出版社,2003.

第三章

妊娠期及产后身体生理变化

第一节　妊娠期生理变化

一、生殖系统及乳房的变化

（一）子宫

1. 子宫大小　随妊娠的进程,子宫体逐渐增大变软。至妊娠足月时,子宫体积是非妊娠期的 500~1 000 倍,重量增加近 20 倍。妊娠早期子宫略呈球形且不对称,子宫壁明显突出。妊娠晚期子宫右旋。妊娠 12 周后,增大的子宫逐渐超出盆腔,在耻骨联合上方可触及。子宫增大主要是由于肌细胞肥大、延长。子宫肌壁厚度在妊娠中逐渐增厚,至妊娠末期又逐渐变薄。妊娠早期子宫增大主要受雌激素影响,孕激素作用尚不确切。妊娠 12 周后子宫增大是由于子宫腔内压力增加引起。

2. 子宫血流量　妊娠期子宫血流量增加,以适应胎儿 - 胎盘循环需要。妊娠早期子宫血流量为 50mL/min,主要供应子宫肌层和蜕膜。妊娠足月时子宫血流量为 450~650mL/min,其中 80%~85% 供应胎盘。

3. 子宫内膜　受精卵着床后,在孕激素和雌激素作用下子宫内膜腺体增大,腺上皮细胞内糖原增加,结缔组织细胞肥大,血管充血。

4. 子宫峡部　非妊娠时子宫峡部长约 1cm;妊娠后子宫峡部变软,逐渐伸展拉长变薄,扩展成宫腔的一部分,临产后伸展至 7~10cm,成为产道的一部分。

5. 子宫颈　在激素作用下,子宫颈充血、水肿,子宫颈管内腺体增生、肥大,使子宫颈自妊娠早期逐渐变软,呈紫蓝色。妊娠期子宫颈黏液增多,形成黏液栓,内含免疫球蛋白及细胞因子,保护子宫腔免受外来感染侵袭。

（二）卵巢

妊娠期卵巢排卵和新卵泡发育均停止。妊娠 6~7 周前产生大量雌激素及孕激素,以维持妊娠。妊娠 10 周后黄体功能由胎盘取代,黄体开始萎缩。

（三）输卵管

妊娠期,输卵管由于肌细胞及结缔组织肥大、血流量增加以及局部组织水肿而增粗、伸长,尤以输卵管伞端为甚。此时期输卵管蠕动减慢,直至预产期才重新加强。

（四）阴道

妊娠期阴道黏膜变软,水肿、充血,呈紫蓝色。阴道壁皱襞增多,周围结缔组织变疏松,肌细胞肥大,伸展性增加。阴道上皮细胞糖原水平增加,乳酸含量增多,阴道 pH 为 3.6~6.0,保持酸性,不利于致病菌生长,有利于防止感染。

（五）外阴

妊娠期外阴充血,皮肤增厚,大小阴唇色素沉着,大阴唇内血管增多及结缔组织松软,伸展性增加。

（六）乳房

妊娠期胎盘分泌大量雌激素刺激乳腺腺管发育,分泌大量孕激素刺激乳腺腺泡发育。妊娠早期乳房开始增大,充血明显。乳腺腺泡增生,乳腺增大并出现结节。乳头增大变黑,容易勃起。乳晕颜色加深,其外围皮脂腺肥大形成散在结节状隆起。妊娠末期,可有少量淡黄色稀薄液体溢出,称为初乳。妊娠期间乳腺充分发育为泌乳做准备,但并无乳汁分泌,可能与大量雌、孕激素抑制乳汁生成有关。

二、呼吸系统的变化

（一）上呼吸道改变

上呼吸道黏膜充血、水肿、腺体分泌增多、黏多糖含量增加。18%~42% 孕妇出现鼻炎样症状——鼻塞伴分泌物增多。症状在早孕末期出现,孕晚期最显著,常于分娩后 48h 缓解。这些变化可能是妊娠期激素水平变化和血容量增加所致。因上呼吸道黏膜广泛水肿和脆性增加,导致局部抵抗力降低,孕妇易发生上呼吸道感染,容易引起鼻塞、鼻出血和声音的改变。

（二）胸壁改变

由于子宫增大和腹部压力增加,膈肌升高 4cm。此外,孕酮和松弛素导致连接肋骨和胸骨的韧带松弛,胸骨下角从 68.5° 逐渐增加到 103.5°。胸壁前后径和横径各增加 2cm,导致胸围增加 5~7cm。以上解剖上的变化在妊娠 37 周可达到顶峰,胸壁形态于分娩后 6 个月内基本恢复正常。子宫增大、膈肌升高使胸廓容积的上下界缩短,而胸廓的前后径与横径代偿性增大在孕早期足以抵消膈肌升高所导致的容量不足,但妊娠晚期代偿不足易导致气促和呼吸系统疾病的发生。

（三）呼吸肌功能

妊娠期间呼吸肌功能无明显改变。膈肌是最主要的吸气肌群,在吸气过程中,膈肌的作用占呼吸肌作用的 60%~80%,因此膈肌的收缩功能影响呼吸功能。膈肌收缩功能在妊娠期间无改变。

（四）肺容积和肺容量

由于增大的子宫使腹腔内压力增大,横膈抬高 4~5cm,胸壁顺应性下降,同时由于胸廓的扩张代偿性作用,肺总量保持正常或轻微降低 4%~5%。功能残气量(functional residual capacity,FRC)的生理意义是缓冲呼吸过程中肺泡气氧和二氧化碳分压的变化幅度。FRC 在妊娠期间减少 10%~25%(300~500mL)。妊娠期 FRC 的下降受孕周和体位改变影响,于妊娠第 10~16 周开始,从坐位转为仰卧位时 FRC 减少更明显。FRC 为残气量(residual volume,RV)和补呼气量(expiratory reserve volume,ERV)之和,两者在妊娠期间均下降。RV 减少 20%~25%;ERV(反应呼气储备容量)减少 15%。妊娠期潮气量(tidal volume,VT)和呼吸频率增加,VT 从 500mL 增加到 700mL(增加了 30%~50%),呼吸速率每分钟增加 1~2 次。补吸气量(inspiratory reserve volume,IRV)反映吸气储备量。在妊娠时,IRV 减少;但在妊娠晚期,由于 FRC 减少,IRV 量增加。呼气流量峰值、用力肺活量(forced vital capacity,FVC)和第一秒用力呼气量(forced expiratory volume in first second,FEV_1)不受妊娠影响。FEV_1 与 FVC 的比值在孕妇与非孕妇比较时亦保持不变。

（五）肺通气功能

妊娠期间静息每分通气量显著增加,足月时静息每分通气量相较于未妊娠时增加了20%~50%,静息每分通气量的增加主要由于 VT 增加导致。妊娠期间通气增强主要与孕酮水平的增高有关,而机体代谢率和二氧化碳的增加可以加强孕酮的作用。孕酮是一种呼吸兴奋剂,妊娠期孕酮水平升高刺激呼吸中枢兴奋,使得肺通气量增加。妊娠期母体代谢率增高,静息时二氧化碳产生增加约 30%,因此,机体通过增加每分通气量排出多余二氧化碳,以维持动脉血二氧化碳分压(arterial partial pressure of carbon dioxide,$PaCO_2$)的正常水平(表 3-1)。

表 3-1 妊娠期呼吸系统变化

指标	变化
FRC	↓ 10%~25%
RV	↓ 20%~25%
ERV	↓ 15%
VT	↑ 30%~50%
IRV	↓
FEV_1/FVC	不变
每分通气量	↑ 20%~50%

（六）肺顺应性及气道阻力

肺泡内 $PaCO_2$ 降低及 FRC 减少会增加气道阻力,而孕酮和松弛素可能具有支气管扩张的作用,以平衡引起支气管收缩的元素,两者的动态平衡决定了呼吸道阻力是升高还是降低。正常妊娠时气道阻力和总肺阻力均降低,其中气道阻力降低是导致肺总阻力下降的主要因素。妊娠期胸廓结构的改变使胸壁的顺应性相应下降,但肺的顺应性无变化。胸壁顺应性降低所带来的效应大于气道阻力降低的效应,因此妊娠期呼吸做功增加 50%,提供了子宫-胎盘循环所需的额外耗氧量,从而保证了胎儿正常发育的需求。

（七）动脉血气

妊娠期由于呼吸增强,每分通气量及肺泡通气量增加,动脉血氧分压(arterial partial pressure of oxygen,PaO_2)轻微上升或无改变,氧分压的增高有利于子宫胎盘血氧循环。妊娠期 $PaCO_2$ 下降与肺泡过度通气有关,有利于胎儿血中的 CO_2 向母体血扩散。

（八）氧耗量改变

孕妇基础代谢率增高 15%,机体氧耗量明显增加,到妊娠晚期时氧耗量较非妊娠期增20%~33%。妊娠期母体耗氧量的增加和 FRC 的降低,意味着孕妇的氧储量较低,更容易发生缺氧。分娩时子宫收缩力增强、肾上腺素升高、血压升高、心率加快、孕妇疼痛及精神紧张等因素均会导致耗氧量急剧增加。

三、循环系统的变化

（一）心输出量变化

妊娠期间,孕妇血容量增加,导致心脏前负荷增加。外周血管舒张导致全身血管阻力下降 25%~30%，周围血管舒张导致后负荷减少。每搏量增加 20%~30%，心率在妊娠早期会升高，在妊娠晚期达到高峰并趋于稳定，在此期间心率每分钟会增加 15~20 次。由于每搏量和孕妇心率的增加，妊娠期心输出量增加 30%~50%，从未妊娠时的 4.6L/min 增至 8.7L/min。由于心率上升的幅度小于每搏量的上升幅度，心输出量的增加主要是由每搏量的上升引起的。心输出量的增加早在妊娠 6 周时就已出现，在妊娠早期到中期达到峰值，并一直持续到足月。心输出量的进一步增加与分娩有关。子宫收缩导致 300~500mL 血液从子宫转移到总循环，心输出量在分娩的第一阶段增加 15%，在分娩的第二阶段增加 50%。此外，疼痛和焦虑可能增加交感神经张力，导致血压和心率升高。妊娠期体位对母亲和胎儿的血流动力学都有深远的影响。在仰卧位时，妊娠子宫对下腔静脉的压力导致心脏静脉回流减少，从而导致每搏量和心输出量下降，从侧卧转到仰卧位可使心输出量减少 25%。

（二）心脏变化

妊娠期增大的子宫使膈肌升高，心脏向左、上、前方移位，心脏沿纵轴顺时针方向扭转，加之血流量增加及血流速度加快，心浊音界稍扩大，心尖冲动左移 1~2cm。部分孕妇可闻及心尖区 Ⅰ~Ⅱ 级柔和吹风样收缩期杂音，第一心音分裂及第三心音，产后逐渐消失。超过 90% 的孕妇由于肺动脉瓣和主动脉瓣血流增加而出现左胸骨处收缩期杂音。在妊娠后期还可在胸壁听到乳房杂音，此种杂音位于在胸骨旁第 2~4 肋间隙，可为连续性，收缩期较响，仰卧位较明显，杂音起源于肋间动脉与乳房内动脉的吻合支，由乳房血流增加所引起，在杂音附近肋间加压，杂音可消失。因心脏左移，心电图出现电轴左偏，约 15°。妊娠期心室壁肌肉质量和舒张末期体积增加，收缩期内体积和舒张末期压力保持不变。增加了心脏的顺应性，没有降低射血分数。总体来讲，左心室收缩功能在妊娠早期改善，并逐渐进展至妊娠 20 周。左心室收缩功能与体循环血管阻力的变化直接相关，因此收缩功能的改善最可能是由左心室后负荷的降低引起的。

（三）血压变化

妊娠早期及中期血压偏低，妊娠 24~26 周后血压轻度升高。收缩压在妊娠期间保持稳定，舒张压因外周血管扩张、血液稀释及胎盘形成动静脉短路而轻度降低，使脉压稍增大。孕妇体位影响血压。妊娠晚期，仰卧位时增大子宫压迫下腔静脉，回心血量减少、心输出量减少使血压下降，形成仰卧位低血压综合征。侧卧位能解除子宫压迫，改善血液回流。妊娠期下肢静脉压显著升高，加之增大子宫压迫下腔静脉，导致下肢水肿、静脉曲张和痔疮的发生率增加，同时也增加深部静脉血栓的发生风险。

（四）血管阻力

妊娠期间，全身和肺血管阻力下降，体循环血管阻力下降 21%，同时肺血管阻力下降 34%。血管阻力或后负荷的变化主要与孕酮对血管平滑肌的影响有关。此外，胎盘血管系统的存在降低了母体的体循环血管阻力。妊娠期间，子宫血管阻力也大大降低，促进子宫血流量的大幅度增加。

（五）肺循环

妊娠期心输出量的增加也影响了肺循环。虽然妊娠期血容量和每搏量均增加，但肺毛细血管楔压和中心静脉压未见明显增加。肺血管阻力与全身血管阻力一样，在妊娠中明显下降。虽然肺毛细血管楔压没有升高，但血清胶体渗透压降低 10%~15%。胶体渗透压 / 肺毛细血管楔压梯度降低约 30%，使孕妇容易出现肺水肿。如果心脏预负荷增加（如输液）或肺毛细血管通透性增加（如子痫前期）或两者都有，就会发生肺水肿（表 3-2）。

表 3-2　妊娠期循环系统的变化

指标	变化
每搏量	↑ 20%~30%
心率	↑ 15~20 次 /min
心输出量	↑ 30%~50%
体循环阻力	↓ 21%
肺血管阻力	↓ 34%
肺毛细血管楔压	不变
肺中心静脉压	不变

四、血液的变化

（一）血容量变化

孕妇自妊娠 6~8 周血容量逐渐增加,至妊娠 32~34 周时达到高峰,妊娠晚期血容量维持稳定状态,血容量增幅可达 30%~45%,总容量可较妊娠前增加 1 200~1 800mL。由于血浆增幅大于红细胞的增幅,妊娠时血液呈稀释状态,血黏度下降、血细胞比容降低。妊娠过程中,胎盘产生的雌激素、孕激素、胎盘催乳素等在血液系统变化中起了很大的作用。妊娠期雌激素明显升高,其水钠潴留作用引起血容量的增加,血管扩张,外周血管阻力降低;孕激素及催乳激素可促进红细胞生成,从而引起红细胞容量增加,两者共同导致心输出量增高、胎盘血流增加,以满足胎儿生长发育的需求。逐渐形成的子宫胎盘动静脉短路也可促进血容量的增多。因妊娠早期外周阻力降低引起血容量相对不足的状态,可激活肾素 - 血管紧张素 - 醛固酮系统,导致水、钠重吸收引起血容量增加。

（二）血液成分

1. 红细胞　妊娠期骨髓会不断产生红细胞,网织红细胞轻度增多。但由于血浆容量增加明显,自妊娠第 6~20 周起,孕妇红细胞计数、血红蛋白浓度及血细胞比容均相对下降。妊娠 20 周以后,红细胞容量逐渐超过血容量的增长速度,至 37 周达到峰值,较健康女性增加了 1/3。产后逐渐下降,至产后 6 周产褥期结束时基本恢复到正常。相对红细胞计数,血红蛋白浓度及血细胞比容更有临床指导意义。

2. 血红蛋白　非妊娠期女性血红蛋白值约为 130g/L,由于血浆容量的逐渐增加,妊娠期女性血红蛋白水平从妊娠 3~4 个月开始下降,在 20~28 周时,由于红细胞数量也开始明显增加,且逐渐超过血浆容量增加速度,血红蛋白浓度又稍有回升,至妊娠末期出现相对的血液浓缩状态。孕妇血红蛋白水平较健康女性偏低,呈"生理性贫血",最常见的为缺铁性贫血(占 50% 以上),与妊娠期铁的需求量大量增加有关。

3. 白细胞　孕妇白细胞数量从妊娠 7~8 周开始增加,30 周时达到高峰,临产及产褥期显著增加,并持续至产后 2 周。白细胞计数可由非妊娠期的 5×10^9/L 上升为 12×10^9/L,临产及产后白细胞轻度增加,平均为 $(14~16) \times 10^9$/L,偶尔可增加至 25×10^9/L,以中性多核细胞增加为主,淋巴细胞相对减少,而单核细胞和嗜酸性粒细胞几乎无改变。外周血涂片中可见少量中幼及晚幼粒细胞,中性粒细胞碱性磷酸酶积分亦有增加。

4. 血小板和凝血因子　由于妊娠后血容量不断增加,血液逐渐高凝,血小板消耗增多,中晚期尤甚,血小板水平随妊娠期增加有逐渐减少趋势,但是由于稀释性相对不变,导致妊娠期各阶段血小板变化不大。总体来说,健康孕妇血小板计数仍在正常范围内,也可以轻度降低。与血小板计数相比,血小板平均体积测定更具意义。由于血浆容量增多,血小板平均体积在整个妊娠期变化不大。黏附颗粒如血栓素 A2、P-选择素和糖蛋白 Ⅱb/Ⅲa 受体高表达,表明血小板代谢和功能更活跃,可以促进血小板聚集和血栓形成。妊娠期间凝血系统的变化会产生生理性高凝状态,为分娩后止血做准备。某些凝血因子,特别是Ⅷ、Ⅸ和Ⅹ的浓度增加。纤维蛋白原水平显著升高,纤溶活性降低。内源性抗凝血剂如抗凝血酶和蛋白 S 的浓度降低。因此,妊娠改变了凝血系统内的平衡,有利于凝血,易造成孕妇和产后女性静脉血栓形成。

5. 血浆蛋白质 孕早期胎儿对蛋白需求不大,母体内血清蛋白与健康女性基本无异。随着妊娠期增加,母体为适应胎儿生长发育,中晚期孕妇体内大量蛋白输给胎儿、胎盘、子宫等组织,蛋白质代谢处于正氮平衡,每天可储存 2~3g 氮,其中 50% 供给胎儿、胎盘的发育生长,其余供给子宫、乳腺及母体其他组织增生。加之妊娠期血液稀释,肾小球滤过率增加,使白蛋白排出增加等原因,可使血浆蛋白水平逐步降低,孕晚期达最低,血浆总蛋白减少 10%,白蛋白减少 20%,血浆胶体渗透压降低,而形成组织水肿(表 3-3)。

表 3-3 妊娠期血液系统的变化

指标	变化
血容量	↑ 30%~45%
红细胞	↑
血红蛋白	↓
白细胞	↑
血小板和凝血因子	↑
血浆白蛋白	↓ 20%
血浆总蛋白	↓ 10%

五、内分泌变化

(一)甲状腺

妊娠期,受促甲状腺激素(thyroid stimulating hormone,TSH)和人绒毛膜促性腺激素(human chorionic gonadotropin,HCG)的影响,甲状腺呈中度增大。由于 HCG 的促甲状腺作用,HCG 升高使甲状腺游离素水平高,TSH 受抑制,腺垂体释放的 TSH 在妊娠早期短暂减少。TSH 在妊娠的前 3 个月下降,然后逐渐恢复正常。缺碘状态与妊娠有关,因为胎儿 - 胎盘单位和肾脏排泄的活跃转运增加,肝脏产生甲状腺素结合球蛋白增加(约 20 周达高峰,此后维持近基线水平的两倍),导致甲状腺素和三碘甲状腺素原氨酸水平升高。血清游离甲状腺素和游离三碘甲状腺素原氨酸水平略有变化,但通常无临床意义。

(二)肾上腺

肾素 - 血管紧张素 - 醛固酮系统受到血管阻力和血压降低的刺激,导致妊娠早期醛固酮水平升高 3 倍,妊娠晚期升高 10 倍。血管紧张素Ⅱ增加了 24 倍,肾素活性增加了 3~4 倍。

妊娠期间,血清中脱氧皮质酮、促肾上腺皮质激素结合球蛋白、促肾上腺皮质激素、皮质醇和游离皮质醇水平也有升高。这些变化引起一种生理高糖皮质激素状态,可能表现为纹状体、面部过多、血压升高或糖耐量受损。总的皮质醇水平在妊娠前3个月的最后阶段升高,是未妊娠阶段的3倍。妊娠晚期高皮质醇症也是胎盘产生促肾上腺皮质激素释放激素的结果,促肾上腺皮质激素释放激素是分娩的触发因素之一。妊娠期下丘脑-垂体轴对外源性糖皮质激素的反应变迟钝。虽然总的抗利尿激素(antidiuretic hormone,ADH)水平没有变化,但ADH清除量的增加可能会导致一些女性在妊娠期间出现短暂的尿崩症。内层网状带分泌睾酮略增加,一些孕妇阴毛、腋毛增多增粗。

(三)下丘脑-垂体轴

在妊娠期间,内分泌系统需要适应母亲和胎儿增加的代谢需求。下丘脑-垂体轴在调节许多关键的代谢活动中起着至关重要的作用。促性腺激素释放激素(gonadotropin-releasing hormone,GnRH)和促肾上腺皮质激素释放激素(corticotropin-releasing hormone,CRH)都是通过胎盘表达的,它们的水平在妊娠期间会升高。垂体由前、中、后叶组成,妊娠期间体积增大3倍。分娩后,垂体可能需要6个月才能恢复到正常大小。促性腺激素浓度下降是由于对GnRH的反应逐渐减弱,这是由妊娠期间雌二醇和孕酮水平升高导致的。垂体生长激素分泌减少,但由于胎盘生长激素分泌,血清生长激素水平升高。神经垂体产生催产素和精氨酸加压素。催产素水平在妊娠期增加,在足月时达到峰值,催产素在妊娠期间不断增加,并参与分娩过程。血清催乳素水平在妊娠头3个月升高,足月时升高10倍。催乳素促进乳腺发育,为产后泌乳做准备,非母乳喂养的母亲产后泌乳素水平下降。由于雌激素、孕酮和抑制素水平升高的负反馈,卵泡刺激素和黄体生成素在妊娠期间检测不到。

(四)胰岛内分泌

分泌胰岛素的胰岛细胞增生,导致早期妊娠胰岛素分泌增加和胰岛素敏感性增加,继而出现进行性胰岛素抵抗。人体胎盘催乳素、生长激素、孕酮、皮质醇和催乳素等致糖尿病激素分泌增加,通过干扰胰岛素受体信号导致脂肪细胞和骨骼肌等外周组织的胰岛素敏感性下降。所以在妊娠期间,孕妇空腹和餐后状态的胰岛素水平都会升高,并且母亲的胰岛素抵抗从妊娠中期开始,在妊娠晚期达到高峰。

六、消化系统的变化

(一)消化道

受雌激素影响,牙龈肥厚,容易充血、水肿、出血。少数孕妇牙龈出现血管灶性扩张,即妊娠龈瘤,分娩后自然消失。随着妊娠期的推进,子宫扩大和胎儿生长压迫腹内器官,导致消化器官产生位移。除了增大的子宫带来的力学效应,妊娠期间孕酮水平的升高导致肠道张力和蠕动水平下降、胃排空延迟、胃肠道运输时间增加,造成胃灼热、腹胀和便秘的发生率增加。妊娠期痔疮也很常见,多数是由于便秘及增大的子宫压迫静脉,下肢静脉和盆腔静脉血液回流受阻所致。孕激素增加导致食管括约肌和胃贲门括约肌张力降低,妊娠后期胃压逐渐升高,胃食管反流和胃灼热症状的发生率增加。

(二)肝和胆囊

妊娠期肝脏无明显增大。肝功能检查正常,部分有血浆碱性磷酸酶增加,白蛋白减少,球蛋白轻度增加,白蛋白与球蛋白比值下降。妊娠期间,血清转氨酶和胆红素水平略有下降,而血清碱性磷酸酶水平因胎盘的产生而升高。胆囊的功能有明显改变,胆道平滑肌松弛,收缩功能减弱,胆囊排空时间延长,有较多的残余量,使胆汁淤积、黏稠,易诱发胆囊炎及胆石症。

七、泌尿系统的变化

(一)肾脏

由于妊娠时血容量增加。孕妇及胎儿代谢产物增加,肾脏负担加重。肾长度可增加1~2cm,肾功能变化较大。肾血浆流量(renal plasma flow,RPF)及肾小球滤过率(glomerular filtration rate,GFR)增加。与未妊娠后时相比,妊娠后 RPF 增加 35%,GFR 增加 50%。RPF 与 GFR 受体位影响,孕妇仰卧位时尿量增加,故夜尿量多于日尿量。尿素、肌酐、肌酸等排泄增多,其血浆浓度低于未妊娠者。当肾小球滤过超过肾小管再吸收能力时,可有少量糖排出,称为妊娠生理性糖尿,此时应注意与真性糖尿病鉴别。

(二)输尿管

妊娠期在孕激素的作用下,输尿管增粗、变长、屈曲。平滑肌松弛使之蠕动减弱,尿流缓慢,往往形成肾盂及输尿管轻度扩张。加之子宫右旋可在骨盆上口处压迫右侧输尿管,使右侧肾盂积水更明显,易患肾盂肾炎。

(三)膀胱

妊娠早期膀胱受增大子宫体压迫,膀胱容量减少,故排尿次数增多。妊娠中、晚期随子宫增大膀胱位置上升、膀胱三角随之升高、输尿管开口处的膀胱组织增厚,可致尿液流通不畅,加重了输尿管扩张。胎头入盆后,膀胱受压,膀胱压力从妊娠早期的 0.79kPa 上升至妊娠足月的 1.96kPa,而尿道压力从 6.87kPa 增加至 9.12kPa,常出现尿频及尿失禁。

八、骨关节韧带的变化

(一)骨骼和骨密度的变化

妊娠早期母体内雌激素、催乳素分泌增多,成骨细胞会增加钙吸收并导致骨盐形成,虽然早期不会出现明显的骨量丢失,但到妊娠中晚期,母体内骨吸收的速度加快,胎儿发育钙需求量显著增多,必然会导致骨丢失情况的出现。虽然妊娠和哺乳与可逆性骨质流失有关,但目前研究尚不支持孕产与女性晚年骨质疏松之间的联系。在妊娠的前 3 个月,骨周转率较低,而在妊娠的后 3 个月,当胎儿对钙的需求增加时,骨周转率就会增加。在妊娠晚期,钙的来源是先前储存的骨骼钙。

(二)关节及韧带的变化

部分孕妇自觉腰骶部及肢体疼痛不适,可能与胎盘分泌松弛素使骨盆韧带及椎骨间关节、韧带松弛有关,骨盆和外周关节活动范围显著增加,部分孕妇耻骨联合松弛、分离以致明显疼痛、活动受限。

九、身体生物力线的变化

由于子宫扩大和胎儿发育,妊娠女性身体重量的增长主要集中于躯干下部,而激素分泌量的改变亦会使关节产生松动,骨盆和外周关节活动范围显著增加,使人体被迫需要调整身体重心以维持平衡。妊娠期女性的重心有向前和向上移动的趋势,为平衡腹部重量的增加,骨盆逐渐前倾,耻骨尾骨向后移动,增加了腰椎向前的弯曲程度。为了有效地转移载荷,使关节处的剪切力最小,骨盆需要最佳的稳定状态,这种稳定主要依靠骶髂关节的作用。骶髂关节表面的脊和沟槽以及骶骨的楔形形状均有利于关节的稳定。同时,连接在骨盆的肌肉、关节囊、韧带包绕在骶髂关节周围,提供了进一步的稳定。松弛素会导致韧带松弛,增加骨盆的运动,降低负荷传递的效率,增加关节的剪切力。这些增加的剪切力可能是孕妇骨盆带疼痛的原因。妊娠期间,增大的子宫将腹肌拉长,从而对腰肌施加额外的压力,以弥补腹肌张力和肌力的损失。此外,骨盆围绕第二骶段呈矢状旋转,这一动作在腰椎上产生了额外的屈曲力矩,导致腰椎负荷的增加。同时,骶髂韧带变得松弛,导致骨盆前旋转和腰椎前凸增加,使骨盆和下背部承受更大的压力。由于脊柱是一个动态结构,腰椎角度的变化会引起脊柱其余部分产生连锁反应,胸椎向后弯曲增加,颈椎向前弯曲增加,但由于乳房重量增加,肩膀会在一定程度上向前靠近胸部。为减小脊柱的负荷,腰部和颈部后侧肌肉紧张程度增加,与此相反,上背部、腹部及大腿后侧肌肉由于被过分拉长而松弛。妊娠会增大脊柱的生理弯曲程度,出现驼背等相应的身体姿态。与早期妊娠相比,晚期妊娠骨盆前倾和腰椎前凸更明显,同时,头部产生向后的移动。身体出现腰椎曲度增加、骨盆前倾、胸廓曲度增加、颈椎曲度增加、肩带牵拉、膝关节过伸、踝关节伸展的姿势。

第二节 产后生理变化

一、生殖系统的变化

(一) 子宫

产褥期子宫变化最大。胎盘娩出后子宫逐渐恢复至未妊娠状态的全过程称为子宫复旧,一般为 6 周。主要变化为子宫体肌纤维缩复和子宫内膜再生,同时还有子宫血管变化、子宫下段和宫颈的复原等。

1. 子宫体肌纤维缩复 子宫体肌纤维不断缩复,子宫体积和重量均发生变化。分娩结束时,子宫底在脐下 1~2 横指处,以后由于肥大的肌纤维编小,水肿及充血现象消失,子宫逐渐缩小。子宫底每天下降 1.5cm,产后 4~5d 达脐耻间中点,10~14d 降入盆腔,在腹部已不易触及,6~8 周后恢复到未妊娠时的大小。

2. 子宫内膜再生 胎盘、胎膜从蜕膜海绵层分离并娩出后,遗留的蜕膜表层发生变性、坏死、脱落,随恶露自阴道排出;子宫内膜自基底层再生,内膜缓慢修复,约于产后第 3 周,子宫腔表面均由新生内膜覆盖。胎盘附着处的创面亦逐渐由子宫内膜修复,直至产后 6~8 周痊愈。

3. 子宫血管变化 胎盘娩出后,胎盘附着面立即缩小,面积约为原来的一半。子宫复旧导致开放的子宫螺旋动脉和静脉窦压缩变窄,数小时后血管内形成血栓,出血量逐渐减少直至停止。

4. 子宫下段及子宫颈变化 产后子宫下段肌纤维缩复,逐渐恢复为未妊娠时的子宫峡部。胎盘娩出后的子宫颈外口呈环状如袖口。产后 2~3d,子宫口仍可容纳 2 指。产后 1 周后子宫颈内口关闭,产后 4 周子宫颈恢复至未妊娠时形态。

(二) 阴道和外阴

1. 阴道 阴道壁肌张力于产褥期逐渐恢复,阴道腔逐渐缩小,阴道黏膜皱襞约在产后 3 周重新显现,但阴道至产褥期结束时仍不能完全恢复至未妊娠时的紧张度。

2. 外阴 分娩后外阴轻度水肿,于产后 2~3d 内逐渐消退。会阴部血液循环丰富,若有轻度撕裂或会阴侧切缝合,多于产后 3~4d 内愈合。

(三) 盆底组织

经阴道分娩时,胎头通过肛提肌裂孔,对肛提肌产生强大压力,使肛提肌在较短时间内极度扩张,导致肛提肌损伤。阴道分娩过程还能因过度牵拉盆底结缔组织,使其疏松甚至萎缩,盆底结缔组织的胶原蛋白以 Ⅰ 和 Ⅲ 型为主,胶原蛋白数量的减少、形态的改变、交联结构的变化以及不同胶原亚型之间比例的变化和胶原代谢状态的改变均与女性盆底功能障碍的发生关系密切。分娩时,盆底神经系统随着生殖裂孔的扩张同样受到极度的压迫和牵拉,可能发生神经的断裂,同样导致其支配的盆底肌无力。若能于产褥期坚持做产后康复锻炼,盆底肌可能在产褥期内即恢复至接近未妊娠状态。

(四) 乳腺

当胎盘剥离娩出后,产妇血中雌激素、孕激素及胎盘生乳素水平急剧下降,抑制下丘脑分泌的催乳素抑制因子释放,在催乳素作用下,乳汁开始分泌。乳头每次被婴儿吸吮时,通过抑制下丘脑分泌的多巴胺及其他催乳素抑制因子,使腺垂体催乳素呈脉冲式释放,促进乳汁分泌。产褥期乳房的变化是妊娠期变化的继续,为之后的泌乳、哺乳做足准备。正常情况下,产后 2~3d,乳房进一步增大、充血,皮肤紧张,表面静脉扩张,但有时亦会形成硬结并使产妇产生疼痛感。异常严重情况下,产妇乳腺管阻塞,乳汁排出不畅,形成"淤乳"。"淤乳"产生的主要缘由之一是乳房充血影响了血液及淋巴的回流而导致的极端堵塞现象。

二、循环系统的变化

胎盘剥离后,子宫胎盘血液循环终止且子宫缩复,大量血液从子宫涌入体循环,加之妊娠期留的组织间液吸收,产后 72h 内,产妇循环血量增加 15%~25%。循环血量于产后 2~3 周恢复至未妊娠状态。

三、血液系统的变化

孕妇血液稀释,在产后两周内恢复正常。分娩时白细胞增多,在产后 24h 内可达 15×10^9/L 左右,如产程长,可达 30×10^9/L,多在 1 周内恢复正常。红细胞沉降率(血沉)在产褥初期仍较高,产后 6~12 周恢复正常。产褥早期血液仍处于高凝状态,有利于胎盘剥离创面形成血栓,减少产后出血量。纤维蛋白原、凝血酶、凝血酶原于产后 2~4 周内降至正常水平。血红蛋白水平于产后 1 周左右回升。淋巴细胞稍减少,中性粒细胞增多,血小板数量增多。红细胞沉降率在产后 3~4 周降至正常。

四、消化系统的变化

妊娠期胃肠蠕动及肌张力均减弱,胃液中盐酸分泌量减少,产后需 12 周逐渐恢复。产褥期母亲活动减少,肠蠕动减弱,加之腹肌及盆底肌松弛,容易发生便秘。

五、泌尿系统的变化

妊娠期体内增加的水分于产后排出,尤其在产后 1 周内的数日,排出量最多。产后尿量增加,可达 3 000mL/d,并可出现微量蛋白,多在产后 1~2d 内消失。第一周内偶可出现尿糖,系乳腺分泌的部分乳糖被吸收排出所致。妊娠期发生的肾盂及输尿管扩张,产后需 2~8 周恢复正常。在产褥期,由于膀胱肌张力降低,对膀胱内压的敏感性降低,加之外阴切口疼痛、产程中会阴部受压迫过久、器械助产、区域阻滞麻醉等均可能增加尿潴留的发生率。

六、内分泌系统的变化

分娩后，雌孕激素急剧下降，解除了丘脑下部、垂体、甲状腺及肾上腺的影响，逐渐恢复至未妊娠状态。血中雌、孕激素1周恢复正常，胎盘生乳激素产后6h不能再测出。产后由于早吸吮刺激垂体催乳素和缩宫素的合成与释放，促进乳汁的合成和乳汁的喷射。肾上腺功能于产后6周内恢复。卵巢功能恢复时间不一，哺乳产妇平均产后4~6个周，月经复潮，恢复排卵；不哺乳产妇平均产后6~8周月经复潮，约产后10周恢复排卵。

七、骨关节韧带的变化

（一）骨骼和骨密度的变化
骨密度在妊娠期间整体下降。女性产褥期的骨密度水平要低于妊娠早期。有学者研究显示，骨密度在断奶后返回到基线水平。

（二）关节及韧带的变化
妊娠期松弛素的分泌导致韧带关节松弛，同时体重增加以及重心转移，均可导致腰椎前凸和骨盆前倾。大约一半的女性在妊娠期间出现下腰痛，在产后1年仍有疼痛，20%的女性可在分娩3年后仍有下腰痛症状。骨盆带疼痛通常在妊娠第一阶段结束时开始，在第24周到第36周达到高峰，疼痛通常在产后6个月内自行消退。然而，8%~10%的女性骨盆带疼痛会持续一段时间（1~2年）。

八、身体生物力线的变化

妊娠对对肌肉骨骼系统有着深远的影响，25%的女性存在产后骨盆带疼痛和下腰痛。随着妊娠的进展，骨盆会向前倾斜，而骨盆前倾是引起腰痛和骨盆带痛的危险因素。骨盆前倾程度在妊娠期间增加，特别是在妊娠12~36周，然后在分娩后1个月前倾程度减少。随着妊娠进程，盆骨的前后宽度也会明显增大。有研究显示，盆骨前宽在分娩后1个月仍然没有恢复，分娩后1个月盆骨前宽度仍比妊娠12周时宽。

（刘向云 赵 静）

参考文献

［1］谢幸,孔北华,段涛.妇产科学.9版.北京:人民卫生出版社,2018:472.

［2］SOMA-PILLAY P,NELSON-PIERCY C,TOLPPANEN H,et al. Physiological changes in pregnancy. Cardiovasc J Afr,2016,27(2):89-94.

［3］TAN EK,TAN EL. Alterations in physiology and anatomy during pregnancy. Best Pract Res Clin Obstet Gynaecol,2013,27(6):791-802.

［4］HEGEWALD MJ,CRAPO RO. Respiratory physiology in pregnancy. Clin Chest Med,2011,32(1):1-13.

［5］NAN H. Physiologic and hemodynamic changes during pregnancy. Adv Crit Care,2018,29(3):273-283.

［6］蒋萌,林建华.妊娠期血液系统生理变化.实用妇产科杂志,2016,32(9):641-643.

［7］周艳红,刘慧姝.妊娠期呼吸系统的生理变化及临床意义.中华产科急救电子杂志,2017,6(2):102-

105.

［8］张妍,顾耀东,李建设.女性妊娠期运动生物力学特征研究进展.浙江体育科学,2014,36(5):100-104.

［9］SHIN GH,TOTO EL,SCHEYR. Pregnancy and postpartum bowel changes:constipation and fecal incontinence. Am J Gastroenterol,2015,110(4):521-529.

［10］JOSEPH G. Physiologic changes during normal pregnancy and delivery. Cardio Clin,2012,30(3):317-329.

［11］CASAGRANDE D. Low back pain and pelvic girdle pain in pregnancy. J Am Acad Orthop Surg,2015,23(9):539-549.

［12］杨明芳,马瑶,贾红梅,等.早孕期骨密度正常女性产褥期骨密度分析.中国骨质疏松杂志,2017,23(1):66-68.

第四章

产褥期康复

第一节　产褥期康复的概述和常见并发症

一、产后早期康复

产褥期俗称"坐月子"，即从胎盘娩出至产妇全身各器官（除乳房外）恢复或接近正常未妊娠状态所需的过程。产褥期康复主要包括妊娠期高度扩张的子宫缩小至未妊娠时的容积、经过自然分娩后的产道恢复至原来大小、分娩时牵拉撕裂的盆底肌肉的愈合和锻炼；产后泌乳、内分泌改变以及其他身体功能的恢复等，一般为6周。

产后康复是指在科学的健康理念指导下，利用现代科技手段和方法，针对女性产后这一相对特殊时期的生理及心理变化进行主动、系统的康复指导和训练，使产妇在分娩后一定时间内，身体有关器官及功能状况得到全面理想的康复，包括产后子宫恢复，子宫颈、阴道壁恢复，乳腺疏通，卵巢恢复，腹部、臀部、大小腿形体恢复，产后疲劳恢复。目前常用于产后康复的设备和方法有低频产后治疗仪、神经肌肉电刺激、盆底功能评估筛查、凯格尔运动、按摩、针灸等。近年来，相关研究表明，产后康复可有效地减少并发症的发生并且对产后身体及心理的恢复有明显效果。

二、产褥期身体及生理变化

（一）生殖系统

1. 子宫复旧　胎儿及其附属物娩出后的子宫，在产褥期逐渐恢复至未妊娠状态的过程称为子宫复旧（uterine involution），包括子宫体肌纤维缩复、子宫颈复原、子宫内膜再生和子宫血管变化。胎盘及胎膜娩出后，子宫立即收缩成硬实的略扁的球状体。由于子宫肌纤维缩复作用，子宫上段厚、下段薄，中间的子宫内面形成环状隆起，即生理缩复环。与此同时，子宫壁相互靠拢，峡部收缩。在子宫缩复的过程中，子宫肌细胞数量大致不变，但体积显著缩小。产后当时，子宫颈松软，外口水肿如袖管状；产后1周，子宫颈外形及子宫颈内口可恢复至未妊娠状态；产后4周时，子宫颈完全恢复至正常形态。产后整个子宫的新生内膜缓慢修复，约于第3周，除胎盘附着处外，子宫腔表面均由新生的内膜覆盖。胎盘附着处全部修复需6周。因子宫复旧，子宫壁间的血管和静脉窦随子宫肌肉收缩而压缩变窄，数小时后血管内即可有血栓形成，从而使出血减少直至停止。非胎盘部位妊娠期增加的大血管发生玻璃样变，后逐渐吸收，这一过程相当缓慢，需持续数年。

2. 阴道外阴　在产褥期，阴道壁肌张力逐渐恢复。产后3周，阴道褶皱重新出现，阴道腔逐渐缩小。产后外阴轻度水肿，产后2~3d可逐渐恢复。会阴轻度撕裂或会阴侧切缝合后，由于血液循环丰富，愈合较快，多在产后3~4d恢复。

3. 盆底组织　在分娩过程中,由于长时间的压迫、扩张,使盆底肌肉和筋膜因过度伸展而弹性降低,且常伴有部分肌纤维断裂。如无严重损伤,产后 1 周内,水肿和淤血消失,盆底组织的张力可逐渐恢复至未妊娠状态。如发生严重损伤、撕裂,而又未能及时准确地修补,可造成盆底松弛,进而引发一系列盆底疾病。

(二)乳房

产后乳腺在神经内分泌调节的作用下,于产后第 2~3d 开始分泌乳汁,此时为少量初乳,呈浑浊淡黄色液体,含有丰富的蛋白质(主要是球蛋白)及矿物质,重要的是含有多种免疫物质,对提高新生儿的抵抗力十分重要。初乳持续 5d 后,逐渐变为成熟乳汁,其中含有乳糖、蛋白质、脂肪、铁、钙等无机盐、多种维生素和抗体,是婴儿的最佳食品。

(三)血液循环系统

产后红细胞计数和血红蛋白值增高,早期白细胞总数可增至 $(15~30) \times 10^9/L$,中性粒细胞和血小板数也增多,淋巴细胞的比例下降,一般产后 1~2 周可恢复至正常水平。由于血浆大分子蛋白和纤维蛋白的高水平,使红细胞的聚集性增加,红细胞沉降率(血沉)加快,于产后 3~4 周降至正常。在产后 3d 内,由于子宫收缩及胎盘循环停止,大量血液从子宫流入体循环,同时产后大量组织间液重吸收,使体循环血容量增加 15%~25%。产褥早期产妇血液仍处于高凝状态,这有利于胎盘剥离创面迅速形成血栓,减少产后出血。

(四)消化系统

妊娠期胃酸减少,胃肠道平滑肌收缩力下降,使得胃肠肌张力及蠕动减弱。产后由于孕酮水平下降,促使消化功能逐渐恢复,需 1~2 周恢复正常。因此,产后数日内产妇仍食欲欠佳,喜进汤食。此外,由于产妇活动量少,故容易发生便秘。

(五)泌尿系统

由于产后子宫复旧和妊娠期潴留的水分进入循环,主要由肾脏排出,故在产后 1 周内尿量增加。在妊娠期发生的肾盂和输尿管的生理性扩张一般在产后 4~6 周恢复正常。分娩过程中,膀胱受压,黏膜水肿,肌张力降低,加上活动量减少、会阴伤口疼痛以及不习惯卧床姿势排尿等原因,产褥早期容易发生尿潴留,进而引发尿路感染。

(六)内分泌系统

胎儿和胎盘娩出后雌激素和孕激素水平急剧下降,至产后 1 周可达未妊娠水平。妊娠期腺垂体、甲状腺及肾上腺增大,功能增强,在产褥期逐渐恢复正常。胎盘生乳素于产后 3~6h 已不能测出,垂体催乳素则因哺乳而在数日内降至 60μg/L,不哺乳者降至 20μg/L。产褥期恢复排卵的时间与月经复潮的时间因人而异,与产妇是否哺乳和哺乳时间长短有关。

(七)腹膜和腹壁

1. 腹膜　产后子宫迅速收缩,子宫表面的浆膜层形成褶皱,同时膀胱子宫反折部也形成褶皱,随子宫复旧于产后数日恢复正常。妊娠期过度伸长的阔韧带和圆韧带在产褥期仍较松弛,于产后 6~8 周时才逐渐恢复。

2. 腹壁　妊娠期出现的腹壁中线和外阴部色素沉着在产后逐渐消退。腹部紫红色的妊娠纹逐渐变为白色的永久性瘢痕。由于妊娠子宫膨胀的影响,皮下弹性纤维断裂,腹壁变得松弛,腹直肌呈不同程度分离,其张力的恢复需 6~8 周。

(八)生命体征

1. 体温　产后的体温多数在正常范围内。若产程延长或过度疲劳时,体温可在产后 24h 内略升高,一般不超过 38℃。不哺乳者于产后 3~4d 因乳房血管、淋巴管极度充盈也可发热,体温达 38.5℃左右,一般仅持续数小时,最多不超过 12h,体温即下降,不属病态。

2. 脉搏 产后的脉搏略缓慢,60~70 次/min,与副交感神经兴奋有关,产后 10d 恢复正常。

3. 呼吸 产后腹压降低,膈肌下降呼吸慢而深,14~16 次/min。

4. 血压 正常分娩无产后出血者,血压应平稳,如为妊娠期高血压疾病产妇,则血压变化较大。正常产妇每天测 1 次,对产后出血、高血压、妊娠期高血压疾病等有其他合并症的产妇,应每天增加测血压次数,观察血压变化。

(九)恶露

产后随子宫蜕膜(特别是胎盘附着处蜕膜)的脱落,含有血液、坏死蜕膜等组织经阴道排出,称恶露。根据性状恶露分为 3 种:

1. 血性恶露 色鲜红,含大量血液,量多,有时有小血块,有少量胎膜及坏死蜕膜组织。

2. 浆液恶露 色淡红,似浆液,含少量血液,但有较多的坏死蜕膜组织、宫颈黏液、阴道排液,且有细菌。

3. 白色恶露 黏稠,色泽较白,含大量白细胞、坏死蜕膜组织、表皮细胞及细菌等。

血性恶露约持续 3d,逐渐转为浆液恶露,约 2 周后变为白色恶露,约持续 3 周后干净。正常恶露有血腥味,但无臭味,持续 4~6 周,总量为 250~500mL,个体差异较大。上述变化是子宫出血量逐渐减少的结果。若子宫复旧不全或子宫腔内残留胎盘、多量胎膜或合并感染时恶露量增多,血性恶露持续时间可延长并有臭味。

三、产后常见并发症(剖宫产、自然生产)

产褥期母体各系统变化很大,但由于个体因素或其他原因,可导致感染、出血、精神心理改变等异常情况,影响母体恢复。

(一)产褥感染

产褥感染(puerperal infection)指分娩后生殖道受病原体侵袭而引起的局部或全身感染,其发病率约为 6%,是产褥期最常见的严重并发症。产褥期发热大多数因产褥感染引起,因此又称产褥热。产褥病率(puerperal morbidity)指分娩 1~10d 内,按标准方法用口表测量体温,每天 4 次,每次间隔 4h,有两次体温达到或超过 38℃。产褥病率多由产褥感染所引起,但也可由乳腺炎、呼吸道感染、泌尿系统感染等引起。产褥感染与产后出血、妊娠合并心脏病、妊娠期高血压疾病是威胁产妇生命的四大原因。

正常女性的阴道对外界致病因素侵入有一定的防御能力,但由于分娩降低或破坏了女性生殖道的防御功能和自净作用,造成机体抵抗力、细菌毒力、细菌数量三者之间的平衡失调,增加了感染的机会,导致感染发生。常见的致病菌有需氧性链球菌、大肠埃希菌、变形杆菌、厌氧性链球菌、脆弱类杆菌、葡萄球菌、产气夹膜杆菌、真菌以及衣原体、支原体等。这些病原体入侵人体主要通过外源性和内源性两个途径。外源性感染主要是消毒不严或被污染的衣物、用具、各种手术器械等造成的。内源性感染则是由于产妇抵抗力降低或病原体数量、毒力增加等感染诱因,使非致病微生物转化成致病微生物,从而引起感染。

由于感染部位程度、扩散范围不同,其临床表现也不同。依感染发生部位可分为:急性外阴、阴道、宫颈炎,急性子宫内膜炎、子宫肌炎,急性盆腔结缔组织炎,输卵管炎,急性盆腔腹膜炎及弥漫性腹膜炎,血栓静脉炎,脓毒血症、败血症。主要症状为发热、疼痛、异常恶露。对于产后发热者,首先考虑为产褥感染,再排除引起产褥病的其他疾病。此外,还需对全身及局部进行体检,以确定感染的部位和程度。B 超、彩色多普勒超声、计算机断层扫描

（computer tomography，CT）、磁共振成像（magnetic resonance imaging，MRI）等可作为辅助检查手段。为确定病原体，还需进行血常规、C反应蛋白、血沉、细菌培养和药敏实验等检测。

（二）晚期产后出血

分娩24h后在产褥期内发生的子宫大量出血，称为晚期产后出血（late postpartum hemorrhage）。产后1~2周发病最常见，但也有延至产后6~8周发病者。产后出血的发病率占分娩总数的2%~3%，由于测量和收集出血量的主观因素较大，实际发病率更高。主要表现为阴道流血少量或中等量，持续或间断；亦可表现为急骤大量流血，同时有血凝块排出；多伴有寒战、低热、恶露增加，且常因失血过多导致严重贫血，甚至发生失血性休克。

胎盘胎膜残留、蜕膜残留、子宫胎盘附着面感染或复旧不良、感染、剖宫产术后子宫伤口裂开等都是造成产后出血的重要原因。其中，胎盘胎膜残留和蜕膜残留引起的阴道流血多在产后10d内发生，胎膜附着部位复旧不良多发生在产后2周左右，剖宫产伤口裂开或愈合不良多发生在术后2~3周。晚期产后出血可通过血常规、超声、细菌培养及药敏实验等进行诊断。

（三）产后抑郁症

产后抑郁症（postpartum depression）是指产妇在产褥期间出现抑郁症状，是产褥期精神综合征最常见的一种类型，发病率约为30%，通常在产后2周内出现症状。主要表现为与家人关系紧张，对周围事情缺乏兴趣、自暴自弃、恐惧、焦虑、沮丧、对自身及婴儿健康过度担忧，常失去生活自理及照料婴儿的能力，对人充满敌意，甚至出现自杀或杀婴倾向。影响产后心理障碍的因素较为复杂，包括遗传、内分泌、心理、社会因素等。产妇在分娩后体内孕激素、雌激素水平急剧下降，容易导致产后心理障碍发生，且发病率与孕激素下降幅度呈正相关。

对于产后抑郁症的鉴别和诊断，常采用美国精神病学会（American Psychiatric Association，APA）在《精神疾病诊断与统计手册（第4版）》（Diagnostic and Statistical Manual of Mental Disorders - 4th Edition，DSM-Ⅳ）中制订的产褥期抑郁症诊断标准。

在产后2周内出现下列5条或以上症状，必须具备①②两条：①情绪抑郁；②对全部或多数活动明显缺乏兴趣或愉悦；③体重显著下降或增加；④失眠或睡眠过度；⑤精神运动性兴奋或阻滞；⑥疲劳或乏力；⑦遇事均感毫无意义或有自罪感；⑧思维能力减退或注意力不集中；⑨反复出现想死亡的想法。

产后抑郁患者主要以心理治疗为主，包括心理支持、咨询与社会干预等。对于中重症及心理治疗无效患者，则要采取药物治疗。

（四）急性乳腺炎

产褥期急性乳腺炎是指乳房的急性化脓性炎症，主要以乳房红肿疼痛、局部肿块、发热为临床表现，通常发生于产后3~4周。绝大多数患者为产后哺乳期女性，以初产妇多见，约占90%。导致其发生的原因有很多，产妇在经历分娩后，由于机体抵抗力下降，对炎性因子抵抗力较小，如果哺乳姿势不正确、婴儿未正确吸吮乳头且固定于一侧的哺乳时间较长，则易导致乳头皲裂或破损，进而导致细菌侵入，沿淋巴管蔓延至乳腺小叶及小叶间的结缔组织，引起化脓性蜂窝织炎，主要病原体是金黄色葡萄球菌，链球菌少见。

初产妇由于哺乳无经验，乳汁多，婴儿往往不能把乳汁吸尽，此外，产妇不规律性哺乳，乳头发育不良也会影响哺乳，使乳汁淤积，易导致乳腺管阻塞。病菌通过婴儿的鼻咽部侵入乳管开口，上行至腺小叶，由于多余的乳汁淤积在腺小叶中，细菌更易生长繁殖，进而向实部侵入,导致各种类型的化脓性乳腺炎,如不及时治疗,不仅会给患者带来痛苦,还将影响母乳喂养的实施,直接影响婴儿健康。

(五)子宫复旧不全

产褥期间若子宫体肌纤维无法按时缩复、胎盘胎膜不能及时脱落排出、子宫内膜再生修复障碍,称为子宫复旧不全(subinvolution of uterus)。影响原因主要有:胎盘胎膜残留、蜕膜脱落不完全,子宫内膜炎、子宫肌炎或盆腔感染,子宫肌瘤,恶露排出不畅,胎盘面积过大,膀胱过度膨胀等。子宫复旧不全最突出的临床表现是血性恶露持续时间延长,从正常时仅 3d 延长至 7~10d,在此期间常伴有下腹坠胀感或剧烈疼痛。若要找出发病原因,还需借助 B 超检查。子宫复旧不全也是导致产后晚期出血、感染等生理并发症和产褥期情绪烦躁等心理问题的重要原因,严重影响母婴的身心健康。

第二节 产褥期康复的意义和原则

一、产褥期康复的原则

(一)主动性(主观能动性)

1. 以产妇主观参与意愿为准　产后早期的康复介入,应以产妇明确的参与意愿为准。产后康复因各人情况差异较大,康复的时间长短和难度难以预估,需要产妇对康复医疗人员有足够的信任、对自己有足够的信心,才能保证产后康复的顺利进行。

2. 早期介入为好　产后康复的介入时间,理论上产后的一段时间内均可介入,但由于产妇在生产后便进入恢复期,产后康复较早进行,对产妇的恢复效果有更加积极的意义。例如,产后出现盆底功能损伤时,在产后 7 周进行康复护理,其护理效果相对产后 9 周和 13 周比较理想,且盆底肌肉损伤恢复较快,有效降低其尿失禁的发生率。

(二)个性化

1. 了解产妇生产状况　产妇的生产方式和术中情况对产妇的身心影响巨大,尤其不同的生产方式对产妇的身体有着不同的影响。产后康复的医疗人员在了解产妇生产方式、时间等的情况下,才能制订个性化的产后康复计划。

2. 检查评估　产后康复的核心在于对产妇的评估,在产后各个阶段对产妇康复计划的制订、康复疗效的预估和观察有着重要意义。对产后女性进行多维度检查评估,有利于产后康复有效、合理地进行。具体评估方式详见本书其他章节。

3. 身体状况和心理状况　不少产妇产后所患疾病除身体疾病外,还或多或少在心理上有因不适应、不理解而产生的心理疾病,如抑郁症。所以,对产后女性的全方面了解,不仅要对产妇的身体状况做出有效评估,还需要对产妇的心理状态给予关心和评估,必要时给予其产后心理辅导。

4. 个性化产后康复计划　是以产妇生产后的身心状态的评估为基础,以产妇的康复目标为导向,使用药物介入、功能锻炼、心理干预等方法,为产妇量身设计出最佳康复方案,以期达到康复疗效的最大化。除此以外,康复团队还应考虑到产妇的家庭相处情况、家庭经济情况、产妇之前的社会经历、产后的生活方式等方面,制订出适合该产妇的康复计划。与此同时,康复团队也要根据整个康复疗程中的各次评估情况,对康复计划及时做出调整。

（三）循序渐进

不少产妇在产后渴望快速恢复，常会心急，最开始的康复计划便想要高难度、高质量地完成。但由于产妇在产后，常因身体较为虚弱，而无法达到目标，所以康复计划的制订和实施要循序渐进，从易到难，逐步提高。安排运动量时从小到大，逐渐增加。要根据产妇的身体状况由易到难，由简单到复杂，循序渐进地进行练习，不要一开始就练习力所不及的高难动作。较高难度的动作都要求具有一定的身体素质和基本动作的基础，不具备这些条件而盲目地练习，不仅不容易达到康复目标，甚至会对身体造成进一步的损伤。

（四）持之以恒

产后康复因各人身心情况不同，整个康复的时间跨度难以做出准确预测。不少产妇在产后对快速恢复急不可待，但整个康复时间较长，产妇容易失去信心与热情。产后康复并非一朝一夕的事，要持之以恒地实行康复计划。只有持之以恒、坚持不懈，才能达到康复目标。

（五）全面康复

产后康复目标的制订要全面，在考虑到产妇生殖系统恢复的同时，还需要将呼吸系统、心血管系统、肌肉骨骼系统、内分泌系统等纳入整体康复的范畴。此外，还应对产妇心理、目前生活质量和未来生活质量、未来社会参与情况等方面综合考虑，制订合适的康复目标，达成产后的全面康复。

二、产褥期康复的意义

产后系统、积极的康复性措施对产妇身体康复乃至未来的身体健康都有重要积极的意义。

（一）改善身体功能

产后女性所表现出的身体不适，需从症状和真正病因两方面进行考虑。产后康复不仅要改善产后女性的不适症状，也要对症状的产生"源头"进行根本性的干预。

1. 维持和改善产妇各器官的功能　产后康复可以改善产妇盆底功能。盆底康复训练能促进妊娠和分娩过程损伤的神经和肌肉得到恢复，从而改善远期盆底状况，降低因解剖结构改变和年龄增长发生的盆底功能障碍性疾病机会。产后适当运动可以降低子宫缩复不良、痔疮、张力性尿失禁、膀胱膨出、腰骶痛的发生率。另外，产后康复中，可采取产后康复治疗仪进行治疗，使产妇提前泌乳、增加泌乳量，促进子宫复旧，预防产后尿潴留，提高女性产后的生活质量。

2. 增强产妇心肺功能　产后康复中使用的运动疗法可以消耗产妇身体内部的能源底物，促进器官的新陈代谢，提高产妇的心肺功能水平。

3. 提高产妇神经系统的调节能力　对于产妇来说，产后康复中的适当的运动可以保持其中枢神经系统的兴奋性，改善神经系统的反应性和灵活性，维持正常功能，发挥对全身各个脏器的调整和协调能力。

4. 增强产妇内分泌系统的代谢能力　妊娠期腺垂体、甲状腺及肾上腺增大，功能增强，在产褥期逐渐恢复正常。对于恢复较差的产妇，产后康复的介入可以增强产妇内分泌系统的代谢能力，促使产妇尽快恢复正常的内分泌状态。同时，对患有妊娠期糖尿病或血糖偏高的产妇，产后康复中的综合护理，可促进糖代谢，对血糖水平的调节有益。

5. 改善产妇身体形态　通过对产妇产后饮食的介入和对运动方案的调整，产后康复可以使产妇身体形态较快地恢复到理想状态。例如，正常分娩产妇产后康复进行健身操结合瑜伽练习,能够有效降低受试者的体重、体脂量,减少身体围度。

(二)改善心理状态

产妇的心理状态在产后多会有变化,及时准确地对产妇的心理进行合理干预,可以改善产妇的心理状态。产后康复可以发挥主观能动性,转化产妇的消极情绪,对产妇目前和以后的家庭生活、社会参与有更好的积极作用。

(三)恢复/提高生活质量和社会参与能力

通过产后康复对产妇的身体、心理等多方面干预,可以使产妇的当前和未来的生活质量、社会参与能力进行恢复甚至提高,对产后女性的全面康复有较好的效果。

第三节　产褥期康复的评估和治疗

一、产褥期康复评估

产后早期进行评估,目的是全面了解产妇的功能状况和障碍程度,以确定康复目标和制订康复治疗计划,使产妇达到良好的产后恢复效果。产后评估主要包括日常生活活动评估、疼痛评估以及伤口评估3个方面。

(一)日常生活活动能力评估

日常生活活动(activities of daily living,ADL)是指人们每天在家居环境中和户外环境里自我照料的活动。ADL通常分为躯体的或基本的日常生活活动(physical or basic activities of daily living,PADL or BADL)和工具性日常生活活动(instrumental activities of daily living,IADL)。BADL主要指吃穿、行走、个人卫生等身体活动有关的基本活动,IADL主要是指独立生活所需的技能,如做家务、网购、骑/驾车等。

基于产后女性早期处于身体虚弱、功能较低的阶段,应着重维持和锻炼基本生存、生活所必需的,每天要反复进行的活动,即进行BADL评估,使用改良Barthel指数量表(modified barthel index,MBI)对产妇的BADL能力进行评估。

改良Barthel指数量表评定简单,可信度、灵敏度高,是目前临床应用最广、研究最多的一种ADL能力评定方法。评估量表及评分标准见附录1。

(二)疼痛评估

在产后产妇常出现伤口疼痛、肌肉酸痛、腰痛等症状,因此评估产妇的疼痛强度、部位、性质及其变化对产妇的疼痛诊断、选择治疗方法、观察康复情况、评定治疗效果有重大意义。在临床和科研中常采用患者报告结局(patient-reported outcomes,PROs)的方法对疼痛进行评定。常用的PROs评估方法包括视觉模拟评分(visual analogue scale,VAS)、数字评分量表(numeric rating scale,NRS)和功能性疼痛问卷等。

VAS是目前临床上疼痛评估最常用的评定方法,简单易行,能有效测定疼痛强度,相对比较客观而且敏感,在表达疼痛强度时,较少受其他因素影响。因此,临床上常使用VAS对产妇的疼痛进行评估。

1. 使用方法　使用正面为0~10的游动标尺,背面有数字0~10的视觉模拟评分尺,两端分别为"0"分端和"10"分端,0分表示无痛,10分代表难以忍受的剧烈疼痛。使用时将正面朝向产妇,让产妇标出能代表自己疼痛程度的相应位置,评定者根据产妇标出的位置为其评出分数(图4-1)。

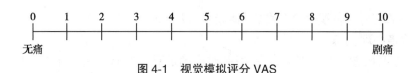

图 4-1 视觉模拟评分 VAS

2. 说明 0分:无痛;3分以下:有轻微的疼痛,能忍受;4~6分:疼痛并影响睡眠,尚能忍受;7~10分:有逐渐强烈的疼痛,难以忍受,影响食欲和睡眠。

(三)伤口评估

产妇的生产伤口常见有自然裂伤、侧切伤和剖宫产伤,而伤口评估是伤口管理的前提,是制订科学、合理、安全、全面的治疗方案和护理计划的关键环节。

瘢痕(scar)是各种创伤后所引起的正常皮肤组织的外观形态和组织病理学改变的统称。虽然它是人体创伤修复过程中必然的产物,但当瘢痕生长超过一定的限度,就会导致各种并发症,如外形的破坏及功能活动障碍等。因此,产后早期的伤口瘢痕评估极其重要。

产后伤口的增生性瘢痕评估常用量表为温哥华瘢痕量表(vancouver scar scale,VSS)。VSS 量表最高分15分,最低分0分,分数越高说明瘢痕越重,反之,则轻。注意:必须采用专用玻片按压瘢痕2s后观察。评估量表及评分标准见附录2。

二、产褥期的康复治疗

(一)康复目标

1. 产褥期女性创口(剖腹伤口、侧切、自然撕裂伤口)恢复 产妇一般通过两种途径分娩:剖宫产和自然分娩。产妇在剖宫产术后易出现伤口感染、脂肪液化以及愈合不良等并发症,极大地影响了产妇的身体健康及再次妊娠。而产妇在自然分娩的过程中,会阴部位的侧切和自然裂伤是最为常见的伤口,部分产妇在分娩时会有巨大儿、早产儿、外阴阴道炎症和会阴体短等情况出现。为了加速产妇的分娩过程,防止第二产程中出现盆底裂伤,临床便会采取会阴侧切术。产妇产后会阴伤口愈合不良的情况也十分常见,这给产后的恢复带来了不利影响,尤其体现在精神和身体方面。因此,在产后关注伤口的护理,避免愈合不良等并发症的出现,是保证产妇身心恢复到妊娠前水平的关键之一。

2. 产褥期女性生殖系统恢复

(1)盆底功能障碍恢复:女性盆底具有支撑子宫、膀胱以及直肠等盆底器官,维持女性性生活、大小便等正常生理功能的重要作用。然而受妊娠时胎儿、子宫压迫的影响以及分娩时盆底松弛激素释放的影响,盆底功能障碍性疾病是女性产后十分常见的一种并发症,它是由于盆底肌组织支持结构损伤、缺陷及功能障碍所致,发病率高达50%,临床表现主要为盆腔脏器脱垂、压力性尿失禁和女性性功能障碍等。盆底功能障碍会对产妇产后的生活质量造成严重影响,必须要通过针对性的康复措施来促进产妇产后盆底功能的恢复,以有效防治女性盆底功能障碍性疾病。

(2)子宫复旧:是妊娠子宫自胎盘娩出后逐渐恢复至未妊娠状态的过程。如果分娩后两周内子宫未进入盆腔,则有可能是子宫复旧不良。子宫复旧不良是指子宫不能恢复至未妊娠的正常状态。引发子宫复旧不良最常见的原因是胎盘碎片滞留、感染和晚期出血(晚期产后出血)。而子宫复旧不良引起的产后出血,也是产妇死亡的原因之一。有数据显示,产后出血发生率达30.1%。因此,对产妇进行康复使子宫尽快恢复到妊娠前状态十分重要。

3. 产后女性基本日常活动能力的恢复 产妇受妊娠分娩的影响,会发生很多生理上的变化,分娩后,仍需要采取合理的康复护理措施才能恢复其基本日常活动能力。由于产妇卧床时间较长,容易出现腰酸背痛、感觉不舒服,继而出现便秘甚至下肢静脉血栓等并发症,这些症状在剖宫产产妇身上尤为明显。由于长时间禁食,胃肠蠕动恢复会受到影响,肠鸣音恢复时间、肛门排气时间及排便时间在一定程度上都会延迟,严重影响产妇的生理舒适度。因此,产褥期除了以休息为主外,应进行早翻身、早排气、早下地等康复护理指导,以恢复产妇的基本日常活动能力,改善产妇的生活质量。

4. 对产后女性进行心理的恢复 产褥期抑郁症是指产妇在产褥期间出现抑郁症状,是产褥期精神综合征最常见的一种类型。既往精神病病史、阳性家族史、生活事件和社会支持等是造成产褥期抑郁症的主要因素,产妇个体心理因素、婚姻关系也是造成产褥期抑郁症的常见因素,除此之外,产时、产后可能出现的并发症、难产、滞产、手术产等均给产妇带来担心、焦虑、恐惧和忧虑,使产妇生理和心理的应激性增强,从而导致产后抑郁的发生。这就要求用科学的康复护理手段来有效预防和减少产褥期抑郁症的发生以及促进抑郁症的恢复。

5. 避免其他产后并发症 在产褥期这一特殊阶段,通常产妇都能顺利通过,但如果产妇抵抗力下降或心理调适不良,易发生多种并发症,如便秘、产褥感染、急性乳腺炎、产后出血、下肢静脉血栓和仰卧位低血压综合征等。因此,该期要加强康复护理以防治各类并发症。

(二)康复计划

1. 伤口恢复

(1)自然分娩伤口护理:产妇在自然分娩的过程中,会阴部位的侧切和自然裂伤是最为常见的伤口。产后应密切观察产妇的生命体征变化,定期测量体温、检查会阴切口,定期清洁会阴,加强会阴伤口护理,检查是否有红肿现象,可用聚维酮碘(碘伏)进行冲洗,然后用硫酸镁纱布热敷在伤口的位置;伴有外阴阴道炎的产妇,可加用药物冲洗会阴;伴有窦道有脓性分泌物的产妇,可先引流伤口,及时换药,根据身体情况进行二期缝合。指导产妇卧床休息时采用正确的卧姿,取健侧卧位,适当进行下床活动;保持产妇所处环境的干净整洁,勤换卫生巾和内衣裤;嘱咐产妇多食用富含微量元素和易消化的食物,提升抵抗力。

(2)剖宫产伤口护理:常规剖宫产伤口护理目标主要是消炎、镇痛和抗感染。产妇剖宫产术后由于麻醉药作用逐渐消失,一般在术后数小时,伤口开始剧烈疼痛。可请医师在手术当天为产妇应用一些镇痛药物缓解,改善休息质量从而使身体尽快复原,但不建议过多使用。一般伤口的疼痛在3d后便会自行消失。为避免伤口感染,最主要是保持伤口的清洁,2周内建议进行身体擦浴,每天2次冲洗外阴,但要注意不使污水进入阴道。

(3)物理因子辅助治疗

1)冷疗:为及时止痛、消肿,预防感染,以减轻产妇痛苦,促进产后恢复,其中95%乙醇及硫酸镁外敷是常用手段之一。而部分产妇乙醇过敏以及乙醇会对新鲜的伤口产生刺激,因此会阴冷敷垫(图4-2)是很好的替代手段。会阴冷敷垫操作简便,使用前捏破里袋,抖动袋子即可制冷,放在需要治疗的部位,使用30min后弃去。此方法可以改善会阴疼痛、水肿、渗血,对促进会阴伤口恢复起着积极的作用;无局部使用产生过敏现象,也没有使用抗生素产生耐药的隐患。

2)红外线:红外线治疗仪是一种物理型的抗感染治疗仪,具有较高的消炎、抗感染及镇痛作用。有研究显示,将红外线治疗仪用于剖宫产妇术后伤口治疗中,能够促进伤口愈合,减轻产妇疼痛程度,降低瘢痕阳性率,提高治疗有效率。而在自然分娩中,对产后会阴侧切及会阴裂伤产妇在行常规消毒护理后,使用红外线灯竖放照射会阴局部伤口,可提升产

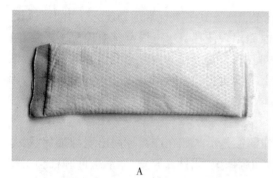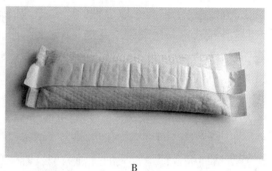

图 4-2　会阴冷敷垫

妇舒适感,降低伤口疼痛及肿胀带来的不适感。使用时需裸露照射部位,调整照射部位至10~50cm处,通常使用30~60min最佳。但要注意避免让电扇或冷气直接吹到使用者的身体,以免感染风寒。照射结束穿好衣物,最好休息15min后再出门、沐浴或从事其他活动,尽量避免使用时及使用后的环境温差变化过大。患高热、肿瘤、开放性肺结核、出血症、动脉硬化症及特殊体质人群不建议使用。

2. 产后健康宣教以及相关日常护理

(1)健康宣教:产褥期女性产后康复中的健康教育,能够帮助其掌握产褥期保健知识和新生儿护理技巧,提高其自我管理能力,并认真遵循医嘱,积极配合护理人员的工作,有助于加快产后康复进程。工作人员应先调查产妇对于产褥期保健知识以及新生儿护理技巧的掌握程度,然后根据产妇的性格、职业特点,有针对性、有侧重点地进行相关知识的讲解,具体包括产褥期生理变化特点(生殖系统、乳房、泌尿系统、消化系统的改变)、常见并发症(产褥热、子宫脱垂、产后子宫蜕膜)的原因和影响因素以及产褥期注意事项等,让产妇对于自己的身体状态有正确的了解,纠正错误观念,减少心中的担忧和顾虑。

(2)恶露排出:恶露的排出代表了子宫恢复的情况,恶露按排出顺序即综合时间和组织学特征,可分为血性恶露、浆液恶露和白色恶露。正常恶露没有恶臭味,若发现恶露异常时,应先尽快排空膀胱,后按摩腹部,按医嘱使用严格剂量的子宫收缩剂或再就医。目前主要有5大类子宫收缩剂:缩宫素(催产素)、卡贝缩宫素、卡前列素氨丁三醇、米索前列醇和马来酸麦角新碱。其中缩宫素是最基本、最安全的药物,该药物的单次使用剂量为10U,每天最大使用剂量为60U,通过静脉滴注。白色恶露来临并且持续了一段时间后,说明此时子宫状况已逐渐恢复,子宫康复趋于良好并近于结束。若白色恶露迟迟未现或有恶臭味、成分异常等状况,则需注意子宫是否恢复不全或发生了感染等病理疾病。

(3)乳房护理:是产褥期护理的一个重要环节。由于乳汁淤积和细菌感染等原因,产后女性尤其是哺乳女性容易出现急性乳腺炎,因此采取有效的护理防治措施对产后女性的乳房健康和避免急性乳腺炎的发生十分重要。促进乳汁排空及肿块消退的方法有很多,其中按摩法及外敷法是最简单易行的方法。

1)外敷法:是通过皮肤渗透直接作用于患处,促进乳汁通畅,结块消散。外敷法有纯湿热敷法、硫酸镁湿热敷法、止痛消炎软膏外敷法等多种方法。进行软膏外敷时,操作者应及时观察产妇的乳房是否存在异常情况,如发现产妇局部皮肤发生红肿、皮肤瘙痒等,应及时停止使用乳膏,并用清水清洗。

2)按摩法:手法按摩治疗乳腺炎有许多种方法,如推扶法、挤压法、震荡法、顺抹法、弹筋法等。按摩时为防止对乳房摩擦造成乳房皮肤的破损,可在按摩部位涂润滑剂,或挤出奶汁涂抹在胸部。一般涂予抚触油,在实践操作中,尽量避免使用酒精等刺激性物品。在临床实践中,应该根据产妇乳房的具体情况进行按摩,按摩力度由轻变重,按摩手法应轻柔。按摩顺序应先健侧后患侧。此外还应注意,不宜在乳房硬结位上揉捏搓挤。

(4)性生活注意事项

1)避免细菌感染,同房卫生需注重:产后新妈妈抗病能力较差,生殖道的创口依然存在,没有完全愈合,因此,这时过夫妻生活,一定要注意保持卫生。男性生殖器一定要注意保证清洁,在同房之前,用温水洗干净,女性在夫妻生活之后要注意清洗阴部,以免引发感染。

2)不要只顾一时之快,粗鲁进行性生活:由于刚生完宝宝,产妇身体尚未完全恢复,特别是生殖器官有创伤,阴道较为干涩,阴道黏膜也十分脆弱,这就需要丈夫注意多体贴妻子。在过夫妻生活时,动作要轻柔,多给妻子一些爱抚,尽量消除妻子的心理障碍。否则,如果动作过于剧烈,可能会造成妻子阴道裂伤,导致出血。

3)产后立即妊娠不可取,进行性生活需避孕:不少新爸爸、新妈妈们认为,在宝宝出生之后,没有月经的来临,不会妊娠,便可以无所顾忌,"畅快淋漓"地过性生活,不用考虑避孕的事情。事实上,不少新妈妈因在产后过夫妻生活时没有采取避孕措施而妊娠。这对女性而言,身体伤害非常严重。因此,在产后过性生活,必须要考虑避孕。

3. 康复功能训练

(1)身体灵活性练习:我国大多数产妇受传统观念的影响,因分娩这一漫长的过程中体力消耗和会阴切口疼痛、愈合慢等多种因素,在产后 1 个月内卧床休息,不下床也不活动,对健康产生了较大的影响。而现今的研究证明,产褥期女性尽早进行身体活动能促进产后的康复,有利于体力恢复、排尿和排便,避免或减少静脉血栓的发生,从而缩短康复时间,预防产后相关疾病。产后早期,产妇可进行一系列轻柔的可自主完成的身体灵活性练习,以缓解因长时间卧床导致的身体僵硬和促进机体恢复。该练习主要在垫上或床上进行。

1)颈部拉伸(图 4-3):取舒适坐姿,双手放松,置于大腿上或身体两侧。将头部慢慢前屈至胸前,直到感觉颈部后方有拉力,保持 5s 还原;然后将头部缓慢抬起,注意不要过度用力,避免脊椎承受不必要的压力,保持 5s 后恢复。保持肩部不动,以平顺而温和的节奏,将头部尽量向左、向右旋转。接着,头部向左转,同时朝向胸部向下转头,再转向右边做同样动作。以上每组动作交替重复进行,每组 8~10 次,每天 2~3 组,此动作可以增加思维能力,同时放松颈部和背部肌肉。

2)双臂外展运动(图 4-4):仰卧平躺,双腿伸直并拢,两臂交叉放于胸前,双臂打开后再双手合掌,逐渐抬高合掌双臂并垂直于身体,保持 5s,双手打开后水平外展收回身体两侧。每组 5 次,每天 2~3 组。此动作可以改善上肢关节的灵活性,疏通乳腺管,防止乳房下垂。

3)屈膝运动(图 4-5):仰卧平躺,双腿伸直并拢,双手自然地放在身体两侧;右腿屈膝曲髋往胸前方向,同时双手抱住膝盖下方,保持此动作,时间以产妇个人耐受为宜,右腿伸直还原;换左腿同上训练,交替反复进行。每组左右各 5~8 次,每天 2~3 组。此动作可促进大小腿肌及臀肌的恢复,改善下肢关节的灵活性,并且可以促进下肢血液循环,防止静脉血栓。

注意:一般情况下,产妇在产后 24h 可开始活动,有伤口的产妇可以先进行上肢活动,等伤口愈合后再逐步开展全身性活动。动作由少到多,幅度由小到大;根据产妇身体情况,动作和次数可酌情增减,运动量逐渐加大,以不感到劳累为度。耻骨联合分离者不建议做屈膝

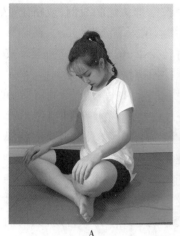
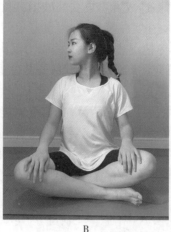
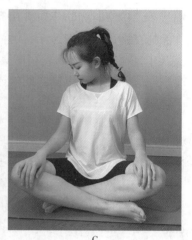

A　　　　　　　　　　　B　　　　　　　　　　　C

图 4-3　颈部拉伸

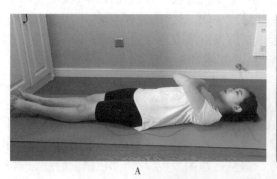
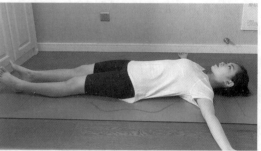

A　　　　　　　　　　　　　　　　　B

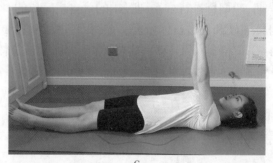

C

图 4-4　双臂外展运动

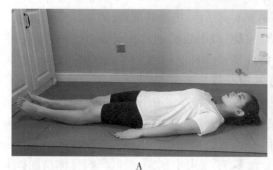
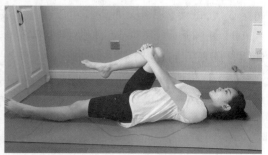

A　　　　　　　　　　　　　　　　　B

图 4-5　屈膝运动

运动。

（2）盆底肌功能康复训练：指综合运用康复治疗有关技术，恢复、改善或重建女性在妊娠和分娩过程中盆底肌相关功能损伤，是目前公认的有效防治盆底功能障碍（pelvic floor dysfunction，PFD）的一线治疗方案，主要包括盆底肌训练，如 Kegel 训练法、阴道康复器辅助训练以及功能性电刺激治疗与生物反馈治疗等。可单独采取某一种方法进行产后盆底肌功能康复训练，或者 2 种及以上方法联合训练。

1）Kegel 训练法（图 4-6）：可取平卧位、站立位、坐位等进行训练。盆底 I 类肌锻炼：缓慢收缩会阴及肛门至最大肌力，持续 3~5s，然后缓慢放松持续 3~5s。盆底 II 类肌锻炼：以最大肌力快速收缩会阴及肛门后立即放松，连续收缩、放松 3~5 次后，再放松 6~10s。由专业医师指导受试者反复练习，避免腿部、臀部肌肉的参与，直至熟练掌握后，嘱其回家后坚持训练，每次训练 15~30min，每天 2 次。

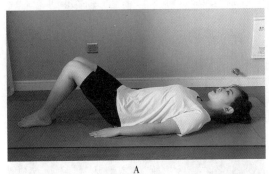

A

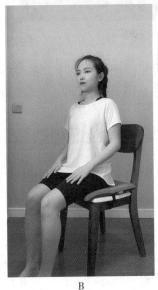

B

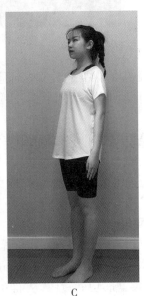

C

图 4-6 Kegel 训练法

2）阴道康复辅助器具（阴道哑铃）：受试者取站立位，将阴道哑铃置于阴道内 2.0~2.5cm，阴道肌肉用力夹住阴道哑铃使之不脱落。①慢速肌肉训练：持续收缩阴道肌肉 5s，再放松 5s，反复训练 60 次。②快速肌肉训练：2~3s 完成 1 次阴道肌肉快速收缩、放松后，休息 6s，反复训练 60 次。③场景训练：模拟咳嗽、打喷嚏、大笑、提重物、上下楼梯、下蹲等场景，阴道肌肉用力夹住阴道哑铃使之不脱落。每次训练 15~30min，每天 2 次。阴道哑铃质量从轻到重有多个重量选择，从最轻的重量开始训练，适应后循序渐进，直至最重的型号，并保持训练。

由于要求产后女性返回医院就诊困难，以及我国各地区文化和经济差异，功能性电刺激治疗和生物反馈治疗难以实现对盆底肌功能降低人群的全覆盖，而 Kegel 训练与阴道康复器辅助训练，因具有经济、不受时间和空间限制等优势，更利于在基层医院广泛开展。而产褥期女性由于恶露、伤口等影响，在伤口基本恢复的情况下，应尽早开展 Kegel 训练。

（3）呼吸运动（图 4-7）：产褥期女性一般采用横向呼吸运动。该呼吸运动能在运动过程中保持骨盆和脊椎的稳定和平衡、提供氧气供给、净化血液、强化肺部，还能稳定核心、提高动作效率，预防腰痛，明显改善肋骨外翻，激活核心深层稳定肌。

吸气时：双手掌心置于胸廓下缘的两侧（注意双手不要抱在胸廓前方，易造成肋骨外翻），肋骨下部两侧对称横向扩张，肋骨没有上移，无耸肩。

呼气时：使肋骨下降，收腰收腹，腰部束腰感，收紧盆底肌。

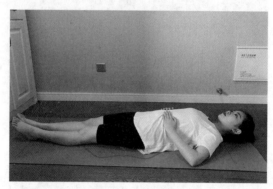

图 4-7　呼吸训练

4. 产褥期抑郁心理的康复护理　综合康复护理干预措施有多种多样，如执行康复护理技术，创建康复治疗环境，给予认知干预、社会心理支持、咨询、出院随访等。

第四节　产褥期康复的适应证和禁忌证

一、产褥期康复的适应证

（一）盆底功能障碍

盆底功能障碍（PFD）包括盆腔器官脱垂（pelvic organ prolapse，POP）、尿失禁（urinary incontinence，UI）和大便失禁（fecal incontinence，FI）、盆腔痛、性功能障碍等。越早的产后康复介入，越能明显改善盆底功能障碍，从而降低产妇的痛苦。产后女性激素水平改变，心理及生理都未恢复，生殖器官有创伤，阴道黏膜也十分脆弱，性生活要保持清洁、轻柔，避免造成心理及生理问题导致以后的性功能障碍。

（二）产后腰痛

与妊娠相关的腰痛是常见的，据报道此现象发病率为 20%~90%。多达 75% 的女性在妊娠期间腰痛，可能会在分娩后继续疼痛。文献报道，2%~75% 的女性在结束妊娠后会持续腰痛长达 3 年。而及时进行相应的产后康复训练会有效缓解此症状。

（三）乳腺炎

产后女性,尤其是哺乳女性容易出现急性乳腺炎,其发病率约50%,当产妇出现乳腺炎之后,对乳汁的分泌、身体的康复都会有一定的影响。运用适当的按摩手法、治疗仪器和康复运动等可促进乳腺周围的血液循环。

（四）关节疼痛

妊娠期分泌的孕激素和松弛素会使肌肉、肌腱的弹性和力量出现不同程度地下降,关节囊及关节附近的韧带张力减弱,导致关节松弛,从而引发关节疼痛,严重影响日常生活和睡眠。进行适量的运动和物理治疗可缓解疼痛。

（五）呼吸紊乱

妊娠期间随着婴儿的生长,孕妇体内的脏器长期受到压迫,膈肌无法正常收缩,导致呼吸模式的错误,而错误的呼吸模式会导致心肺功能的下降。进行正确的呼吸方法练习可为产后运动打下良好的基础,同时运动也能增强心肺功能。

（六）心理障碍

一些女性在生产后会出现紧张、疑虑、内疚、恐惧等心理障碍,极少数严重者会有绝望、伤婴或自杀等行为,通常在产后2周内出现症状,可在3~6个月自行恢复。一般可通过心理疏导、药物治疗、物理治疗改善。此外,适量的运动也有助于心理康复。

（七）产后脱发

产后脱发主要由于产后体内雌激素水平变化导致。产妇一般在产后2~6个月会出现不同程度的脱发现象,正常情况下可在产后半年自行恢复。产妇可通过调节身心健康、均衡营养、按摩刺激头皮等方式恢复,严重者可在医生指导下服用维生素 B_1、谷维素等。

二、产褥期康复的禁忌证

（一）阴道出血

1. 严重产道损伤　因分娩过程造成的产道损伤是难免的,但多数较轻微,通常出血不多可自然止血愈合。但如果损伤严重,则需要及时修复。此时如进行运动,可能会刺激伤口,造成大量出血。

2. 宫腔感染　宫腔感染会使子宫创面充血、渗出、血管开放,使子宫复旧过程延长,可表现为血性恶露持续时间长,出现较大量的出血。如有上述情况则不宜进行康复训练。

（二）阴道狭窄

1. 严重阴道瘢痕　产后阴道瘢痕过大或迟迟不能恢复的产妇,应当先注意瘢痕的护理与恢复,此时不适宜进行相关的康复训练。

2. 外阴萎缩　外阴皮肤干燥变薄、弹性下降,阴蒂、大小阴唇出现萎缩,萎缩严重的,阴道也会出现萎缩。

（三）某些神经、精神疾病患者

1. 盆底肌肉群完全去神经化　盆底肌群失去神经支配,不能完成相应的康复训练。

2. 痴呆　指慢性获得性进行性智能障碍综合征。临床上以缓慢出现的智能减退为主要特征。产妇如出现痴呆则不能完成康复内容,所以不适宜进行康复训练。

3. 不稳定癫痫　癫痫是大脑神经元突发性异常放电,导致短暂的大脑功能障碍的一种慢性疾病。而不稳定癫痫是尚未完全控制病情,如在康复训练中发病则可能对产妇带来其他伤害。

4. 严重产后抑郁　产后抑郁是指女性于产褥期出现明显的抑郁症状或典型的抑郁发作,与产后心绪不宁和产后精神病同属产褥期精神综合征。而严重的产后抑郁会严重影响产妇的生理、心理及生活,此时不适宜进行康复训练。

(四)盆、腹腔恶性肿瘤患者

有盆腔、腹腔恶性肿瘤的产妇应在康复训练开始之前应与其主治医生或者康复师沟通交流,从而明确是否还能开始康复训练或者降低训练强度。在康复训练时应时刻注意自身情况,如出现阴道出血、呼吸急促、头晕、乏力、疼痛等症状应立即停止康复训练并与医生或者康复师咨询。

第五节　产后人体工效学

一、产后与疼痛发生相关的常见因素

背痛或者骨盆带疼痛是妊娠期以及产后最常见的并发症之一。妊娠期间会发生一系列的生理变化,这些变化并不会随着分娩而消失,脊柱机械和结构变化以及激素变化的残留效应会导致产后持续的背痛或骨盆带疼痛,而在产后进行自我护理和照顾新生儿方面重复或错误的动作,加之精神压力作用,这种疼痛不适将会持续存在甚至加重。

(一)肌肉骨骼生物力学改变

既往研究表明,妊娠背痛或骨盆带疼痛的发展与脊柱变化有关,特别是腰椎弯曲度的增加。这改变了负荷的分布,导致腰椎结构的张力增加。尽管脊柱变化和妊娠腰痛高发率相关,但尚未有研究明确显示妊娠引起脊柱何种变化。文献中最常提到的妊娠体位改变是腰椎弯曲增加、骨盆前倾、胸椎弯曲增加、颈椎弯曲增加、肩带延长、膝盖过伸、脚踝延长。妊娠期间腹部和矢状面直径的增加,通过向前移动身体重心,导致腰部的负荷和压力增加,部分是腰部疼痛发生率高的原因。然而妊娠女性是否发生腰椎弯曲增加仍不明确。有研究报道,在妊娠中期至产后测量期间胸椎后凸显著增加,这可能表明女性在妊娠期间用脊柱更直立的姿势来补偿增加的体重负荷。这也证实了妊娠对孕妇的脊柱姿势有影响。

除此之外,妊娠晚期孕妇站立时表现出腰部和臀部伸肌肌电活动增加,表明躯干伸肌对腹部体积的增加产生了适应性反应。

(二)激素水平变化

在妊娠期间,雌激素和孕激素一直保持较高水平,这些雌激素和孕激素会使骨盆和周围关节韧带松弛,还有腹部肌肉紧张,严重破坏了产妇的姿势。尽管激素水平会在产后急剧下降,并在产后1周恢复至未妊娠水平,但其残留效应依然存在。

二、人体工效学原理

人体工效学研究人体对不同工作种类做出的不同反应。人体工效学原理旨在帮助人类减少肌肉骨骼损伤、后背痛、累积性外伤不适和人体疲劳不适。人体工效学研究的不仅仅是工作对象,更多的是不良的工作环境,以及如何改善工作环境以降低事故发生率、肌肉骨骼障碍、疲劳、不适和环境紧张。人体工效学的信息:检查身体,研究身体的能力和限制性,并把这方面的知识应用于工作环境的设计,指导工作对象在最佳的环境中使用合理正确的姿势工作。

产褥期女性由于上述多种因素高发背痛和骨盆带疼痛,严重影响生活质量。这种疼痛会因不良的工作环境、进行自我护理和婴儿护理以及持续错误的动作加重。因此,利用人体工效学的原理指导产后女性在合理的环境中使用正确的姿势进行婴儿或自我护理活动能有效帮助其身体素质和疼痛的恢复。

三、产后人体工效学应用

(一)剖宫产翻身

剖宫产产妇由于卧床时间较长,容易出现腰酸背痛、感觉不舒服。在卧床期间则可根据产妇意愿选择自由体位,一般于术后 1.5~2.5h 开始翻身,护士帮助产妇早期翻身并详细指导家属,可采取以下体位。①半侧卧位:介于仰卧位与侧卧位之间,重力支点在肩胛部与髂骨后侧;②侧卧位:产妇可随意选择左侧位或右侧位,重力支点在髂骨与肩胛骨上;③低半卧位:将床头抬高 15°~30°,注意曲度不宜过大。

(二)产后哺乳姿势

许多新妈妈在母乳喂养时姿势不正确而无意中使背部问题恶化。大部分新手妈妈可能会非常专注于让宝宝保持稳定,因此总保持弯腰、低头的姿势,以致拉伤脖子和上背部的肌肉。无论是母乳喂养还是奶瓶喂养,在任何体位下都应牢记:怀抱婴儿靠近乳房,而不是通过低头驼背来靠近婴儿,以此保证脊柱的正常伸展,避免拉伤脖子和肩膀,同时使婴儿远离剖宫产切口。

1. 侧卧位置(图 4-8)　当以侧卧姿势护理时,产妇可使用枕头支撑背部,在膝盖之间放置一个枕头,在腹部和床之间楔入一条折叠的浴巾,并在婴儿下面放一个枕头,以支撑身体。如果已经肩部肌肉紧张且上背部疼痛,则侧卧姿势是最为适合的。

2. 坐立姿势(图 4-9)　坐立位护理时,产妇可使用多个枕头支撑身体。将枕头放在宝宝下方的膝盖上,以保护切口。如果坐在椅子或躺椅上,可以在身体和扶手之间夹入枕头。如果坐在床上,则可以将枕头放在膝盖下方,以减轻腰部的压力。

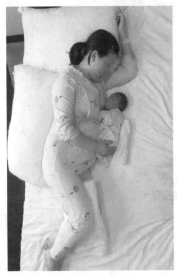

图 4-8　侧卧位置

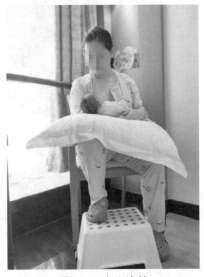

图 4-9　坐立姿势

（三）产后婴儿护理姿势

设置婴儿护理站：除了哺乳之外，多数产妇还面对着抱孩子、怀抱孩子移动以及替孩子更衣等护理活动。做这些动作时腰部会长时间处于弯曲的状态，可能会导致背部、肩膀疼痛以及手和前臂疼痛。设置一个合理高度的站台，将需要的所有物品放在手边，让产妇不需要弯腰或费力去拿东西并能与臀部齐平处替婴儿更衣。拥有一个配有舒适家具和所有必需用品的"护理站"，可以在休息时为婴儿提供护理，其中带有脚凳的摇椅或躺椅就是很好的护理用具。在椅子旁边放一个架子，上面放一些需要的生活用品，包括尿布、湿巾、毛巾、毯子、水、婴儿衣服，以及可能需要的其他物品，如纸巾、书籍、杂志、充电器等，可使其减少起床和躺下的需要。

抱起宝宝的姿势和身体力学：保持始终屈膝弯曲，同时背部直立，从蹲下的位置拿起物品或者抱起儿童，以最大限度地减轻背部的压力。有研究发现，在婴儿床附近放一个踏脚凳可有助于产妇支撑一只脚并减轻腰部的承受重量。

（四）产后自我护理

为了减轻酸痛和紧张感，产后女性可以通过一些自我保健的手段来放松。

1. 通过热浴放松疲劳的躯体。

2. 在疼痛部位使用加热垫或冷敷袋（将其覆盖以保护皮肤）。

3. 学习放松技巧，进行按摩以舒缓紧张的肌肉，缓解颈部、肩部及腰部疼痛。如颈部和上肢伸展：照料新生儿极易损伤颈部和上背部，这个伸展系列是由 Heather Jeffcoat 设计的，旨在纠正与婴儿喂养有关的姿势问题。

（1）胸椎伸展运动（图 4-10）：将双手紧扣在腰部后面；吸气，使肩部向下后方伸展；呼气，保持肩膀上的姿势并将手臂抬起。每组 15~30s，每天 3 组。

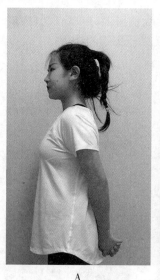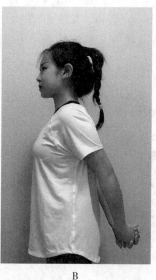

A　　　　　　　　　　　B

图 4-10　胸椎伸展运动

（2）颈部放松动作（图 4-11）：将头向一侧侧倾，再同向旋转保持 30s，再回到侧倾的位置转向对侧，保持 30s。每边重复 2~3 次。每天至少进行 2 次颈部放松系列。

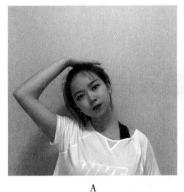 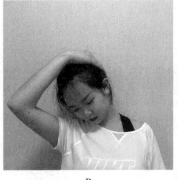 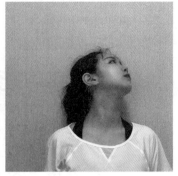

A　　　　　　　　　　　B　　　　　　　　　　　C

图 4-11　颈部放松动作

（汪敏加）

参考文献

［1］蔡林芳,李春香,何叶.产妇产褥期感染的相关影响因素与临床预防控制.中华医院感染学杂志,2015,25（10）:2364-2366.

［2］李力,易萍.产后出血及其临床救治.中国实用妇科与产科杂志,2011,27（2）:99-102.

［3］MASOUDI M,KHAZAIE H,GHADAMI MR. Comments on:insomnia,postpartum depression and estradiol in women after delivery. Metabolic Brain Disease,2018,33（6）:673-674.

［4］黄国英.不同时间康复护理对产后盆底功能的影响比较.中国医药指南,2019,17（27）:257.

［5］韦丽芬,郭端英,李世彤,等.产后早期盆底肌康复治疗对产妇盆底功能的影响.中国医学创新,2019,16（20）:153-156.

［6］HADIANTI DN,SRIWENDA D. The effectiveness of postpartum exercise and oxytocin massage on uterus involution. Open J Nurs,2019,9:231-238.

［7］吴丽.产后应用红外线灯改良照射伤口的效果及护理.医疗装备,2019,32（5）:137-138.

［8］程芳,杨云洁,罗亚,等.不同盆底肌功能康复训练方法对产后盆底肌功能降低初产妇的恢复作用.中华妇幼临床医学杂志（电子版）,2019,15（03）:334-342.

［9］MORINO S,ISHIHARA M,UMEZAKI F,et al. The effects of pelvic belt use on pelvic alignment during and after pregnancy:a prospective longitudinal cohort study. BMC Pregnancy Childbirth,2019,19:305.

［10］REIMERS C,SIAFARIKAS F,ST. R-JENSEN J,et al. Risk factors for anatomic pelvic organ prolapse at 6 weeks postpartum:a prospective observational study. Int Urogynecol J,2019,30:477-482.

［11］GEMMA BIVIÁ-ROIG,JUAN FRANCISCO LISÓN,DANIEL SÁNCHEZ-ZURIAGA,et al. Changes in trunk posture and muscle responses in standing during pregnancy and postpartum. PLoS One,2018,13（3）:e0194853.

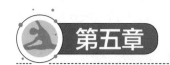

第五章

盆底功能障碍性疾病及产后尿失禁

第一节　盆底功能障碍性疾病的概述及流行病学

一、盆底功能障碍性疾病的定义

盆底肌肉群、筋膜、韧带及其神经构成了复杂的盆底支持系统,它们之间相互作用和支持,以维持盆腔器官的正常位置。由于多种因素引起的盆底支持组织退化、创伤导致其他盆腔脏器的位置异常并连锁引发功能异常,盆底无法完成其对盆腔器官的支持作用或不能支持这些器官发挥正常的功能,从而导致盆腔器官脱垂、慢性盆腔痛、性功能障碍、尿失禁和大便失禁等问题称为女性盆底功能障碍(PFD)。PFD是女性妊娠和分娩后常见的盆底功能性病症,严重影响女性日常生活,对女性患者的生活质量有较大的影响。产后PFD主要与盆底肌功能相关。经阴道分娩尤其是难产对产后早期盆底肌损伤程度较大,产程中胎头对盆底支持组织的压迫和扩张,与盆底肌损伤有直接联系;妊娠期激素的作用、产妇第二产程延长、重体力劳动、便秘等均会导致女性盆底韧带松弛,盆底支持力量减弱。此外,盆底肌功能障碍的患病率随着产次的增加而增加。此外,PFD问题也不仅发生于妊娠期和产后女性中,老年女性因激素问题及功能退化,PFD的发生率在该类人群中也较高。已演变为中老年女性的常见病,严重妨碍女性的日常生活,导致失落和自卑等情绪问题,被称为"社交癌",是影响女性生活质量的五大疾病之一。

妊娠、分娩对女性盆底肌肉的损伤,一方面是机械因素导致的盆底肌肉直接损害;另一方面阴部的神经受损促使去神经损害或神经萎缩,导致盆底肌肉间接损害。因此,在产后恰当时机对产后盆底功能全面评估,以便对盆底功能障碍性疾病及时进行预防性干预及治疗是非常必要的。

二、女性盆底功能障碍性疾病的机制

盆底韧带、筋膜、肌肉群及其神经构成复杂的盆底支持系统,互相作用和支持,承托并保持子宫、膀胱和直肠等盆腔脏器在正常位置。女性盆底是由封闭骨盆下口的多层肌肉和筋膜组成,尿道、阴道、直肠经此贯穿通过。盆底组织支撑并保持子宫、膀胱、直肠等盆腔脏器的正常位置。女性骨盆前方为耻骨联合下缘,后方为尾骨尖,两侧为耻骨降支、坐骨升支及坐骨结节。盆底由外层、中层和内层共三层构成。外层即浅层筋膜与肌肉,包括一对球海绵体肌、一对坐骨海绵体肌、一对会阴浅横肌和肛门外括约肌;中层即尿生殖膈,由上下两层坚韧的筋膜及一层薄肌肉组成,覆盖于耻骨弓与坐骨结节所形成的盆底前部三角形平面上,成为三角韧带;内层为盆底最坚韧的一层,由肛提肌及其筋膜组成。盆底肌肉是维持盆底支持结构的主要组成部分,而在盆底肌中,肛提肌起着最为主要的支持作用,肛提肌是一对宽厚

的扁肌群,两侧肌肉对称分布,向下向内聚集成漏斗状,每侧肛提肌由前向后外有耻尾肌、髂尾肌和坐尾肌三部分组成。肛提肌的内、外面还各覆盖一层筋膜。内层位于肛提肌上面,又称盆筋膜,为坚韧的结缔组织膜,覆盖骨盆底及骨盆壁,其某些部分的结缔组织较肥厚,向上与盆腔脏器的肌纤维汇合,分别形成相应的韧带,对盆底脏器有很强的支持作用。

20 世纪有一场著名的争论:"肌肉和韧带哪个更重要?" 1907 年,Fothergill 以主韧带缩短固定术及阴道前后壁修补术,即曼彻斯特(Manchester)手术,提出韧带对盆底结构的支持起主要作用。1908 年,Paramore 则提出盆底肌肉及内脏筋膜发挥着同样重要的作用。1916 年,Sturmdorf 提出肛提肌对紧固阴道、减缩阴道角度以及盆底紧张性有重要的作用。直到 1990 年,盆底理论才有了进一步的飞跃,Petros 提出"整体理论":盆底功能障碍的发生是由于各种原因导致支持盆底器官的结缔组织韧带损伤所引起的解剖结构改变。1992 年,Delancey 提出"阴道三个水平支持理论"。Ⅰ水平:顶端支持,由骶韧带 - 主韧带复合体垂直支持子宫及阴道的上 1/3,是盆底最主要的支持力量;Ⅱ水平:水平支持,由肛提肌群与耻骨宫颈筋膜附着于两侧腱弓形成的白线以及直肠阴道筋膜,水平支持膀胱、阴道上 2/3 和直肠;Ⅲ水平:远端支持,耻骨宫颈筋膜和直肠阴道筋膜远端延伸融合于会阴体,共同支持尿道远端和肛管。这三层共同承担着压力,不同层面和上述各腔室之间的缺陷可能是相互独立的,同时,又可能是相互影响和共同存在的。同时,他又发表了"吊床假说",认为尿道位于盆腔筋膜和阴道前壁组成的支持结构(吊床)之上,这层结构的稳定性与肛提肌紧密相关,随着肛提肌的收缩和放松,尿道会上升或下降;随后,整体理论吸纳了"三个水平"理论和吊床假说,发展出"三腔系统",人为地将盆底这个大房子分成了 3 个房间。前区:尿道外韧带、尿道下方的阴道、耻骨尿道韧带;中区:盆腔筋膜腱弓、耻骨宫颈筋膜及其位于膀胱下方的重要弹性区域;后区:子宫骶韧带、直肠阴道筋膜、会阴体;完整的盆底是一个密切联系的整体,肌肉与筋膜、韧带及器官浆膜层间有非常多的纤维交织在一起,而盆底肌是慢反应纤维为主,占 70%,可以维持形状结构,站立时,盆底肌关闭泌尿生殖裂孔,为盆腔脏器提供一个稳定的平台。如果盆底肌张力正常,结缔组织连接的压力将减少,而如果盆底肌薄弱,肛提肌无法维持水平位置,泌尿生殖裂孔打开,支持盆腔器官的重担都落在结缔组织上,慢慢地,筋膜及韧带会拉伸、薄弱,甚至断裂。盆底作为一个整体,牵一发而动全身,协和医院的研究表明,仅仅 1cm 深度的肛提肌损伤,就可使盆底肌肉继发出现广泛损伤,长此以往、日积月累,盆底功能障碍就会发生。

三、女性盆底功能障碍性疾病的分类

1. 盆腔器官脱垂(POP)　是指由于盆底支持结构出现损伤、缺陷或功能性障碍,从而导致盆腔器官脱离正常位置而沿阴道发生下降的一种疾病。根据脱垂或膨出的盆腔器官不同,可划分为阴道前壁及膀胱、子宫与阴道穹、阴道后壁与直肠的脱垂膨出。盆腔器官轻度脱垂膨出对患者的影响并不大,但若属于中重度,则可能导致患者长期存在阴道摩擦感、下坠感、腰骶疼痛以及排尿排便异常等,严重影响患者日常生活。

2. 压力性尿失禁(SUI)　是产后尿失禁中最为常见的类型,指腹压突然增加(如大笑、打喷嚏、咳嗽、跳跃、跑步等)导致的尿液不自主流出,但不是由于逼尿肌收缩压或者膀胱壁对尿液的张力压引起。其特点是正常状态下无遗尿,而腹压突然增高时尿液自动流出。SUI 好发于有过多次妊娠的女性以及绝经后女性,患者容易并发膀胱过度活动症、膀胱穿孔、排尿困难、盆腔器官脱垂等。

3. 女性性功能障碍（sexual dysfunction，SD）　属于 PFD 的一种，因女性盆底肌肉有着维持阴道紧缩度、增进性快感的作用，当出现盆底功能障碍时，就会因阴道松弛、尿失禁等，而造成性欲低下、性唤起障碍、性交疼痛等，导致夫妻性生活不和谐。

4. 大便失禁（FI）　即肛门失禁，指气体及粪便无法随意控制而不由自主地流出肛门的一种现象。大便失禁在 PFD 中的发病率并不高，但也并非罕见，一旦发生，同样将会给患者在生理和心理上带来双重的折磨，影响生活质量。

5. 慢性盆腔痛　产后慢性盆腔痛也是给产后女性造成困扰的常见问题，且其病因复杂，易反复，治疗较为棘手，因此需仔细评估。

四、中国女性盆底功能障碍性疾病的流行病学研究

中国女性盆底功能障碍的发病率随着中国人口老龄化的不断加重和二孩政策的实施逐渐增加。关于盆底功能障碍，不同地区报道的流行率不一致，可能与选定人群、调查方法、问卷设计和疾病判断标准有关。甘肃省在对 6 000 名女性的调查中发现：约有 30.50% 的女性患盆底功能障碍，其中压力性尿失禁患病率为 16.25%，盆腔器官脱垂患病率为 14.25%。江浙地区，有学者通过大规模问卷调查和常规体检，对临床数据进行分析，结果发现：盆底功能障碍的患病率为 24.52%，其中盆腔器官脱垂患病率为 13.15%，压力性尿失禁患病率为 11.37%。广东省对成年女性盆底功能障碍的调查显示，盆底功能障碍的患病率为 26.23%，其中盆腔器官脱垂患病率为 7.82%，压力性尿失禁患病率为 16.70%。压力性尿失禁和盆腔器官脱垂的患病率随年龄增长而增加，在 50 岁以上女性最多，而 20~30 岁女性最少。

五、女性盆底功能障碍的评估

根据产后女性生理特点，产后 6~8 周产妇全身各器官基本恢复到妊娠前状态，产妇逐渐适应社会和家庭角色的转换，情绪趋于稳定，饮食起居平稳过渡，无论从生理和心理上都是盆底康复的最佳时机。在这个时间点进行评估，产妇依从性好，后期有充足的产假时间进行早期盆底康复治疗，可促进产妇盆底功能恢复，降低盆底功能障碍性疾病的发生。妊娠和分娩造成的盆底损伤既有急性改变又有慢性改变，有些严重的产科损伤在产后很快表现出来，有些在产后较长时间慢慢表现。因此建议每位产妇应该在产后 42d、6 个月、1 年分别进行评估，以便及时发现后期出现的盆底慢性损伤。在进行产后盆底康复治疗的过程中，应进行康复前评估、康复中期评估和康复后评估以观察盆底康复的效果。

盆底功能障碍发展大致包括以下 3 个阶段：①完美盆底，即解剖、神经和功能均正常；②功能可代偿，即无症状患者，虽然有所不完美，但功能可代偿；③功能失代偿，即盆底功能失代偿，患者存在尿失禁、大便失禁或盆腔器官脱垂。

盆底功能障碍性疾病的评估是建立在临床对盆底功能障碍发展认识基础上的系统、全面的评估。因此，询问患者的病史非常重要，应仔细分析患者的主诉、症状和要求解决的根本问题并做出判断。评估大体上可分为基础运动学评估和针对性运动学评估。

产后盆底功能障碍性疾病的基础运动学评估：除针对不同的功能障碍的专项评估，还要进行一些特殊的检查，如神经系统检查、盆底相关肌肉评估、姿势步态评估、呼吸功能评估、骨盆评估等。以下我们针对盆底肌肉的专项评估做介绍，其他评估见相关章节。

（一）病史采集

详细询问产妇的基本信息、生育史、妊娠期体重、增重、生育史、分娩情况、新生儿情况，

妊娠期和产后尿失禁情况,以及现病史、既往史、手术史、用药情况等。

（二）辅助检查

1. 外生殖器检查 以膀胱截石位进行外生殖器检查,主要看皮肤有无异常,有无触压痛。行棉签及牙签试验进行阴部神经痛相关检查。

2. 盆底肌肉(pelvic floor muscles,PFM)评估 盆底肌肉评定方法包括盆底肌徒手肌力评定、盆底肌电生理评估、盆底肌压力评估、盆底肌张力评估。

（1）盆底肌徒手肌力评定:分类型盆底肌肌力测试是国内外较常通用的一种方法,患者取截石位,暴露外阴。治疗师左手掌轻压患者腹部,右手两指或三指置于患者阴道内 5 点钟和 8 点钟位置,用口令嘱患者尽可能用力地挤压和抬起治疗师手指,根据收缩持续时间和连续完成次数进行分级。嘱患者在收缩阴道时,尽量不收缩腹肌(表 5-1)。

表 5-1　盆底肌徒手肌力评定

分级	表现	保持时间 /s（Ⅰ类肌）	收缩次数 /s（Ⅱ类肌）
0 级	手指感受不到肌肉收缩动作	0	0
1 级	能感觉肌肉有轻微收缩	1	1
2 级	能明显感觉到肌肉收缩	2	2
3 级	肌肉收缩能使手指向上向前运动	3	3
4 级	肌肉收缩有力,能抵抗手指的压力	4	4
5 级	肌肉收缩有力,能持续抵抗手指的压力	5	>5

国际尿控协会(International Continence Society,ICS)发布的盆底肌肉组织张力评估指南定义了以下 4 种情况:①正常(normal),指肌肉能够自主收缩和松弛;②亢进(strong),指肌肉不能松弛;③减弱(weak),指肌肉功能低下、不能自主收缩;④缺失(absent),指无可触及的肌肉活动。Laycock 的改良牛津评分法(modified Oxford grading scale,MOS)也是一种较常用的人工评定 PFM 强度的方法,分为 6 级:0= 无收缩;1= 收缩感或颤动收缩;2= 微弱,患者可以收缩盆底肌肉,部分包绕治疗师的手指;3= 中等程度,治疗师可感受到手指被完全包绕;4=良好检查者可感受到手指被完全包绕,并被稍拉进阴道;5= 强,患者盆底肌肉收缩有力,治疗师手指被完全包绕并被拉进阴道内。

（2）盆底肌电生理评估:可以作为女性盆底功能障碍早期筛查的一项指标。盆底肌电生理评估通过放置在阴道探头来采集盆底肌肉的运动电位,以了解肌纤维的募集功能,而检测到的肌电位值和参与盆底肌肉收缩的肌纤维数量成正比。盆底肌肌力采用肌肉收缩时间或次数计算,Ⅰ类肌纤维肌力分为 6 个级别,即 0、Ⅰ、Ⅱ、Ⅲ、Ⅳ和Ⅴ级。当患者阴道肌肉收缩持续达到其最大值的 40% 时,持续 0s,肌力为 0 级;持续 1s,肌力为Ⅰ级;持续 2s,肌力为Ⅱ级;持续 3s,肌力为Ⅲ级;持续 4s,肌力为Ⅳ级;持续 5s 或超过 5s,肌力为Ⅴ级,Ⅴ级为正常。Ⅱ类肌纤维为患者以最大力量和最快速度收缩、放松阴道,能达到规定最大收缩力 1 次为Ⅰ级,2 次为Ⅱ级,3 次为Ⅲ级,4 次为Ⅳ级,5 次为Ⅴ级,Ⅴ级为正常。由于盆底肌肉收缩是为了维持某一动作或张力,在收缩能力下降到一定值时,盆底肌肉Ⅰ类和Ⅱ类肌纤维无法在必需时间内完成相应的收缩功能,即表示肌肉收缩的电生理指标肌力开始下降。盆底肌肉的最大肌电位正常值不低于 20μV,肌电位下降表示参与盆底肌肉收缩运动的肌纤维数量减少,盆底肌肉做功能力下降。同时,通过盆底肌肉收缩曲线可以得到参与运动的肌纤维类型及肌力曲线,当患者运用最大肌电压 40%~60% 力量收缩时,参与运动的是Ⅰ类肌纤维,其收缩维持时间(s)代表Ⅰ类肌纤维肌力;当运用最大肌电位 60%~100% 力量收缩时,参与运动的是Ⅱ类肌纤维,能在规定时间内连续完成的次数代表Ⅱ类肌纤维肌力。同时,通过该收缩曲线下降的面积比也可以得到参与盆底肌肉收缩的肌纤维疲劳度,当疲劳度下降时,提示盆底肌肉做功的维持能力下降。此外,放置阴道电极探头、腹直肌表面电极还可以同时检测盆底肌肉与腹部肌肉收缩的曲线图,以判断盆腹部肌肉收缩的协调性。在正常情况下,盆底肌肉收缩,腹部肌肉应处于放松状态。

(3)盆底肌表面肌电检查(简称 Glazer 方案):盆底肌肉是一组以支持盆腔器官、控制排尿排便、体位支持与协助运动为主的肌肉,故盆底肌肉的功能不仅需要较好的耐力维持,而且需要爆发力的维持。自从 Kegel 等学者提出盆底肌肉训练的重要性以来,盆底肌评估的重要性也日益凸显。既往的盆底肌肉检查多采用手法肌力检查进行粗略的分级,以评估肌肉收缩的力量以及持续的时间。近年来,盆底表面肌电检查可以更加客观、量化地对盆底肌肉进行评估,观察盆底肌肉的激活程度和相应的肌肉耐疲劳性。

人们使用盆底电极进行盆底肌表面肌电评估已有数十年的历史。20 世纪 90 年代,盆底功能障碍专家 Glazer 总结了前人的经验,并经过反复临床验证后提出了沿用至今的经典的 Glazer 盆底表面肌电评估方案,且针对盆底肌的表面肌电检查进行了规范。测试前,受检者先排空大小便,斜靠在床上,治疗师将电极插入其阴道或肛门后执行 Glazer 评估方案。整合方案主要分为以下 5 个阶段:

1)前静息阶段:维持 1min 放松,测试肌电波幅的平均值和变异性,主要反映静息状态下的肌张力。

2)快速收缩阶段:5 次快速最大肌力收缩,每次收缩之间间隔 10s,测试每次收缩的最大值,评估快肌纤维的功能状态。

3)连续收缩阶段:执行 5 次持续 10s 的收缩,每次收缩之间间隔 10s,测试平均收缩肌电的波幅和变异性,主要观察快、慢肌纤维结合收缩的平均值和稳定性。

4)耐力收缩阶段:1min 的持续最大收缩,测评 1min 收缩的平均值和变异系数,评估慢肌纤维长时间持续收缩的能力和稳定性。

5)后静息阶段:测试肌电波幅的平均值和变异性,考察盆底肌在一系列动作之后放松状态下的肌张力,并观察运动后盆底肌能否恢复到静息状态。

Glazer 评估总共分为 5 个步骤,其中每一个阶段都可能出现肌电异常,而每一个异常均为一种特殊类型的表现。第 1 阶段和第 5 阶段基线值过高,常提示盆底肌肉的基础张力过高或可能存在肌肉过度活跃,患者过度紧张会引起盆底肌肉基础张力过高,盆腔痛、便秘等也会引起盆底肌肉过度紧张。第 2 阶段为盆底肌肉快速收缩阶段,最大值过小,提示最大肌力下降,患者盆底肌肉的爆发力不足,当出现肌力下降时,正常的高尖波形会变为峰值不高的双峰波形。放松时间异常,提示可能存在肌肉过度活跃。第 3 阶段判断患者盆底肌肉维持一定时间的能力。当患者爆发力不足时,会出现平台期消失,盆底肌肉收缩维持的能力下降,肌肉收缩的最大值较正常下降明显,变异系数增大等情况,提示患者在整体收缩的过程中维持稳定收缩的能力下降。第 4 阶段,判断患者盆底肌肉收缩的耐力。当患者肌肉收缩耐力下降时,会出现肌电值较正常下降明显的情况,如收缩过程中肌肉收缩不稳定,则也会出现变异系数明显增大的异常情况。

正常参考值:国内人群与国外人群的肌纤维组成比例和肌肉收缩的强度存在明显的差异,因此国外的正常参考模型对国内人群的参考意义相对较小。目前有相关文献针对国内人群进行了一定的研究,提出了适合国内人群的盆底肌肉 Glazer 评估方案的正常参考范围(表 5-2)。

表 5-2　Glazer 评估方案的正常参考范围

部位	指标	时间段				
		静息阶段	快速收缩阶段	兴奋型肌纤维测试阶段	肌纤维耐力测试阶段	后静息阶段
阴道	RMS/μV	2	30.0~37.5	20~25	20	2
	平均 MF	125	120	120	120	125
肛门	RMS/μV	4	70~80	40~50	30	4
	平均 MF	未知(100)	未知(100)	未知(100)	未知(100)	未知(100)

注:均方根值(RMS,单位:μV),反映患者盆底肌收缩或放松时的表面肌电值,幅值增加表明肌力增强,即 RMS 与肌力成正比。中位频率(MF),反映患者盆底肌收缩时的抗疲劳程度,幅值增加和稳定性表明抗疲劳程度较强,否则表示较差。

随着肌电图的深入研究和不断发展,以阵列肌电图和阵列压力测试为代表的新技术在临床上不断得到应用,其对盆底肌肉进行整体的力-电检测有助于疾病部位的找寻并予以针对性治疗,既往以电探测为主的肌电分析和数据模型将受到更多的挑战。

(4)盆底肌压力评估:压力在物理学中是指垂直作用在物体表面的力。阴道是一个空腔器官,盆底肌肉在收缩时会对阴道腔隙产生一定的压力,盆底肌压力评估即通过在阴道内放置含有一定体积的气囊来了解盆底肌肉在静息及收缩状态下所产生的压力。盆底肌静息压力的正常值应在 $10cmH_2O$($1cmH_2O=0.098kPa$)以上,盆底肌肉收缩时产生的压力值称为阴道动态压力,正常值范围为 80~150cmH$_2$O。静息压力和动态压力的差值与盆底肌肉收缩的力量成正比。盆底肌压力反映了盆底肌肉的做功能力及盆底肌与盆腔器官间的动态协调能力。盆底肌肉收缩产生的压力曲线图同样可以反映肌纤维的类型、肌力及疲劳度。

(5)盆底肌张力评估:张力是指弹性物体拉长时产生的应力。盆底肌肉和周围筋膜结缔组织本身存在一定的张力,以维持盆腔器官及尿道的位置,即使在人体保持静止状态下,这种张力亦存在,故称为静态张力。当人体运动时,腹压升高,对盆底的压迫增加,盆底肌肉及周围筋膜结缔组织张力需进一步增强以对抗压迫,此时的张力称为动态张力。动态张力会随腹压升高而增强,两者保持平衡,运动时盆腔器官才不会下移,并且尿道保持关闭状态。盆底肌张力评估是通过放置在阴道内的电子张力计进行检测的,主要检测指标包括静态张力、动态张力、肌伸张反射及盆底肌肉收缩闭合力。盆底 I 类肌纤维及其周围韧带结缔组织在无负重状态下形成静态张力,正常值为 221~295g/cm^2;在静态张力的基础上,由盆底 II 类肌纤维反射性收缩形成动态张力,正常值为卵泡期 >450g/cm^2,排卵期 >600g/cm^2;如检测得到的张力数值低于正常范围,则诊断为盆底肌张力低下,在静息或运动状态下,盆腔器官可能下移,尿道活动度过大,就可能发生盆腔器官脱垂或尿失禁。正常 I 类肌纤维与 II 类肌纤维的曲线转折点出现在 5°,如 II 类肌纤维反射性收缩的转折点后移,则诊断为肌伸张反射延迟,提示Ⅱ类肌纤维不能及时参与盆底肌肉收缩以及不能及时有效关闭尿道或阴道。盆底肌肉收缩闭合力,也就是盆底肌肉收缩时阴道的关闭度,表示盆底肌肉主动收缩的能力,主要体现Ⅱ类肌纤维收缩的能力。

有研究显示,盆底肌压力测试、盆底肌肌力测试和盆底表面肌电图是评估患有早期POP、大便失禁和/或尿失禁的女性盆底肌功能的可靠工具,并且比阴道触诊更可靠。尽管阴道触诊可能对验证形态学和运动控制方面有用,但使用测压法和测力法似乎比通过徒手肌力测试能更准确地测量盆底肌强度。

3. 神经系统检查　与尿失禁有关的神经层面的病因主要是骶神经($S_2 \sim S_4$)发出的副交感神经(骨盆内脏神经)与$T_{10} \sim L_2$发出的交感神经(髂腹下神经)功能在脊髓节段出现反射调节障碍,总体表现为逼尿肌排空膀胱能力较强、尿道内括约肌紧缩限制排尿能力较弱的功能障碍。这种功能障碍常发生于下胸段或上腰段手术后、孕晚期等交感神经兴奋性下降者及中老年人。针对尿失禁有关的徒手神经功能评估主要通过评估$S_2 \sim S_4$以及$T_{10} \sim L_2$脊髓节段支配的反射、感觉以及运动来实现。

4. 其他专项评估及特殊(影像学)检查　详见相关章节。

六、盆底功能障碍的治疗

详见相关章节。

第二节　产后常见尿失禁的分类和流行病学

一、产后尿失禁的定义

尿失禁(UI)是指患者的膀胱括约肌受到不同的损伤或神经功能发生异常导致的排尿自控能力的完全丧失,尿液会不自主地流出体外,影响患者的生活质量。国际尿控协会(ICS)提出的定义:尿失禁是一种可以得到客观证实、不自主的经尿道漏尿现象,并由此给患者带来社会活动的不便和个人卫生方便的困扰。尿失禁是女性常见疾病,育龄女性由分娩所诱发导致的漏尿,称产后尿失禁(postpartum urinary incontinence,PPUI)。国内外学者研究发现,妊娠和分娩可以导致相当一部分女性发生尿失禁,其中大多数患者会在数月之后消失,但仍有部分会持续存在。

二、产后尿失禁的分类

产后常见的尿失禁主要包括压力性尿失禁(SUI)、急迫性尿失禁(urge urinary incontinence,UUI)以及混合性尿失禁(mixed urinary incontinence,MUI)。压力性尿失禁指腹压突然增加导致的尿液不自主流出,但不是由于逼尿肌收缩压或者膀胱壁对尿液的张力压引起。其特点是正常状态下无遗尿,而腹压突然增高时尿液自动流出,也称真性压力性尿失禁、张力性尿失禁、应力性尿失禁。急迫性尿失禁指有强烈的尿意,不能控制而发生的尿失禁。其中,因逼尿肌无抑制性收缩(即不稳定膀胱)引起的尿失禁称为运动紧迫性尿失禁,而非逼尿肌无抑制性收缩引起者则称为感觉性尿失禁,临床上两者常混合存在。混合性尿失禁指同时有压力性和急迫性尿失禁。

三、产后尿失禁的流行病学研究

妊娠与分娩被认为是发生压力性尿失禁最重要的危险因素。妊娠和分娩可导致相当一部分女性发生一过性的尿失禁。产后尿失禁主要与下列因素有关：年龄、分娩状况（包括分娩方式、分娩次数、第二产程时间、新生儿体重等）、既往妇科手术史、吸烟、酗酒、高强度体力劳动或高强度体育运动及药物使用等。近期的研究表明，产后尿失禁还可能与产妇体重指数（body mass index，BMI）、产后抑郁以及尿失禁家族史、既往史等因素有关。

产后尿失禁发病率在逐年上升。国内外很多文献报道，产后压力性尿失禁的发病率为7%~40%，挪威 EPINCONT 大样本女性尿失禁调查和土耳其≥20 岁女性尿失禁调查显示患病率分别为 25% 和 25.8%。美国报道 30~90 岁女性和欧洲四国报道年龄≥18 岁女性尿失禁患病率分别为 45% 和 35%。日本对 1 743 名 65 岁以上社区老人进行入户调查研究，结果显示尿失禁发病率约为 10%。中国台湾对 1 581 名 20 岁以上社区女性以问卷形式进行入户调查，发现尿失禁患病率约为 53.1%。北京协和医院女性盆底学课题组在 2006 年对中国成年女性尿失禁的流行病学研究结果显示，成年女性尿失禁患病率为 30.9%，说明在中国约有 1/3 的女性人口有尿失禁困扰，严重影响其生活质量。尿失禁患病率随年龄的增长而增加，从 20~29 岁的 7.6% 增加到≥90 岁的 64.8%。

各种尿失禁中，以压力性尿失禁最为常见。西班牙一项对 20~64 岁女性的各类型尿失禁问卷调查结果显示，压力性尿失禁患病率为 33.4%，急迫性尿失禁为 14%，混合性尿失禁为 47%；挪威 EPINCONT 大样本研究调查结果显示，压力性尿失禁、急迫性尿失禁和混合性尿失禁的患病率分别为 50%、10% 和 40%；中国台湾女性入户调查结果显示，压力性尿失禁患病率为 18%；中国对成年女性尿失禁进行的流行病学研究结果显示，压力性尿失禁、急迫性尿失禁和混合性尿失禁患病率分别为 18.9%、2.6% 和 9.4%。

第三节　压力性尿失禁的定义和分度

一、压力性尿失禁的定义

由于腹压突然增加而导致尿液不自主流出，且该症状不由逼尿肌收缩或膀胱壁对尿液的压力引起即压力性尿失禁。其特点是正常状态下无漏尿，当腹压突然增加时尿液则自动流出。压力性尿失禁引发多种社会和卫生问题。女性压力性尿失禁主要发病原因包括妊娠、经阴道分娩、雌激素水平下降、肥胖和慢性便秘等。国外研究报道，近 50% 成年女性可能出现压力性尿失禁，随着人口老龄化，其发病率呈上升趋势。虽然压力性尿失禁患病率较高，但由于多种原因，目前尚未广泛引起女性患者对此疾病及症状的重视，寻求和接受治疗以减轻症状、提高生活质量的女性并不多。

二、压力性尿失禁的分度

压力性尿失禁有主观分度和客观分度。主观分度临床常用，分为三级。客观分度主要基于尿垫试验。

（一）主观分度

Ⅰ级：尿失禁只发生在剧烈压力下，如咳嗽、打喷嚏或慢跑。

Ⅱ级:尿失禁发生在中度压力下,如快速运动或者上下楼梯。

Ⅲ级:尿失禁发生在轻度压力下,如站立时,患者在仰卧位时可控制尿液。

(二)客观分度

以尿垫试验为基准,可行 24h 尿垫、3h 尿垫以及 1h 尿垫试验。因 24h 和 3h 尿垫试验受时间、环境及患者依从性影响太大,目前较推荐的是 1h 尿垫试验。

试验步骤:试验时膀胱处于充盈状态,持续 1h,从试验开始患者不再排尿。预先放置经称重的尿垫(如卫生巾)。试验始 15min 内:患者饮用 500mL 白开水,卧床休息。之后的 30min,患者行走、上下 1 层楼台阶。最后 15min,患者坐、立 10 次,用力咳嗽 10 次,跑步 1min,拾起 5 个地面物体,再用自来水洗手 1min。试验结束时,称重尿垫,患者排尿并测尿量。

以 1h 尿垫试验为依据的分度如下:

轻度:1h 尿垫试验 <2g。

中度:1h 尿垫试验 2~10g。

重度:1h 尿垫试验 10~50g。

极重度:1h 尿垫试验 >50g。

第四节　压力性尿失禁的病因及发病机制

一、压力性尿失禁的病因

压力性尿失禁分为两型:解剖型及尿道括约肌障碍型。

解剖型压力性尿失禁占 90% 以上,由盆底组织松弛引起。尿道括约肌障碍型尿失禁约占 10%,与先天性缺陷有关。压力性尿失禁的病因较为复杂,主要发病因素有年龄、生育史、生育方式、妇科手术史、雌激素水平,其他可能的危险因素包括肥胖、内科合并症以及慢性咳嗽、吸烟、慢性便秘等生活方式。这些因素往往相互作用,很难预测其发生尿失禁的概率。

(一)年龄

国内外资料表明,年龄是导致压力性尿失禁的最主要的危险因素。女性年龄越大,发生盆底功能障碍(PFD)的概率也会越高,究其原因,是由于年龄增大导致盆腔支撑结构缺陷或退化,盆底支持组织松弛,从而引起 PFD 的发生。随着人口老龄化进程的加速以及女性对身体健康的逐渐重视,在老年女性中检出 PFD 发生率也呈逐渐增高趋势,致使压力性尿失禁的发生率也随之增高。在中青年女性中,阴道分娩与剖宫产比,短期内发生压力性尿失禁的概率增加;初产妇也同样有压力性尿失禁发生的可能;在老年女性中,分娩方式不再起重要作用,初产妇与经产妇患压力性尿失禁的概率相近。35 岁以上人群发生压力性尿失禁的可能性为 35 岁以下人群的 2.74 倍,尿失禁的发病随年龄的增长而增长,而年龄是不可改变的影响因素。

(二)妊娠

妊娠(gestation)是引起女性压力性尿失禁的重要独立危险因素。妊娠期子宫、胎儿及其附属物的重力作用使孕妇腹压增加,盆底所受压力较非妊娠期明显升高,导致盆底组织结构不同程度的损伤,进而引起盆底支持组织及括约肌功能减退、增大膀胱颈和尿道的移动性;同时,增大的子宫压迫血管、神经使血液回流受阻,盆底组织缺血缺氧,影响膀胱和尿道的神经支配,最终导致盆底肌肉、筋膜、韧带、神经等功能障碍以及膀胱颈和尿道的移动度增加;另外,妊娠期间盆底结缔组织中胶原形态结构、含量、代谢等受妊娠期雌、孕激素变化及黄体产生的松弛素的影响而易发生异常,引起压力性尿失禁。妊娠期间的肥胖、吸烟、妊娠期糖尿病等是压力性尿失禁的高危因素。有研究表明,第一次妊娠期间发生压力性尿失禁,其15年后发生压力性尿失禁的风险会增加一倍,产后尿失禁与妊娠期是否有过尿失禁存在明显的相关性。因此,对妊娠期压力性尿失禁的研究,不仅能够有效预防和治疗妊娠期尿失禁,同时对于产后以及女性的一生都有重大意义。

(三)多产、阴道分娩和阴道助产

多产、阴道分娩和阴道助产是压力性尿失禁的高危因素。为适应阴道分娩的需求,女性在妊娠期会分泌大量的松弛素,盆底神经、肌肉与胶原纤维在受到松弛素刺激后会渐渐发生张力性松弛,从而使得原有的盆底肌肉支持收缩能力弱化。分娩创伤是目前被普遍接受导致盆底功能障碍性疾病发生的高危因素之一,可引起盆底神经肌肉损害和/或耻骨宫颈筋膜撕裂损伤。阴道分娩的机械损伤主要发生于第二产程,随着胎先露的下降、仰伸,胎头通过尿生殖膈间隙,可导致耻尾肌的高度扩张和神经肌肉及软组织损伤,破坏邻近的筋膜。胎头着冠可使会阴体极度扩张而损伤阴部神经,而神经损伤可导致肛提肌功能异常和肌肉萎缩,尿道膀胱连接部支持受损。当出现第二产程延长、器械助产和巨大儿分娩时,胎头对盆底肌肉和神经的机械压迫及扩张更持久,损伤更显著,如果盆底支持结构的承受能力超出生理性改变所能适应的范围时将会造成永久性损伤。随着产次增加,更重复加重了分娩对盆底组织的机械损伤。文献报道大约30%的女性在首次阴道分娩后发生尿失禁。有研究发现,因梗阻性难产行剖宫产术(caesarean section)的女性术后压力性尿失禁的发病率与阴道顺产后的女性压力性尿失禁发病率相似。说明梗阻性难产者在剖宫产术前盆底组织可能已发生了不可逆性的损伤,此时剖宫产并不能降低压力性尿失禁的发病率,而器械助产更使其风险增大。但剖宫产是否为尿失禁的保护因素,国内外目前暂无一致观点。从剖宫产给产妇及新生儿带来的近远期影响来看,并不提倡通过剖宫产来避免或预防产后尿失禁。

(四)妇科手术

随着盆底修复手术的增多,医源性因素对盆底功能障碍的致病影响也被逐渐引起重视。研究发现,子宫切除是压力性尿失禁的一个独立的患病因素,可能与子宫切除手术中各个支持组织、韧带被切断有关。盆腔自主神经由交感神经、副交感神经、运动及感觉神经纤维所构成,当女性因疾病实施子宫切除术或子宫根治术治疗时,对盆腔自主神经会造成损伤,尤其以子宫根治术所造成的损伤最为严重。妇科手术导致盆腔自主神经发生损伤后,使这部分神经支配肠管、膀胱及阴道的功能减弱或消失,故而增加了PFD的发生率。在盆底重建术后,单一盆腔腔隙的重建术可能诱发术后另一腔隙的脱垂或膨出,如阴道前壁修补术、阴道旁修补术。特别是Burch手术和阴道无张力吊带手术术后将使阴道轴向前移位屈曲,增大了直肠子宫陷窝的宽度,腹腔内压力作用于该间隙及阴道后壁,可导致阴道后壁脱垂及直肠膨出;而阴道后壁修补术,尤其是骶棘韧带固定术则可能使阴道轴向后移位,在此情况下腹腔内压力的作用方向指向阴道前壁,术后则易发生阴道前壁膨出或压力性尿失禁。我国大样本流行病学调查资料显示:有盆腔手术史的女性发生尿失禁的风险分别是无此疾病及手术史女性的1.28倍。

（五）雌激素

由于盆底功能障碍的患病率在绝经后明显增加,特别是 60 岁以后,故推测低雌激素对 PFD 的发生有一定影响。盆底筋膜和韧带中存在雌激素受体,表明盆底组织是雌激素作用的靶器官,故体内雌激素水平可能与盆底支持组织的状态有关。雌激素水平低下,结缔组织局部血供差,局部神经的营养不良,使局部组织不能有效修复,总胶原蛋白含量减少,盆底结缔组织变薄弱,张力下降并失去弹性,尿道黏膜萎缩,黏膜下血管减少,引起尿道闭合障碍,使尿失禁患病风险增加。尿道和阴道共同起源于泌尿生殖窦,女性尿道上皮和阴道上皮都存在大量的雌激素受体。动物实验表明:雌激素可以促进该两种上皮的成熟,从而增加尿道闭合压和尿道长度。当雌激素缺乏时,尿道上皮萎缩,黏膜下血管减少,引起尿道闭合障碍。但有研究发现,雌激素长期替代治疗对绝经后 SUI 患者并无治疗作用。绝经后激素补充治疗(hormone replacement therapy,HRT)却增加了尿失禁患病的风险,并与激素使用的途径及类型无关,且 HRT 患者停药 10 年后尿失禁患病风险与从未使用 HRT 者相似。HRT 增加尿失禁患病风险的具体机制目前尚未明确,可能和绝经后盆底组织的雌激素受体水平降低有关。

（六）肥胖

压力性尿失禁的发生与肥胖有关。大量研究证实,肥胖增加了 PFD 风险,可能原因包括肥胖导致腹内压增加,继发膀胱内压增高和尿道高活动性;肥胖者常伴有血脂异常,致使血液流变及膀胱神经的分布异常。肥胖程度常用体重指数(BMI)来反映。Emily 等调查了体重指数与女性 PFD 患病风险的关系,结果显示:$35kg/m^2>BMI\geq30kg/m^2$、$40kg/m^2>BMI\geq35kg/m^2$、$BMI\geq40kg/m^2$ 三个层次的肥胖者的 PFD 发病率分别为 44%、53%、57%。$BMI\geq30kg/m^2$ 的女性 FPD 发病率为 46%,其中 SUI 发病率为 24%,膀胱过度活动症(overactive bladder,OAB)为 22%;$BMI<30kg/m^2$ 的女性 PFD 发病率为 32%,SUI 发病率为 12%,两者的比较具有统计学差异。但 Kudish 等研究证实,≤45 岁的女性中,超重并未增加 SUI 的危险,可能由于低龄女性的盆底支持组织尚能应对肥胖带来的腹压增加,而随着年龄的增长及雌激素水平的降低,盆底支持结构的衰弱无法应对肥胖带来的压力而失代偿,导致高龄女性的发病风险增加。我国成年女性的调查显示,腰围≥80cm 女性发生压力性尿失禁的风险是腰围 <80cm 女性的 1.381 倍,可见尿失禁与腰臀比例增长有关。

（七）内科合并症

研究发现,糖尿病、卒中、高血压、慢性呼吸性疾病等与尿失禁的发病有一定的相关性,且疾病本身以及服用治疗药物均可诱发或加重尿失禁的症状。治疗药物,如 α 肾上腺素受体阻滞剂 Hytria 和 Minipres 等由于抑制膀胱颈部关闭而引起压力性尿失禁的发病;利尿剂由于抑制尿液的重吸收而使肾脏产生的尿液增多,从而加重原有的尿失禁症状。糖尿病患者长期处于高血糖状态而引起的代谢功能紊乱,逐渐引起周围神经运动传导速度减慢和盆底神经损伤,与排尿反射相关的神经纤维减少,使排尿反射的发生受到影响,从而出现尿失禁症状。糖尿病还易致泌尿系统感染可刺激膀胱,降低膀胱的顺应性、增加膀胱压力,不能很好地容纳尿液,从而降低膀胱的控制功能,造成尿道括约肌功能不全而发生压力性尿失禁。研究表明:糖尿病的病程与尿失禁发病率相关,10 年以上糖尿病患者较病程短于 10 年的患者的尿失禁发生率明显增高。我国流行病调查还发现,有呼吸系统疾病史的女性发生尿失禁的风险增加 1.342 倍。

（八）生活方式

长时间慢性腹压增加,如慢性咳嗽、习惯性便秘及从事重体力劳动等均可使腹内压力增加而导致压力性尿失禁。全脂肪摄入,特别是饱和脂肪酸与压力性尿失禁发生明显相关。胆固醇摄入增加也增加压力性尿失禁的风险,而碳水化合物有减少压力性尿失禁的患病风险,起到"保护"作用。维生素 B_{12} 与锌(Zn)在肉类食物中含量高,摄入过多会增加压力性尿失禁风险。原因可能是高 Zn 浓度能改变血浆低蛋白结构,损害机体免疫系统,间接增加压力性尿失禁风险。吸烟嗜酒与尿失禁的发病有关,烟草中的尼古丁可刺激膀胱不稳定收缩,吸烟还可干扰胶原合成,并且与不吸烟者相比,吸烟者常更容易出现剧烈和频繁的咳嗽,可增加腹压,增加尿失禁的发病率。有研究发现:每天吸烟 20 支以上者发生尿失禁的危险性高于不吸烟和吸烟少量者。同时研究还指出,即使近期已戒烟者,患尿失禁的危险性与吸烟者相似,甚至患病率更高,其原因有待进一步研究。饮酒的女性发生尿失禁的风险是不饮酒女性的 1.305 倍,可能与酒精对中枢有抑制作用有关,过度饮酒导致大量皮层抑制出现膀胱神经功能及尿道括约肌障碍,从而发生尿失禁。

二、压力性尿失禁的发病机制

压力性尿失禁的发病机制目前尚不清楚,还没有一种假说被广泛接受。可能的机制包括以下几种:

(一)压力传导理论

压力传导理论(pressure transmission theory)是 1961 年 Enhorning 提出的关于尿失禁发病机制的最初理论。尿道阻力降低保持有效的控尿机制需要两个因素:完整的尿道内部结构和足够的解剖支持。尿道内部结构的完整性取决于尿道黏膜对合和尿道闭合压两者所产生的阻力。盆底组织的松弛损伤导致尿道阻力减低。研究发现,神经肌肉的传导障碍使得腹压增高时不能反射性地引起尿道内压的升高。这类压力性尿失禁为尿道内括约肌障碍型。控尿机制良好者其近侧尿道压力等于或高于膀胱内压力,在腹压增加时,由于腹压平均传递到膀胱及 2/3 近侧尿道(位于腹腔内),使尿道压力仍保持与膀胱内压相等或较高,因此不发生尿失禁。而压力性尿失禁患者由于盆底松弛导致 2/3 近侧尿道移位于腹腔之外,在静止时尿道压力减低(仍高于膀胱内压),但腹内压增加时,压力只能传向膀胱而不能传递给尿道,使尿道阻力不足以对抗膀胱的压力,遂引起尿液外溢(图 5-1)。这解释了膀胱颈高运动性的压力性尿失禁的发生机制。

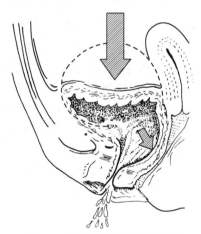

图 5-1　压力性尿失禁发生机制

正常尿道与膀胱底部的后角应为 90°~100°,上尿道轴与站立位垂直线所成的尿道倾斜角约 30°。而压力性尿失禁患者,由于盆底组织松弛,膀胱底部向下向后移位,遂使尿道膀胱后角消失,尿道轴从正常的 30° 增加至 >90°,同时尿道缩短。此时,一旦腹内压增加,即可以诱发不自主排尿。这也从某一侧面解释了膀胱颈高运动性的压力性尿失禁的发生机制。

(二)吊床理论

吊床理论(hammock theory)是 Petros 从正常尿道和膀胱颈关闭机制假说上阐述了压力性尿失禁的发生机制:尿道的关闭是由耻尾肌的前部分收缩形成"吊床"所致。"吊床"的形成是以耻骨尿道韧带后的部分阴道为传递媒介。膀胱颈的关闭,称为"扣结",是以耻骨尿道后的部分阴道为媒介，由"提举支托结构"的共同收缩完成的。"提举支托结构"是指直肠的横向肌和肛门周围的纵向肌。阴道穹后部肌电图的测定证实了这个假说。在无尿失禁的女性耻尾肌收缩向前拉阴道形成"吊床"而关闭尿道腔隙。如出现阴道壁松弛，则尿道不能关闭而产生尿失禁。

第五节 压力性尿失禁的评估和治疗

一、压力性尿失禁的基本评估

压力性尿失禁的诊断包括病史、一般检查和深入辅助检查。患者的病史和体检发现一定要相结合才能做出正确判断。

基本评价包括病史、体格检查、咳嗽压力试验、测量排尿后剩余尿量、尿液分析以及24h排尿日志等。检查的目的是明确尿失禁的存在，排除可逆性尿失禁或引起尿失禁的其他疾病，检出可能曾经做过治疗而未做进一步检查者，做出假设诊断。

（一）病史

1. 症状 详尽的病史能提供有关尿失禁病因的相关信息，也能提供后续检查的证据。应确定患者漏尿症状的频率、漏尿的量、会引发漏尿的因素、改善或加重漏尿情况，以及有无持续尿失禁现象、有无排尿困难表现等。部分患者在性交过程中有尿失禁现象，但她们羞于与医生交流与性功能相关的症状，因此应注意评估包括性功能在内的所有盆底功能障碍疾病的情况。询问尿失禁对患者生活的特殊影响、导致抑郁的严重程度等。其中一些症状的客观严重程度与主观感受之间常存在差异。应把患者的主要症状放在首位，只有充分了解每个患者的情况后才能制订完善的治疗计划，正确进行效果评价，避免过度治疗。同时，要了解患者所期待的治疗结果，并进行适当宣教，告诉可能出现的治疗结果。

目前常用的评价问卷有《尿失禁生活质量问卷》（附录3）和《女性性功能指数量表》（Female Sexual Function Index，FSFI）（附录4）。这两个问卷可帮助治疗师更好地了解上述情况。

2. 全身疾病 搜集详细的病史后可能会发现对尿失禁有直接影响的全身疾病，如糖尿病、高血压、慢性呼吸道疾病等，以及包括从大脑皮质到周围神经系统中可影响神经轴任意一点的神经病变。例如，如果血糖控制不好会引起渗透性利尿，周围水肿组织的液体进入血管，引起尿量增加，从而造成尿失禁；慢性咳嗽也会引起压力性尿失禁。

3. 既往病史 应包括患者的产科及妇科病史，如有无产程延长、产伤、巨大儿分娩史、器械助产、梗阻性分娩中转剖宫产史等，同时还应询问肠道功能的变化、既往对尿失禁的治疗方法等内容。

尿失禁的病史是压力性尿失禁诊断的要点之一，如果患者在腹压增高情况下出现尿失禁，同时并不伴尿频尿急和急迫性尿失禁的症状，即可诊断为压力性尿失禁。

（二）体格检查

尿失禁患者的体格检查分为3个步骤：全身检查；盆腔检查，内容包括有无器官膨出，阴道双合诊了解子宫和附件；其他检查评估。

1. 全身检查 初步评估包括有无肥胖、先前手术瘢痕和有无腹部和腹股沟疝。有无神经系统疾病的体征表现，如骶部皮肤凹陷、皮下脂肪瘤、毛发、色素沉着和隆起等。腹部触诊有无下腹部压痛和胀满等尿潴留体征。耻骨上叩诊,了解膀胱的充盈程度。背部和脊柱检查,了解有无骨骼畸形、外伤和手术瘢痕等。

2. 盆腔检查 应明确患者有无盆腔包块、盆腔器官脱垂及阴道萎缩。要明确阴道前、后壁有无膨出及膨出程度,有无子宫脱垂、阴道穹膨出及程度[目前多采用 Bump 的盆腔器官脱垂定量分期法(pelvic organ prolapse quantitation,POP-Q)](图 5-2,表 5-3、表 5-4);是否存在阴道萎缩、小肠疝、会阴体薄弱等。阴道检查和直肠检查时还要用手指触摸盆底肌肉,感受肌肉是否对称和有力(表 5-1)。

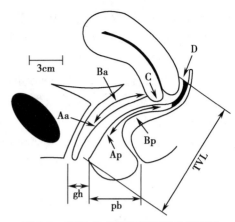

图 5-2 POP-Q 盆腔脏器膨出分期图示

表 5-3 盆腔器官脱垂评估指示点(POP-Q 分期)

指示点	内容描述	正常定位
Aa	阴道前壁中线距处女膜 3cm 处,相当于尿道膀胱沟处	−3~+3cm
Ba	阴道顶端或阴道穹前部到 Aa 点之间阴道前壁上段中的最远点	在无阴道脱垂时,此点位于 −3cm,在子宫切除术后阴道完全外翻时,此点为 +TVL
C	子宫颈和子宫切除后阴道顶端所处的最远端	−TVL~+TVL
D	有子宫颈时的阴道穹后部的位置,它提示了子宫骶韧带附着到近端子宫颈后壁的水平	−TVL~+TVL 或空缺(子宫切除术后)
Ap	阴道后壁中线距处女膜 3cm 处,Ap 与 Aa 点相对应	−3~+3cm
Bp	阴道顶端或阴道穹后部到 Ap 点之间阴道后壁上段中的最远点,Bp 与 Ba 点相对应	在无阴道脱垂时,此点位于 −3cm,在子宫切除术后阴道完全外翻时,此点为 +TVL

注:POP-Q 分期应在向下用力屏气时,以脱垂最大限度出现时最远端距处女膜的正负值计算。

TVL:阴道总长度(total vaginal length);gh:阴裂长度(genital hiatus)为尿道外口中线到处女膜后缘中线的距离;pb:会阴体长度(perineal body)为阴裂后端边缘到肛门中点的距离。

表 5-4 盆腔器官脱垂分期(POP-Q 分期法)

分度	内容描述
0	无脱垂,Aa、Ap、Ba、Bp 均在 −3cm 处,C、D 两点在阴道总长度和阴道总长度 −2cm 之间
I	脱垂最远端在处女膜平面上 >1cm
II	脱垂最远端在处女膜平面上 <1cm
III	脱垂最远端超过处女膜平面 >1cm,但 < 阴道总长度 −2cm
IV	下生殖道完全外翻,脱垂最远端即子宫颈或阴道残端脱垂超过阴道总长度 −2cm

注:POP-Q 分期应在向下用力屏气时,以脱垂完全呈现出来的最远端部位计算。针对每个个体先用 3×3 量化表描述后再进行分期。为补偿阴道的延伸性及内在测量上的误差,在 0 和 IV 度中,TVL 值允许有 2cm 误差。

3. 其他检查

(1)压力试验(stress test):在患者感觉膀胱充盈的情况下进行检查。取膀胱截石位,嘱患者连续用力咳嗽数次,注意观察尿道口有无漏尿现象。有则说明压力试验阳性;如果仰卧时没有漏尿,患者要两脚分开与肩同宽站立,反复咳嗽几次,观察有无漏尿。

压力试验是压力性尿失禁的初筛试验,虽是一个简单可靠的诊断手段,但不能鉴别压力性尿失禁与急迫性尿失禁,也不能判断尿失禁的严重程度。压力试验呈阳性时,必须分清漏尿是由腹压升高引起(压力性尿失禁),还是咳嗽诱导的逼尿肌收缩(运动性急迫性尿失禁)引起的。后者漏尿往往延迟,在咳嗽数秒后发生,停止咳嗽后漏尿也不停止。

临床上部分压力性尿失禁患者咳嗽时不见漏尿,原因可能是尿道括约肌张力异常增高。值得注意的是,压力试验阴性不能排除压力性尿失禁。

(2)指压试验(Marshall-Bonney test):对于压力试验阳性者,应行指压试验,亦称膀胱颈抬高试验。将中指及示指伸入阴道,分开两指置于后尿道两侧,注意勿将两指压在尿道上。将膀胱颈向前上推顶,尿道旁组织同时被托起,尿道随之上升,从而恢复尿道与膀胱的正常角度。试验前,嘱患者用力咳嗽,观察尿道口是否溢尿;试验时,嘱患者连续用力咳嗽,再次观察尿道口是否溢尿。如试验前咳嗽时溢尿,试验时咳嗽不再溢尿,则称为指压试验阳性,提示压力性尿失禁的可能性大。该检查主要了解患者压力性尿失禁的发生是否与膀胱颈后尿道过度下移有关,对尿道固有括约肌缺失型压力性尿失禁无诊断意义。有时会因治疗师手法错误,直接压迫尿道而导致假阳性(图5-3)。

(3)棉签试验(Q-tip test):可用于测定尿道的轴向及活动度。患者取膀胱截石位,将一个消毒的细棉签插入尿道,使棉签前端处于膀胱与尿道交界处,分别测量患者在 Valsalva 动作前后棉签棒与水平线之间夹角的变化。该角度 <15°,说明有良好的解剖学支持;>30°,说明膀胱颈后尿道过度下移,解剖支持薄弱;15°~30° 时,则不能确定解剖学的支持程度。对 <30° 而有压力性尿失禁者应进一步检查(图5-4)。

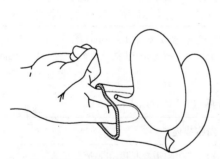

图 5-3　指压试验示意图

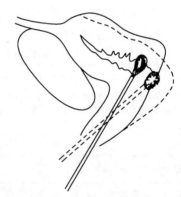

图 5-4　棉签试验示意图

(4)尿垫试验(pad test):在咳嗽 - 漏尿试验无遗尿时需进行尿垫试验。嘱患者在一定时间内做一系列规定动作,测量患者活动前后卫生巾的重量,计算漏尿量,从而评估患者尿失禁的严重程度。由于不同动作引起的漏尿程度不同,国际尿控协会制订了尿垫试验的规范方法以便对世界范围内的研究资料进行比较。

尿垫试验有两类:短期试验和长期试验。在正规门诊做短期试验,在家里做持续 24h 和48h 的长期试验。前者包括 20min 尿垫试验、1h 尿垫试验、2h 尿垫试验;后者包括 24h 尿垫试验和 48h 尿垫试验。常用的是 1h 尿垫试验和 24h 尿垫试验。试验步骤如下:①试验时膀胱充盈,持续 1h,试验开始患者即不再排尿;②预先放置经称重的尿垫(如卫生巾);③试验开始 15min 内,患者喝 500mL 白开水,卧床休息;④之后的 30min,患者行走,上下 1 层楼台阶;⑤最后 15min,患者应坐立 10 次,用力咳嗽 10 次,跑步 1min,拾起地面 5 个物体,再用自来水洗手 1min;⑥试验结束时,称重尿垫,要求患者排尿并测尿量。

尿垫试验结束后应询问患者测试期间有无尿急和急迫性尿失禁现象,如果发生急迫性尿失禁,该结果不应作为压力性尿失禁严重程度的评估参数,应重新进行尿垫试验。

1h 尿垫试验结果 <2g 为轻度尿失禁;2~10g 为中度尿失禁;>10g 为重度尿失禁;10~50g 为极重度尿失禁。尿垫重量增加 >4g 为 24h 试验阳性(亦有学者认为增加 >8g 方为阳性),尿垫试验可定量反映漏尿程度,较主观评价(如压力试验)更为准确。但目前尿垫增重数值与尿失禁程度的对应关系尚存在争议,而且尿垫重量增加可以由漏尿及阴道分泌物、汗液等引起,对怀疑由非漏尿因素引起的尿垫增重,需辅助其他检查予以鉴别。

另一方面,液体蒸发可导致重量减轻,应将试验限制在 72h 内,以保证结果的准确性。Ryhammer 等认为,短期尿垫试验优点在于简便、易行,能迅速提供信息;试验在医院现场进行能保证患者按照要求操作,依从性好,且由于测试时间短、能最大限度地减少液体蒸发造成的误差。缺点是不能确切反映患者每天的漏尿情况,其可重复性有待进一步证实。而长期尿垫试验的优点在于能反映患者每天的漏尿情况,与漏尿程度的相关性,在家庭实施,避免了陌生环境带来的紧张及不适。缺点是试验时间长,临床操作依从性差。

(5)排尿日记(voiding diary or bladder diary):记录患者数天排尿情况,是评估尿失禁患者状况的重要工具,可提供经典的尿流动力学检查所不能提供的关于膀胱功能的重要信息。患者在医师指导下,将每次排尿的时间记录在图表上,同时测量尿量,并将尿失禁时间及与漏尿相关的特殊活动记录下来。医师还可以通过排尿日记指导患者记录每天的液体摄入量。

排尿日记的记录中需要注意,尿急、尿频或夜尿,甚至尿失禁等症状在就诊时往往难以得到详细正确的描述,可能会影响医生处方的准确性。正确记录排尿日记一方面可以解决上述问题。另一方面,为了保证患者填写的准确性,需要患者充分了解以下几个名词的含义,医师要向其解释,帮助其理解,包括尿急(一种强烈想排尿感觉,如想排尿,但又找不到厕所,在憋尿时所产生的感觉一样)、夜尿(是指入睡以后,被排尿感催醒后的排尿,发生一次,记录一次)、尿频(排尿过于频繁)、漏尿(就是尿失禁,指尿液未经控制,漏出体外)。一般要求连续记录 3d。可参考表 5-5 填写。

(6)尿常规检查:目的是排除泌尿系感染、血尿和代谢异常。如果显微镜检查和培养证实存在尿路感染,需要观察尿失禁症状是否可因尿路感染的治愈而得以改善。有时单纯的尿路感染会引起或加重尿失禁。然而,某些女性,尤其是老年女性会出现没有任何症状的无症状菌尿,因此,如果对没有典型尿路感染症状(如排尿困难、尿急尿频)的菌尿女性进行试验及治疗并不能改善尿失禁症状,而进一步的抗感染治疗常无效。如果同时存在血尿和菌尿,应在治愈菌尿后重复尿液检查。仅是血尿而无菌尿时,应进一步检查除外肾脏或膀胱肿瘤,根据高危因素和临床表现决定是否进行检查及检查范围。如果怀疑有恶性肿瘤,则需行膀胱镜下膀胱活检检查。

(7)残余尿测定:膀胱排空不全可引起尿失禁。排空后残余尿量大的患者由于剩余尿液占据膀胱体积,膀胱的功能储尿容量下降。膀胱是通过频繁、近乎完全的排空防止感染的,因此不流动的残余尿液通过尿道括约肌,引起压力性尿失禁。在另一些患者中,膀胱过度充盈引起逼尿肌不可抑制的收缩,引起尿失禁。如果两种情况可同时存在,问题会更加复杂。

表 5-5　排尿日记

姓名				日期		
事项	排尿时间	液体摄入类型 （量 /mL）	排尿量 /mL	尿急感	漏尿	有可能诱发漏尿原因
晨起第一次						
日间						
就寝后第一次						
夜间	/				/	/
24h 总计	/				/	/
更换尿垫数量：						

测定残余尿可评价膀胱的收缩能力及有无膀胱出口梗阻。大量残余尿显示,膀胱收缩力下降而非出口梗阻。无残余尿提示膀胱排空功能正常,但不能排除尿失禁的存在。残余尿可通过直接插管或超声测定。虽然超声在临床上测定残余尿比较准确,但其标准差仍可达 15%~20%。因此,医生们还可通过插管测定。应在排尿 10min 内进行检查以避免人为数值升高。一般认为,残余尿量 <50mL 为正常,>200mL 为不正常。置于中间数值则有很多争议。由于很多女性往往在初次就诊时焦虑、不能正常排尿,可以在下次就诊时测定残余尿,之后再进行其他检查。在神经系统正常、无盆腔器官脱垂、无排尿功能异常的女性中评价膀胱排空能力的意义还不明确。

（三）辅助检查

出现以下情况时要考虑进一步检查:①基本检查不能明确诊断;②计划对尿失禁实施手术治疗前;③患者出现无泌尿系感染的血尿;④有残余尿量增加;⑤存在使治疗复杂化的神经系统疾病及严重的盆腔器官脱垂。进一步检查的内容包括影像学检查、尿流动力学检查、膀胱镜及神经系统检查。

1. X 线检查　膀胱尿道造影可以了解尿道角度的变化、膀胱尿道位置及膀胱颈的改变。动态膀胱显影录像可以动态和连续地观察膀胱、膀胱颈的变化,是一种精确诊断膀胱尿道运动性的方法,但仪器设备价格昂贵,临床未被广泛应用。

2. 磁共振成像（MRI）　在软组织的区别上可产生清晰的图像,并可通过阴道内放置腔内卷和直肠内放置外卷技术来提高图像的清晰度,还可以对膀胱前间隙进行测定。有学者通过 MRI 对压力性尿失禁患者的盆底组织进行研究,发现尿失禁与尿道纹状泌尿生殖括约肌的多少有关。

3. 排空膀胱尿道图（voiding cystourethrogram，VCUG） 用于测定膀胱颈、膀胱基底部的位置及尿失禁的程度。检查要评价膀胱颈活度、顺应性及位置，还可观察到膀胱尿道反流、膀胱尿道室及尿道膨出。

根据检查影像的正位片可确定膀胱颈的位置，静息及张力侧位片可观察到膀胱膨出、膀胱颈的顺应性及活动度，与站立位体格检查相符。在无膀胱膨出时，尿道与三角区角度增加（漏斗型），提示膀胱颈功能不全，而尿道角度增加（与垂直面间角度 >35°）提示尿道活动度增加。该检查不包括逼尿肌压力测定，因此检查结果对诊断仅具有参考价值。尿流动力学检查是评价膀胱颈顺应性的最佳方法。如果患者在检查过程中通过收缩盆底肌肉避免用力时漏尿，则会漏诊压力性尿失禁和阴道膨出。同时需要指出的是，很多无压力性尿失禁患者也存在尿道活动度大的表现，因此解剖改变与压力性尿失禁无对应关系。

4. 膀胱镜（cystoscope） 是内镜的一种，由电镜鞘、检查窥镜、处置和输尿管插管窥镜以及镜芯 4 部分构成，并附有电灼器、剪开器和活组织检查钳等附件，可用于检查和治疗。但尿道、膀胱处于急性炎症期的患者、膀胱容量 <60mL 的患者及经期或妊娠 3 个月以上的女性不宜进行膀胱镜检查，用棉签蘸 1% 丁卡因留置在尿道内 10min，即可达到麻醉目的，必要时可用蛛网膜下腔阻滞麻醉或骶管阻滞麻醉。

5. 膀胱肌电图（cystometrogram） 测量膀胱压力随膀胱体积的变化情况，可用于区分尿失禁的类型。在膀胱充盈期间，患者出现尿失禁症状的同时伴有膀胱内压变化，提示存在逼尿肌不稳定，临床表现为急迫性尿失禁。压力引起的逼尿肌不稳定表现为在激发动作时（如咳嗽）出现不可抑制的膀胱收缩，同时盆底肌肉松弛并漏尿，为压力性尿失禁。

6. 超声检查（ultrasound test） 为压力性尿失禁的诊断方法之一，可对下尿路的形态及动态变化进行评价。超声检查包括腹部超声、会阴超声、阴道口超声、阴道超声、直肠超声及尿道内超声，这些方法都均可用于测量尿道膀胱结合部的活动度，并且无创、价廉、患者易耐受，能够代替放射检查。活动度大于 1cm 为解剖缺陷，是压力性尿失禁的诊断指标。咳嗽时尿道近端呈漏斗型是压力性尿失禁的典型表现。阴道口超声测量患者静息及收缩盆底、咳嗽、腹部加压时膀胱颈与耻骨联合下缘线之间的距离（H）及尿道膀胱后角（B）这些参数的变化，尤其是观察运动过程中数值的变化可以评估盆底肌肉的反应能力及结缔组织对盆腔器官的支撑程度。

7. 尿流动力学检查（urodynamic test） 是在膀胱充盈和排空过程中测定表示膀胱和尿道功能的各种生理指标。就其本质而言，尿流动力学研究是可以提供下尿路功能状况客观证据的检查。因此，测定患者的排尿量及插管测定残余尿是尿流动力学检查内容。尿流动力学检查可出现假阳性和假阴性结果。假阳性结果发生在无症状逼尿肌过度活动的患者中，逼尿肌过度活动与症状无关，或逼尿肌过度活动与环境有关（如检查时紧张）。假阴性结果来自 20min 的膀胱压力图，这一方法不能准确测定一天的活动。用这种方法检测逼尿肌不稳定，就像用 12 导心电图检测阵发性心律不齐一样［建议用 Holter（24h 动态心电图）监测心律不齐，后者的敏感性远远高于前者］。可做携带尿流动力学检查，其发现逼尿肌过度活动的概率高于门诊检查。

8. 尿道功能检查 包括尿道压力图、Valsalva 动作漏尿点、荧光镜和膀胱镜检查膀胱颈，已用于指导压力性尿失禁女性的治疗。经低漏尿点压力、低最大尿道关闭压及看到开放膀胱颈证实尿道功能差的女性，实施标准耻骨后尿道固定术失败的风险很高。这些检查的正常值范围有争议，无确切数值。虽然压力性尿失禁女性的平均最大尿道关闭压显著低于非尿失禁女性,但其数值交叉范围很大,没有建立倾向于压力性尿失禁的最低尿道关闭压。对明确有尿失禁的女性,任何检查都不作为常规检查。

二、压力性尿失禁的治疗

(一)保守治疗

非手术治疗是压力性尿失禁的一线治疗方法,主要用于轻、中度患者,同时也可以作为手术治疗前后的辅助治疗。压力性尿失禁的非手术治疗方法主要包括生活方式干预、盆底肌肉锻炼、盆底电磁刺激、膀胱训练、佩戴止尿器、子宫托等。

1. 生活方式干预(lifestyle intervention)　主要包括减轻体重、戒烟、禁饮含咖啡因饮料、生活起居规律、避免强体力劳动和避免参加增加腹压的体育活动等。

2. 盆底肌肉锻炼(pelvic floor muscle training,PFMT)　又称凯格尔运动(Kegel exercises),由德国医生 Arnold Kegel 在 1948 年提出,半个多世纪以来一直在尿失禁的治疗中占据重要地位,目前仍然是压力性尿失禁最常用和效果最好的非手术治疗方法。盆底锻炼的方案较多,差异性较大。其主要内容是:通过持续收缩盆底肌(提肛运动)2~6s,松弛休息 2~6s,如此反复 10~15 次。每天训练 3~8 次,持续 6~8 周为一疗程。主动盆底肌锻炼应贯穿在尿失禁的整个康复治疗过程中,但不主张进行大运动量练习,易造成盆底肌过度劳累而加重尿失禁症状,每天多次练习,每次以不劳累为准,同时在治疗过程中应动态评估尿失禁症状,及时调整治疗方案。最重要的是不能过早放弃。

(1)盆底肌力评估:通过阴道手诊,评估患者的盆底肌肌力(表 5-1),或通过盆底肌电筛查,了解静息肌张力,Ⅰ类肌(慢肌)的疲劳度、肌力、稳定性,Ⅱ类肌(快肌)的肌力、反应时间、放松时间。

(2)指导患者自行训练

1)寻找盆底肌:盆底肌是环绕在阴道和肛门周围的肌肉群。指导患者发现和确认盆底肌,可在排尿时尝试憋住流动中的尿液,如果能使尿流中断,则可找到盆底肌,但此方法不可用于锻炼盆底肌。

2)收缩盆底肌:排空膀胱,不受月经周期影响及环境体位限制,选择舒适体位(图 5-5)可平卧、坐或站立(妊娠期因子宫增大,使用平卧位),收缩盆底肌时应感觉到收缩和上提,保持收缩,收缩时腹部、大腿和臀部肌肉放松,保持呼吸顺畅,不刻意屏气。

3)放松盆底肌:每次收缩前,应放松盆底肌,感觉到盆底肌下降和伸展,深呼吸并充分放松,为下一次收缩做好准备。

(3)慢肌训练:慢肌有助于维持盆腔脏器的正常位置,对改善尿失禁、大便失禁及提高性生活舒适度有很好的帮助。在做收紧和向上提时,一定注意保持身体其他部位的放松,不收紧腹部、大腿和臀部,不屏气。配合拱桥动作可增加其效果。收缩并保持 5~10s,放松 5~10s,然后再收紧,每组重复 10~15 次,每天 3 组。配合时间录制提示音训练,可使患者更易坚持完成锻炼。

(4)快肌训练:快肌有助于让盆底肌抵抗突然增加的腹压,如咳嗽、打喷嚏或大小,从而达到治疗尿失禁的效果。在做收紧和向上提时,同样注意保持身体其他部位的放松,不收紧腹部、大腿和臀部,不屏气。快速抬高盆底肌收缩 1s,放松肌肉休息 10s,每组重复 10 次,每天 3 组。也可配合时间录制提示音训练,可使患者更易于坚持完成锻炼。

(5)随访及疗效评价:慢肌和快肌一起练习,可以通过排尿日记客观的记录患者的微小

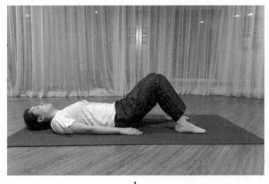
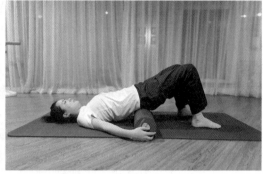

A   B

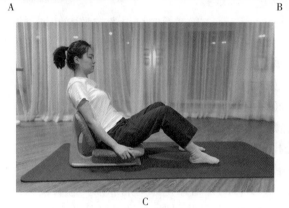

C

图 5-5　盆底肌锻炼常用体位
A. 平卧位；B. 拱桥位；C. 坐位。

进步，帮助其树立信心，坚持锻炼，达到目标。最初 8 周可能收效甚微，但大多数患者在坚持 12~15 周后均会得到症状缓解。因此，一定要持之以恒，切不可半途而废。

3. 生物反馈运动学习　盆底肌肉锻炼的生物反馈方法是置入阴道内探头或体表电极，感应肌肉压力变化，采用模拟的声音信号或者视觉信号来反馈提示正常和异常的盆底肌肉活动状态，以帮助患者和 / 或医生了解盆底锻炼的正确性，从而达到有效的盆底锻炼效果。广义上讲，通过手指反馈、言语反馈、视觉反馈、肌电图反馈、压力反馈、阴道哑铃反馈等均可以做到生物反馈，因此生物反馈所用的工具可以是低成本的阴道哑铃，也可以是昂贵的医疗设备，但是最重要的还是患者训练的积极性和主动性、医生的经验和水平等。

盆底生物反馈运动训练需要放置阴道探头，月经期间不能使用。相关设备分为家用型和临床型两种。家用型利于患者在家训练，更多地进行具有反馈信息提示的盆底锻炼，增加疗效保障，但是价格较贵，推广有限。临床型花费较小，但需每周去 2 次医院诊疗，不同的患者盆底情况各不相同，生活中漏尿的情况也不尽相同，比较难以坚持，因此建议由专业的医师进行评估及制订个性化治疗方案，提高治疗效果。可将患者集中于社区进行锻炼、建立长期随访机制、三级医疗体系的进一步完善，同时应该注意个体化治疗。

4. 盆底电磁刺激　从 1998 年开始，磁场刺激就被用来治疗尿失禁。目前用于临床的神经肌肉刺激设备能产生脉冲式超低频磁场，有固定式和便携式两种。便携式家庭装治疗仪的使用极为方便，可以穿戴于下腹部，不需要脱去贴身衣服。盆底电磁刺激每次 20min，每周 2 次，6 周为 1 个疗程。治疗 3 个月后，其有效率可达 50%，尿失禁的量和生活质量评分均明显改善。有资料表明，盆底电磁场刺激后盆底肌肉最大收缩压的改变程度高于 PFMT。

盆底电磁刺激可能的不良反应主要为下腹部及下肢疼痛不适,但发生率较低。

5. 射频治疗(radiofrequency,RF) 是利用微创技术将电极准确定点地介入到病变部位,在不损伤正常组织的情况下,使病变组织产生高热效应,发生凝固、变性、坏死得以消融而达到治疗目的。临床常见的妇科射频治疗为 Leep 治疗仪、自凝刀等高频电磁波产生的射频,工作频率为 100kHz~5MHz。利用射频电磁能的振荡发热使膀胱颈和尿道周围局部结缔组织变性,导致胶原沉淀、支撑尿道和膀胱颈的结缔组织挛缩,抬高了尿道周围阴道旁结缔组织,恢复并稳定尿道和膀胱颈的正常解剖位置,从而达到解压控尿的目的。该方法可靠、微创、无明显副作用,但是迄今缺乏该治疗方法的多中心研究以及关于该方法的长期随访结果,因此其治疗效果有待进一步观察。

6. 膀胱训练(bladder training,BT) 指制订患者的教育计划,预设排尿时间并逐渐调整排尿间隔。主要的目的是纠正尿频的不良习惯,控制膀胱过度活动,延长排尿间隔,增加膀胱容量,降低漏尿量,增加患者对膀胱控制的信心。正常日间两次排尿间隔时间为 2~4h,在膀胱达到正常充盈量时,如无特殊情况,应能抑制排尿愿望,延迟排尿时间。膀胱训练的目的是使患者学会通过抑制尿急而延迟排尿,通过延长排尿间隔而提高膀胱容量,尤其适用于急迫性尿失禁患者。膀胱锻炼包括提示排尿(prompted voiding)及定时排尿等(time voiding)。提示排尿是指护理者而非患者本人,提示患者排尿,主要适用于有护理人员的患者。定时排尿是指固定的、预定的有一定时间间隔的排尿。膀胱锻炼更多地用于急迫性尿失禁和混合性尿失禁。主要目的是增加排尿间隔和减少患者漏尿次数让患者规律排尿,有强烈排尿意愿再去排尿,通过寻求帮助和强化,形成自己的排尿习惯。这样可明显减少漏尿次数。对于压力性尿失禁,膀胱训练比子宫托更有助于控制漏尿,但是无论是哪种锻炼方法,膀胱训练对于尿失禁的改善仅是短期的,治疗停止后,膀胱训练的有效性就消失了,除非膀胱训练计划重复进行。

7. 佩戴止尿器 止尿器的工作原理是乳头产生的负压将尿道外口黏膜和远端尿道吸入,使之对合,同时对尿道远端组织起稳定及支持作用。外用止尿器对轻、中度的压力性尿失禁效果较好,对年轻患者还有使会阴肌肉张力恢复的效果,缺点是容易诱发尿路感染。另外,止尿器也可置入尿道类,疗效优于外置止尿器,但其感染机会将明显增加。使用阴道止尿器,可使得 24h 失禁的尿量明显减少,提高患者生活质量。

8. 子宫托 美国妇产科学会(American College of Obstetricians and Gynecologists,ACOG)针对盆腔器官脱垂最广泛使用的类型治疗的 B 级推荐标准中指出:治疗盆腔器官脱垂的主要目的是缓解症状,临床医生在治疗过程中应当优先考虑子宫托而不是手术的方法。其设计目的是为尿道和膀胱颈提供不同程度的支撑,以改善压力性尿失禁的症状,对于配合 PFMT 依从性较差或治疗无效的患者,尤其是不适合手术的患者,可考虑使用。

(二) 药物治疗

药物治疗主要适用于轻、中度女性压力性尿失禁患者。其主要作用原理在于增加尿道闭合压,提高尿道关闭功能,以达到控尿的目的,面对膀胱尿道解剖学异常无明显作用。目前用于 SUI 的治疗药物,主要有 3 种:α 肾上腺素受体激动剂、三环抗抑郁药和雌激素补充。

(三) 手术治疗

女性压力性尿失禁患者治疗方法选择需考虑下列重要问题:①压力性尿失禁是单纯解剖性、内在括约肌失功能,还是两者混合所致;②压力性尿失禁伴有尿频、尿急的患者,是否存在急迫性尿失禁的病因,在手术纠正解剖因素后,尿频、尿急、尿失禁是否仍然存在;③压力性尿失禁患者伴有膀胱膨出,在施行尿道悬吊术后是否会发生排尿困难、残余尿甚至尿潴留。

压力性尿失禁的手术方法很多,种类有 100 余种。目前使用较多的术式为耻骨后膀胱尿道悬吊术和阴道无张力尿道中段悬吊带术。阴道无张力尿道中段悬吊带术更为微创,在许多发达国家已成为一线手术治疗方法。压力性尿失禁的手术治疗一般在患者完成生育后进行。

1. 耻骨后膀胱尿道悬吊术　术式很多而命名不同,但均遵循 2 个基本原则:①缝合膀胱颈旁阴道或阴道周围组织,以提高膀胱尿道交界处;②缝合至相对结实和持久的结构上。最常见为缝合至髂耻韧带,即 Cooper 韧带(称 Burch 手术)。Burch 手术目前应用最多,由开腹途径、腹腔镜途径和"缝针法"完成,适用于解剖型压力性尿失禁。手术后一年治愈率为 85%~90%,随着时间推移会稍有下降。

2. 阴道无张力尿道中段悬吊带术(高度推荐)　适用于解剖型压力性尿失禁、尿道内括约肌障碍型压力性尿失禁以及合并有急迫性尿失禁的混合性尿失禁。悬吊带术可用自身筋膜或合成材料。近年来,随着医用合成材料的发展迅速,以聚丙烯材料为主的合成材料悬吊带术已得到全世界普遍认同和广泛应用,术后 1 年治愈率在 90% 左右,术后 11 年随诊的治愈率约 70%。

3. 阴道前壁修补术　通过阴道前壁修补,对尿道近膀胱颈部折叠筋膜缝合达到增加膀胱尿道阻力作用,以往一直是治疗压力性尿失禁的主要手术。该手术方法比较简单,但解剖恢复和临床效果均较差,术后一年治愈率仅约 30%,并随时间推移而下降,目前已少用。

4. 膀胱颈旁填充剂注射　明胶醛交叉链接牛胶原蛋白已被允许用于治疗压力性尿失禁。

第六节　压力性尿失禁的注意事项和家庭宣教

一、压力性尿失禁的注意事项

1. 压力性尿失禁的治疗效果受到很多因素影响,如尿失禁严重程度,是否合并其他盆腔问题(如盆腔器官脱垂或其他盆腔疾病),既往是否因尿失禁曾行保守治疗甚至手术治疗,患者的医疗条件、生活习惯、认知能力及治疗意愿等,一定要经过系统评估,了解患者的一般情况、生活习惯、运动能力、心理状态、生活条件、卫生保健条件等,再进行治疗。

2. 压力性尿失禁治疗需要在专业人士的指导下进行,制订的治疗方案应该具有针对性,而不是患者进行盲目的自我锻炼。目前治疗方法有很多,综合治疗效果优于单一治疗。

3. 预防重于治疗,在妊娠期或产后进行合理的盆底肌训练能从一定程度上预防压力性尿失禁的发生。压力性尿失禁发生后,需及时就医,越早治疗越好。

4. 对于压力性尿失禁,需做好随访工作,以了解疗效,及时调整锻炼计划,对患者的治疗也是一种鼓励和支持。

二、家庭宣教

家庭宣教可以提高患者对压力性尿失禁的认识,通过宣传医学知识,充分调动患者的主观能动性,加强自身管理和控制,确保患者在院外治疗的连续性及效果。

1. 鼓励肥胖的压力性尿失禁患者减轻体重并持续。

2. 建议压力性尿失禁的患者减少咖啡因的摄入，可改善尿急、尿频症状。

3. 过多或过少的液体摄入均应该调整到合适的液体摄入，以保证良好的身体状态。

4. 建议吸烟的压力性尿失禁患者戒烟，以保证身体健康。

5. 患者掌握正确的训练方法后，可在专业人士的指导下进行家庭自主锻炼，如凯格尔训练，每天多次练习，每次以不劳累为准。

6. 压力性尿失禁的治疗需要循序渐进并且长期坚持。

第七节　急迫性尿失禁的定义及分类

一、急迫性尿失禁的定义

国际尿控学会（ICS）对急迫性尿失禁（UUI）的定义：有强烈的尿意后，尿液不能由意志控制而经尿道漏出。引起急迫性尿失禁的原因有神经源性的和非神经源性两种。前者多由卒中、脊髓损伤和多发硬化症等疾病引起。后者由膀胱出口梗阻、压力性尿失禁等原因所致，另有些原因不明。不同年龄段女性急迫性尿失禁的发病率：20~30 岁为 15%，40~50 岁为16%，60~70 岁为 20%。

二、急迫性尿失禁的发病机制及分类

急迫性尿失禁病理机制尚未完全明确。逼尿肌过度敏感，少量充盈即可引起尿急和逼尿肌的收缩，从而发生漏尿。急迫性尿失禁分为神经源性及非神经源性急迫性尿失禁。神经源性急迫性尿失禁发病的肌源学基础是逼尿肌特征性改变，导致过度兴奋性及兴奋在细胞间传递增高，产生协同的肌源性收缩。此外，以下原因可导致短暂病理状态：谵妄、急性神经错乱、感染、萎缩性尿道炎或阴道炎、药物作用、心理问题、过量的尿液分泌、活动受限、便秘等。非神经源性急迫性尿失禁可分为感觉型和运动型两类。两种类型常相互交叉、表现重叠，区分有时困难。多数学者认为，它们的发病机制相同。

（一）感觉型急迫性尿失禁

该类型是由于尿道或膀胱过度敏感，在尿量较低的情况下就有很强烈的排尿愿望。有时这种感觉可能持续存在。在排尿后症状可能得到缓解，也可能无明显缓解。以下几种情况可能造成膀胱感觉增强，如急性膀胱炎、慢性膀胱炎、间质性膀胱炎、膀胱结石或肿瘤，但有时找不到任何原因。此症状目前尚缺乏有效的客观检查手段，故诊断主要依靠患者对症状的主观表达。放射治疗、慢性感染或长期插管患者的急迫感或疼痛则多由于膀胱纤维化、膀胱壁变硬、顺应性降低、膀胱的压力不能适应逐渐增加的尿量而引起（图 5-6）。

（二）运动型急迫性尿失禁

该类型的症状与感觉型急迫性尿失禁相似，尿流动力学检查漏尿由逼尿肌不自主收缩引起。没有神经系统病变的不自主逼尿肌收缩称为逼尿肌不稳定。出口梗阻、解剖型压力性尿失禁、与膀胱疾病无关的逼尿肌不稳定引起的尿失禁又称特发性逼尿肌不稳定，女性较常见。发病机制是逼尿肌本身触发收缩还是神经源性的问题尚不清楚。有时逼尿肌不稳定可伴有逼尿肌收缩性异常，后者又会进一步影响前者。逼尿肌收缩有时可由尿道不稳定引起，此时尿道收缩和松弛的速度和力量异常。尿道肌松弛时，尿道闭合压降低，膀胱解除抑制，触发逼尿肌收缩，尿失禁发生。

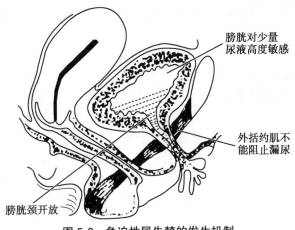

图 5-6　急迫性尿失禁的发生机制

膀胱对少量
尿液高度敏感

外括约肌不
能阻止漏尿

膀胱颈开放

第八节　急迫性尿失禁的评估和治疗

急迫性尿失禁的共同特征是尿频、尿急和急性尿失禁,少数合并梗阻和夜间遗尿。夜间膀胱敏感性增高的机制尚不完全清楚,老年人有些可能是夜间产尿多,有些则可能是因为睡眠干扰或神经系统疾病。临床上有时很难区分感觉型和运动型尿失禁,两者常并存。压力性尿失禁(SUI)也常与急迫性尿失禁并存,并且是后者的直接原因,单从病史很难区分,因为两者均可由身体紧张或突然运动而触发(表 5-6)。

表 5-6　运动型急迫性尿失禁与压力性尿失禁的鉴别诊断

尿流动力学检查	运动型急迫性尿失禁	压力性尿失禁
逼尿肌异常收缩	+	−
低顺应性膀胱	+	−
膀胱容量	减低	正常
膀胱漏尿点压	+	−
腹部漏尿点压	−	+
尿道压力	正常	减低
尿道长度	正常	减少
尿道后角	无改变	增大或消失
膀胱颈位置	正常	下降
膀胱颈增宽	−	+
膀胱加压试验	±	+
膀胱颈抬高试验	−	+

一、急迫性尿失禁的基本评估

(一)病史

尿频、尿急、日间排尿次数增多和夜尿、尿急性失禁的症状为本病典型的表现。应详细询问上述症状发生的特点和程度、发病时间,有无泌尿系感染病史和服药,神经系统疾病等症状。

（二）体格检查

急迫性尿失禁的检查包括泌尿系统、生殖系统和针对排尿功能的神经系统三方面。但应特别注意下列几方面的问题。

1. 排尿日记（voiding diary） 可客观反映患者排尿情况及尿失禁的频率和程度。最常用的是记录排尿时间、尿量和尿失禁伴随症状的简易表格（见表 5-5）。

2. 残余尿测定 有助于证实疾病的性质和严重程度。通常采用耻骨上超声或导尿可获得准确残余尿测定。残余尿增加可导致急迫性和充溢性尿失禁,也反映了逼尿肌收缩性降低,原因可能是神经源性、特异性或继发于膀胱出口梗阻。实际工作中,残余尿量 >100mL 或超过 1/3 尿量为异常。

3. 漏尿试验 用于证实有无压力性尿失禁,测试要求患者膀胱充盈时站立,并咳嗽,如果可观察到尿漏则为试验阳性。但 5%~10% 的患者看不到漏尿,原因可能是试验时括约肌张力异常升高。该试验重要的是区分产生的漏尿是由腹压升高引起还是咳嗽诱导的逼尿肌收缩引起。后者呈漏尿延迟现象,往往在咳嗽数秒后发生,且咳嗽停止后也不会停止。存在压力性尿失禁并不能凭此就排除急迫性尿失禁。40% 的患者两种尿失禁并存。许多情况下压力性尿失禁可导致急迫性尿失禁的发生。

（三）辅助检查

1. 实验室检查 应根据具体情况进行尿常规、尿液分析、尿细菌学检查及脱落细胞检查。

2. X 线检查 排泄性膀胱尿道造影可检测膀胱颈和尿道（外括约肌）在储尿期和排尿期的功能。它可检测膀胱颈的下降和与压力性尿失禁有关的膀胱尿道夹角。这种方法也可检查是否有膀胱逼尿肌括约肌功能协同失调。

3. 内镜检查 对感觉型急迫性尿失禁的病因诊断十分重要。

4. 尿流动力学检查 是急迫性尿失禁诊断和鉴别诊断最可靠的检查方法。通过尿流动力学检查区分压力性尿失禁、急迫性尿失禁和混合性尿失禁以及急迫性尿失禁的类型。第三届 ICS 报告提出,对于压力性和急迫性尿失禁女性,通常使用的测试包括尿道压力、腹压漏尿点压、膀胱测压及压力 - 流率测定。该类人群尿流动力学检查结果和症状的相关性较弱,目前尚无证据表明侵入性尿流动力学检查能改善常规治疗的结果或影响治疗选择,但应该进行排尿日记剩余尿量、尿流率等非侵入性尿流动力学检查。

（1）尿流率测定：正常值 >20mL/s。

（2）膀胱压力容积测定：确定膀胱压力与容量及其相互关系。运动型急迫性尿失禁可见自发或诱发的逼尿肌不稳定收缩,低顺应性膀胱等压力曲线。感觉型急迫性尿失禁可见膀胱容量下降,而对温度等感觉敏感,达到一定容量时有强烈的排尿要求,不能忍耐,逼尿肌强烈收缩而出现尿失禁。

（3）尿道压力测定：尿道关闭功能。急迫性尿失禁时,尿道压力一般正常,压力性尿失禁时尿道压力多有降低。

（4）外括约肌肌电图：可记录横纹肌的活动,对诊断突发性的括约肌松弛综合征很有价值。

（5）尿道压力图（urethral pressure profile, UPP）：记录整个尿道的尿道内压。最常用的指标是最大尿道关闭压（maximum urethral closure pressure, MUCP）和功能长度。压力性尿禁患者该指标有变小的趋势。但该检查的特异性和敏感性较低。MUCP<20cmH$_2$O 可能是括约肌本身损伤的表现（Ⅲ型压力性尿失禁）。

（6）漏尿点压：指尿液从尿道口溢出时的膀胱压力。漏尿点压测定是尿失禁重要的尿流动力学检查之一。急迫性尿失禁漏尿点压为逼尿肌漏尿点压（detrusor leak point pressure，DLPP），或称膀胱漏尿点压（bladder leak point pressure，BLPP）。依据所测得数据评价尿失禁的严重程度和预警对上尿路的损害。运动型急迫性尿失禁的 LPP 检查可见在膀胱充盈至一定容量时，出现逼尿肌无抑制性收缩，同时尿道口溢出尿液，此时的逼尿肌压即为漏尿点压，称逼尿肌漏尿点压。

二、急迫性尿失禁的治疗

急迫性尿失禁的治疗首先应选择纠正病因的治疗，如膀胱出口梗阻、膀胱炎、结石，然后进行如下治疗。

（一）保守治疗

1. 行为治疗　膀胱排尿训练可能是最有效的保守治疗方法，主要针对膀胱不稳定引起的尿频。方法是为患者设计排尿间隔时间，尽量按规定的时间排尿，逐渐延长排尿间隔时间，直到间隔达 3~4h 为止。对于膀胱容量大的不稳定患者 2~3h 排尿 1 次可防止不自主逼尿肌收缩和尿失禁。远期疗效不足 50%。

2. 生物反馈治疗　该治疗对患者的依从性要求很强。根据仪器所收集到的信号，嘱受检者抑制膀胱收缩，以教会患者在日常生活中掌握如何识别和抑制逼尿肌收缩。近期疗效好，远期复发率尚不确定。

3. 盆底肌训练　主要是用来治疗压力性尿失禁，但也发现有减轻不稳定膀胱的作用。

4. 盆底电刺激　阴道电刺激在欧洲使用很广，但北美较少用。治疗机制是刺激盆底肌肉收缩后通过神经冲动抑制排尿反射，约 50% 的患者疗效可维持 1 年。也有人尝试过催眠疗法，有主观疗效，但实际进行的人较少。也可采用针灸治疗。

5. 药物治疗　急迫性尿失禁的主要原因是膀胱过度敏感，故首选药物是抗胆碱能药和解痉药。该类药物禁止应用于以下疾病患者：梗阻性泌尿系疾病、肠梗阻、溃疡性结肠炎、青光眼、重症肌无力、严重的心血管疾病。常见不良反应是口干，服用抗胆碱药会降低患者的反应能力，对开车和操纵危险机器患者有潜在的威胁。

（二）手术治疗

保守治疗无效者可接受手术治疗，但术前应权衡手术风险和治疗效果。

1. 膀胱和尿道扩张术　作为早期的治疗手段使用很广但结果有差异，真正效果尚不清楚。诊断性膀胱镜对间质性膀胱炎、尿道综合征及其他类似疾病有一定程度的短期缓解率。有研究认为，膀胱或尿道扩张，诱发逼尿肌肥大细胞降解是使症状改善的主要原因。

2. 乙醇注射疗法成功率极有限。选择性骶神经冷冻疗法成功率高，平均有效时间可达 5 个月，长期疗效不肯定。骶神经刺激法是治疗逼尿肌不稳定的新方法，成功率为 60%~70%，患者开始是通过皮下放置的电极暂时对骶神经进行刺激。如果效果良好，则将电极长期放置。电刺激的确切机制还不明确，推测可能是通过激活抑制膀胱活动的脊椎神经连接或 β 肾上腺素能神经元。

3. 回肠膀胱形成术　是治疗逼尿肌不稳定的有效手法之一，成功率达 60%。将膀胱切开后把切下的回肠（或结肠）片缝上，能增加膀胱容量，减轻不稳定性。该手术的长期效果，尤其是回肠片癌变的危险性还不清楚。许多患者膀胱上的回肠片黏液分泌会反复加重尿路感染,30%~40% 患者需要每天至少一次自我导尿。

4. 尿道改道 对该法的利弊应仔细权衡。该法有多种术式:回肠分流、可控制的尿道分流或纠正性膀胱置换。

第九节 急迫性尿失禁的注意事项和家庭宣教

一、急迫性尿失禁的注意事项

1. 急迫性尿失禁的治疗效果受到很多因素影响。尿失禁严重程度,是否合并其他盆腔问题(如盆腔器官脱垂或其他盆腔疾病),既往是否因尿失禁曾行保守治疗甚至手术治疗,患者的医疗条件、生活习惯、认知能力及治疗意愿等,一定要经过系统评估,了解患者的一般情况、生活习惯、运动能力、心理状态、生活条件、卫生保健条件等,再进行治疗。

2. 急迫性尿失禁治疗需要在专业人士的指导下进行,制订的治疗方案应该具有针对性,而不是患者进行盲目的自我锻炼,目前治疗方法有很多,综合治疗效果优于单一治疗。

3. 预防重于治疗。尿失禁发生后,需及时就医,越早治疗越好。

4. 对于尿失禁,需做好随访工作,以了解疗效,及时调整锻炼计划,对患者的治疗也是一种鼓励和支持。

二、急迫性尿失禁的家庭宣教

家庭宣教可以提高患者对急迫性尿失禁的认识,通过宣传医学知识,充分调动患者的主观能动性,加强自身管理和控制,确保患者在院外治疗的连续性及效果。

1. 鼓励肥胖的压力性尿失禁患者减肥并持续减轻体重。

2. 建议尿失禁的患者减少咖啡因的摄入,可改善尿急、尿频症状。

3. 过多或过少的液体摄入均应该调整到合适的液体摄入,以保证良好的身体状态。

4. 患者如果吸烟,应该戒烟以保证身体健康。

5. 处理便秘 便秘是最主要的尿失禁暂时成因之一,膀胱的收缩功能可因严重便秘而受影响,规律排便,可减缓尿失禁。

6. 处理尿路感染 急性尿路感染可引起暂时失禁,急性尿频、尿急,感觉障碍以及疼痛,可使患者不能及时去厕所和觉察到尿失禁的发生。建议每天多饮水,稀释尿液,以防止感染。

(江容安 晏 燕)

参考文献

[1] 谢幸,孔北华,段涛. 妇产科学. 9 版. 北京:人民卫生出版社,2018.

[2] 曹泽毅. 中华妇产科学. 3 版. 北京:人民卫生出版社,2016.

[3] KARRAM MDWMM. Urogynecology and reconstructive pelvic surgery. 4th ed. Philadelphia:Elsevier,2015.

第六章

盆腔器官脱垂

第一节 盆腔器官脱垂的概述及流行病学

一、盆腔器官脱垂的概述

盆腔器官脱垂(POP)是指阴道和子宫的一个或多个部位下降,阴道前壁、阴道后壁、子宫(子宫颈)或阴道顶端(子宫切除术后阴道穹)均可出现。附近的器官突向阴道空间,通常为膀胱膨出、直肠膨出或肠膨出(肠疝),多部位的脱垂常同时存在。近代,女性盆腔被分为前、中、后3个区域,因此盆腔脏器脱垂又被分为:前盆腔缺陷,包括膀胱及阴道前壁膨出及尿失禁;中盆腔缺陷,包括子宫及阴道穹脱垂(切除子宫者);后盆腔缺陷,包括阴道后壁及直肠膨出,可同时合并肠疝。最常见的症状是阴道口脱出块状物,伴或不伴腰部疼痛、下腹坠胀等多种不适症状,平卧或休息后可减轻,许多患者同时伴有下尿道症状及排便异常。盆腔器官轻度下降很常见,并非病理性的,仅当盆腔器官脱垂引起脱垂症状、性功能障碍或破坏正常的下尿路或肠功能时,才应视为异常。

二、盆腔器官脱垂的流行病学

随着人口的老龄化,POP发病率明显增高。在美国,女性一生中接受POP手术治疗的风险为13%。尽管POP可发生在年轻女性中,但是发生的高峰年龄是70~79岁。预计到2050年,经历POP的女性人数将增加约50%。美国国家健康与营养调查(National Health and Nutrition Examination Survey)显示,大约有3%的女性报告了阴道膨出的症状,基于症状报告的POP患病率(3%~6%)比经检查确定的患病率(41%~50%)要低得多。这很可能是由于很多有POP的女性没有症状。POP的手术概率为每1 000名女性中每年出现1.5~1.8例,每年大约有30万例POP手术,占普通妇科大手术的40%~60%。欧洲一项问卷调查显示POP发病率2.9%~11.4%,盆腔器官脱垂定量分期法(POP-Q)分析显示其发病率为31.8%~97.7%。李志毅和朱兰等对中国女性的研究亦发现,城市女性POP的整体患病率为9.67%,70岁以上人群患病率高达26.11%。20世纪20—40年代,POP发病主要为年轻产后患者和多产的老年人,由于现在产科技术的提高,由产伤造成的盆底功能障碍已明显减少,然而,随着社会人口的老龄化,绝经后雌激素水平下降,盆底肌肉韧带支持力下降,使得POP仍然是中老年女性的常见病,严重影响女性的健康和生活质量。

多因素回归分析结果显示,超重、肥胖、便秘、妇科疾病、躯体疾病是POP的危险因素。而未产和剖宫产是POP患病的保护因素。关于POP的自然进程研究很少。一项对有症状、未经治疗的POP女性监测平均16个月的研究中显示,有78%的女性脱垂前没有变化。在不希望对POP进行治疗的女性中,大多数女性在下一年将没有变化或POP的幅度小幅增加。

这也说明,POP在没有诱因的作用下,进展较慢。

第二节　盆腔器官脱垂的影响及危害

盆腔脏器脱垂是良性、退行性、功能性的疾病,虽然不危及患者生命,主要以阴部块状物脱出为主要症状,常有下坠感、腰酸不适,但可伴有排尿、排便、性功能异常,导致疼痛、出血、炎症等情况,正所谓"难言之隐",不同程度地影响患者的生活质量(quality of life,QOL)。目前人们对POP引起的症状了解得尚不够深入及全面,由于解剖改变引起的症状与检查所见的严重程度是有相关性的。研究证实,只要脱垂器官的最远端超过处女膜缘0.5cm或POP-QⅡ~Ⅲ期,多数患者具有不同程度的临床症状。在此基础上,患者往往因长期脱垂,出现自我形象的困扰,包括痛苦和尴尬,带来心理、情绪的不适,甚至增加抑郁倾向的发生。

经典的POP症状问卷包括盆底困扰量表简表-20(pelvic floor distress inventory short form-20,PFDI-20)和盆底影响问卷简表-7(pelvic floor impact questionnaire short form-7,PFIQ-7)。PFDI-20由20个POP症状问题组成,包括3个分量表:盆腔器官脱垂困扰量表-6(pelvic organ prolapse distress inventory-6,POPDI-6)、结直肠肛门困扰量表-8(colorectal-anal distress inventory-8,CARDI-8)、排尿困扰量表-6(urinary distress inventory-6,UDI-6)。PFDI-20评分标准:无症状为0分,有症状但对生活质量无影响为1分,轻度影响为2分,中度影响为3分,重度影响为4分。分量表各题评分相加除以相应的题目数×25为分量表得分,得分范围为0~100分;总量表得分为3个分量表得分相加,范围为0~300分。分值越高表示临床盆底症状越重。PFIQ-7也分为3个量表,每个量表由7个日常生活相关问题组成:盆腔器官脱垂影响问卷-7(pelvic organ prolapse impact questionnaire-7,POPIQ-7)、结直肠肛门影响问卷-7(colorectal-anal impact questionnaire-7,CARIQ-7)、排尿影响问卷-7(urinary impact questionnaire-7,UIQ-7)。评分标准:对生活质量无影响为0分,轻度影响为1分,中度影响为2分,重度影响为3分,分量表各题评分相加除以相应的题目数×100/3为分量表得分,得分范围为1~100分,3个分量表得分相加为总量表得分,范围为0~300分,分值越高表示盆底症状对患者生活质量影响越大。问卷调查由非手术人员专人实施,与患者共同完成,患者必须意识清醒、能独立回答问题。

第三节　盆腔器官脱垂的病因及临床表现

一、盆腔器官脱垂的病因

女性盆底由封闭骨盆下口的多层肌肉和筋膜组成,盆底组织对保持子宫、膀胱、直肠等盆腔器官位于正常位置起重要作用。盆底肌肉和筋膜组织薄弱将导致盆腔器官脱垂。主要因素包括:

(一)妊娠与分娩

妊娠和分娩是POP的独立危险因素。妊娠期,随着子宫增大,重力作用对盆底的慢性牵拉造成不同程度的软组织损伤;激素水平变化改变了盆底结缔组织的胶原代谢,导致盆底支持结构减弱。分娩时,受胎头挤压,盆底拉伸延长,肌肉高度扩张,使盆底发生去神经改变,结缔组织间连接发生分离等变化;分娩过程中软产道及其周围的盆底组织极度扩张,肌纤维拉长或撕裂,特别是第二产程延长、产钳或胎吸下困难的阴道分娩时,盆腔筋膜、韧带和肌肉可能因过度牵拉而被削弱其支撑力量。难产、机械助产等易引起盆底及尿道周围组织的损伤、膀胱颈位置及活动度改变、尿道闭合压下降,导致压力性尿失禁的发生;妊娠及分娩过程中肛提肌及阴部神经的机械性损伤,在POP的发生过程中起重要作用。胎儿过大、产程过长、羊水过多、产伤、产后过早参加体力劳动,特别是重体力劳动,将影响盆底组织张力的恢复而发生盆腔器官脱垂,导致未复旧的子宫有不同程度下移,常伴有阴道前、后壁膨出。大量研究表明,分娩,尤其阴道分娩,是盆腔器官脱垂发生的高危因素。

（二）年龄与绝经

随着年龄的增加,人体各脏器功能也逐渐衰弱,特别是绝经后出现的支持结构萎缩,在盆底松弛的发生或发展中也具有重要作用。雌激素是保持盆底的组织结构、张力、胶原含量、血供及神经再生的重要因素之一,低雌激素状态使Ⅲ型胶原纤维减少,对尿道及膀胱的支托力下降,影响尿控并增加盆腔脏器膨出的危险。Seo等采用盆腔脏器脱垂定量分期法（POP-Q）进行的研究显示,20~29岁女性盆腔脏器脱垂的发病率为1.0%,而50岁以上女性的发病率为28.1%。Swift的研究提示,绝经后女性POP-Q分期的程度高于绝经前期女性。

（三）腹压增加

腹内压增加,如慢性咳嗽、腹水、腹型肥胖、持续负重、激烈运动或便秘等,将导致或加重POP。盆底支持结构中结缔组织薄弱是POP发生的病理基础。弹性纤维是维持结缔组织结构和功能完整性的重要组成成分。研究表明,弹性纤维的代谢及相关成分的改变会引起组织弹性降低,促使盆底支持结构薄弱,从而导致POP的发生。

（四）医源性原因

会阴手术及其他手术造成盆腔支持结构缺损。目前尚不清楚非POP情况下子宫切除术是否是发生POP的危险因素。在一项来自英国的队列研究的亚组分析中,接受子宫切除术的患者在未来15年内接受脱垂手术的累计风险为5%。但近期一项研究发现,在接受非POP适应证的子宫切除术的女性中,POP的风险没有增加。较早的研究报告显示,接受第一次POP手术的女性需要第二次脱垂手术的概率为30%~50%。更多近期研究则显示再次手术率较低,为6%~30%,且大多数估算与这个范围的低端一致。这种较低的再手术率可能反映手术技术的改善,已经分层作为结果数据中的一个独立危险因素。做过盆腔器官脱垂手术（包括阴道顶悬吊术）与再次手术率的相关性降低。复发性脱垂的危险因素包括接受POP阴道手术的年龄小于60岁、肥胖以及术前Ⅲ或Ⅳ期脱垂。

（五）反复尿路感染

有资料表明,反复尿路感染也是POP的病因之一。

（六）易感因素

易感因素包括性别、种族、解剖、环境,以及盆底组织先天发育不良等。偶可见无分娩史者发生子宫脱垂,有些患者可能存在遗传因素,也有些存在结缔组织缺陷。

二、盆腔器官脱垂的临床表现

盆腔脏器脱垂常为多部位同时存在,如子宫脱垂常伴有阴道前后壁膨出。

（一）子宫脱垂

子宫从正常位置沿阴道下降,子宫颈外口达坐骨棘水平以下,甚至子宫全部脱出阴道口以外,称为子宫脱垂（uterine prolapse）。

1. 症状 轻症患者一般无不适。中度至重度患者可自觉有阴道块状物脱出,对子宫韧带有牵拉,并可导致盆腔充血,出现不同程度的腰骶部酸痛或下坠感,站立过久或劳累后症状明显,卧床休息则症状减轻。重症子宫脱垂常伴有排便排尿困难、便秘、残余尿增加,部分患者可发生压力性尿失禁,但随着膨出的加重,其压力性尿失禁的症状可缓解或消失,出现排尿困难,甚至需要压迫阴道前壁帮助排尿,并容易并发尿路感染。外阴肿物脱出后,经卧床休息,有的能自行回缩复位,有的经手助也不能还纳。暴露在外的子宫颈和阴道黏膜长期与衣裤摩擦,可致子宫颈和阴道壁发生溃疡而出血,若继发感染则有脓性分泌物。子宫脱垂不管程度多严重,一般不影响月经,轻症子宫脱垂也不影响受孕、妊娠和分娩。阴道后壁膨出常表现为便秘,甚至需要手助压迫阴道后壁帮助排便。

2. 体征 子宫颈及子宫体可脱出阴道口外。子宫脱垂常伴有阴道前、后壁膨出,不能还纳的子宫脱垂症状更明显,阴道黏膜增厚角化,年轻的子宫脱垂常伴有子宫颈延长并肥大。随脱垂子宫的下移,膀胱、输尿管下移与尿道口形成正三角区。

(二)阴道前壁膨出

阴道前壁膨出多因膀胱和尿道膨出所致,以膀胱膨出常见,可伴有不同程度的子宫脱垂。阴道前壁膨出可单独存在或合并阴道后壁膨出。阴道前壁主要由耻骨宫颈韧带、膀胱宫颈韧带和尿生殖膈的深筋膜支持。分娩时,这些韧带、筋膜和肌肉撕裂,特别是膀胱宫颈韧带、耻骨宫颈韧带等损伤,产后过早参加体力劳动,使盆底未能很好恢复,膀胱底部失去支持力,这些因素导致与膀胱紧连的阴道前壁向下膨出,在阴道口外可见,称为膀胱膨出(cystocele)。若导致支持尿道的膀胱宫颈筋膜前段受损严重,尿道及与其紧连的阴道前壁下1/3段则以尿道口为固定点,向后旋转和下降,形成尿道膨出(urethrocele)。

1. 症状 轻者无症状。重者自诉阴道内有肿物脱出,伴腰酸、下坠感。阴道脱出肿物在休息时小,站立时间长或活动增加时增大,尿排空困难,残余尿增多,伴排尿不尽感,易发生膀胱炎,可有尿频、尿急、尿痛等症状。重度膀胱膨出多伴有尿道膨出,此时常伴有压力性尿失禁症状。如果膀胱膨出加重,可出现排尿困难,需用手将阴道前壁向上抬起方能排尿。

2. 体征 妇科检查可见阴道前壁成球状膨出,阴道口松弛,膨出组织柔软,局部阴道壁黏膜皱襞消失,如反复摩擦,可发生溃疡、出血或感染。

(三)阴道后壁膨出

阴道后壁膨出也称为直肠膨出(rectocele)。阴道后壁膨出可以单独存在,也常合并阴道前壁膨出。阴道分娩时的损伤是最主要原因。分娩后,若受损的耻尾肌、直肠、阴道筋膜或尿生殖膈等盆底支持组织未能修复,直肠向阴道后壁中段逐渐膨出,在阴道口能见到膨出的阴道后壁黏膜,称为直肠膨出。老年女性盆底肌肉及肛门括约肌肌力弱、便秘、排便时用力均可导致或加重直肠膨出。阴道穹处支持组织薄弱可形成直肠子宫陷凹疝,阴道穹后部向阴道内脱出,甚至脱出至阴道口外,内有小肠,称肠膨出(enterocele)。

1. 症状 轻症患者阴道后壁黏膜仅在阴道口可见,多无不适。阴道后壁明显凸出于阴道口外,则有外阴摩擦异物感。部分患者有下坠感、腰酸不适感。膨出严重者出现排便困难,需下压阴道后壁方能排便。

2. 体征 妇科检查可见阴道后壁黏膜呈球状膨出,阴道松弛,多伴有陈旧性会阴裂伤。肛门检查手指前方可触及向阴道凸出的直肠,呈盲袋,如无盲袋感,可能仅为阴道后壁黏膜膨出。阴道后壁有两个球状突出时,位于阴道中段的球状膨出为直肠膨出,位于阴道穹后部的球状突出是肠膨出,指诊可触及疝囊内的小肠。脱垂的阴道后壁黏膜常增厚角化,可有溃疡和出血。

（四）阴道穹膨出

子宫切除术后因年龄、绝经、损伤等因素导致的盆底筋膜结构支持减弱，阴道穹顶端发生向下移位，发生阴道穹膨出（vault prolapse）。

1. 症状　轻度阴道穹膨出时患者可有下坠感及腰部酸痛不适，重症患者明显凸出于阴道外口，同时有外阴异物感，行走不便。如局部摩擦，可有破溃和糜烂。

2. 体征　检查可见阴道有黏膜呈球状物膨出，阴道松弛，如合并有肠膨出，指诊可触及疝囊内的小肠。

第四节　盆腔器官脱垂的评估和治疗

一、盆腔器官脱垂的临床诊断

根据病史及检查所见容易确诊，但是仅做临床分度是远远不够的。盆腔器官脱垂是退行性、功能性的疾病，影响患者的脏器功能及生活质量，详细、准确的病史、体格检查及评估与进一步采取治疗、处理方案及预后紧密相关。建议对疑似患有 POP 的女性进行初步评估，包括全面病史评估、症状严重程度评估、体格检查和治疗目标评估，症状评估是对 POP 患者评估中最重要的部分。建议在进行 POP 治疗前进行 POP-Q 法评估，来客观评估和记录脱垂程度。

（一）病史

1. 完整的内科、外科、产科及妇科病史　包括内外科基础疾病，长期咳嗽或便秘病史，有无长期节食或营养不良病史，详细的孕产史：胎儿大小、产程长短、难产、阴道助产、第二产程延长等，有无产褥期感染，围生期休息及恢复情况，盆腔、阴道、肠道手术史等。

2. 阴道膨出症状的性质以及与膨出相关困扰程度　局部症状包括阴道内有压迫或沉重感，阴道或会阴疼痛，有组织物脱出阴道的感觉，下段腰痛，看到或摸到包块。

3. 评估下尿路功能、肠道功能　包括泌尿系统症状（尿失禁、尿频、尿急、夜尿增多和排尿困难等）、尿失禁及其类型，以及膀胱是否充分排出的评估。如果在重力作用下更为明显，如长时间站立后排尿变得更困难，则可以推断泌尿症状与脱垂之间的关系。另外，可能需要夹板疗法（即需要推动或支撑膨出的组织）才能开始或完成排尿。肠道症状包括排便困难、排便排气失禁、便急、排便不尽感等。进行肠功能评估，以确定是否有排便异常、便秘、使用泻药、大便失禁和直肠排空不全病史。肠道的症状通常与患者存在后腔室缺损（如直肠膨出）相关。

4. 性方面症状　是否有与脱垂相关的性交困难、性交痛，患者是否对性生活满意，对性高潮的反应是否有改变，性交失禁（大便或尿液）、性交功能障碍等。

（二）体格检查

盆腔器官脱垂相关体格检查包括腹部和盆腔检查。妇科检查前，应嘱咐患者用力向下屏气或加腹压（如咳嗽）。部分卧床后可还纳的患者，应选择行走或站立一段时间后再进行检查，判断盆腔器官脱垂的最重程度，并予以分度。妇科检查时注意有无溃疡存在，其部位、大小、深浅、有无出血、感染等，并嘱患者在膀胱充盈时咳嗽，观察有无溢尿情况，即有无压力性尿失禁存在。注意子宫颈的长短，做子宫颈细胞学检查。如为重度脱垂，可触诊子宫大小，将脱出的子宫还纳,做双合诊检查子宫及附件情况,注意阴道前、后壁的膨出程度,肛门指检了解直肠疝囊与视诊是否吻合,可鉴别直肠膨出或肠疝。双合诊检查,泌尿生殖裂隙松紧情况及肛提肌损伤及松弛程度。应评估盆底肌张力,注意盆底肌肉是否可以收缩和放松。收缩的强度应描述为"无""弱""正常"或"强"。

（三）辅助检查

一般来说,除了完整的妇科、泌尿系和排便史以及治疗前的体格检查外,不需要额外的检查。但是,如果脱垂超出处女膜或患者有排尿困难症状,则应使用导管或超声检查记录残余尿量。如果存在尿急或其他下尿路症状,则还应进行尿液分析,并在必要时进行培养和显微镜检查。尿流动力学检查可能有助于诊断。对于Ⅱ期或更严重的脱垂,或排尿功能障碍引起严重尿失禁,可以考虑进行尿流动力学检查。如果初步评估的结果与症状不相符,则可能需要更具体的影像学检查,辅助检查可采用盆底超声及 MRI 对盆底肌评估。结合患者实际情况,可采用相关的下尿路功能检查,进行 POP 手术前必须测定残尿量和尿流率,通过彩超排除器质性病变的存在。注意了解有无肠膨出情况,必要时可行钡灌肠等检查。

二、盆腔器官脱垂的临床评估

国内常采用传统分度法。国际上较为广泛采用的定量系统有两种:Bump 提出的盆腔器官脱垂定量分期法(POP-Q)和 Banden-Walker 提出的 POP 阴道半程系统分级法(halfway System)。POP-Q 系统是唯一有效的客观测量 3 个骨盆腔室(包括前部、顶部和后部)脱垂的方法,美国泌尿妇科协会(American Urogynecology Society,AUGS)、妇科外科医师协会(Society of Gynecologic Surgeons,SGC)和国际控尿协会(ICS)推荐使用。此外,大部分关于 POP 的科学出版物中使用的都是 POP-Q 系统。传统的分度及 Banden-Walker 系统描述了脱垂结果,但不如 POP-Q 系统精确。国内传统分度更为简单、易操作,也有一定的优势。POP-Q 系统不使用"膀胱膨出"和"直肠膨出",而是对每个脱垂部位使用术语,因为在临床检查中不清楚脱垂的阴道上皮后面的确切器官。它结合了阴道长度、生殖器裂孔和会阴体的测量值,可以根据最严重脱垂的阴道节段将 POP-Q 测量值转换为阶段。有效地检查可以确保报告的一致性,并有利于妇科保健人员之间的沟通。如果患者脱垂复发,这一点就尤为重要,因为这能够让新的妇科保健人员了解患者的 POP 病史。只有准确记录了预处理的 POP 测量结果,才能评估结果。对于希望进行预期治疗的患者,使用 POP-Q 记录脱垂可以进行客观、有效的基线测量,如果症状随时间变化,可以参考该测量值。尽管对于这些患者而言,不需要记录 POP-Q 检查,但其对于确定随时间推移是否存在解剖结构变化可能会有所帮助。

（一）传统分度法

以在屏气状态下膨出的最大程度来判定。

1. 子宫脱垂

Ⅰ度:轻型,子宫颈外口距处女膜缘 <4cm,未达处女膜缘;重型,子宫颈已达处女膜缘,阴道口可见子宫颈。

Ⅱ度:轻型,子宫颈脱出阴道口,子宫体仍在阴道内;重型,部分子宫体脱出阴道口。

Ⅲ度:子宫颈与子宫体全部脱出阴道口外。

2. 阴道前壁膨出

Ⅰ度:阴道前壁形成球状物,向下突出,达处女膜缘,但仍在阴道内。

Ⅱ度:阴道壁展平或消失,部分阴道前壁突出于阴道口外。

Ⅲ度:阴道前壁全部突出于阴道口外。

3. 阴道后壁膨出

Ⅰ度:阴道后壁达处女膜缘,但仍在阴道内。

Ⅱ度:阴道后壁部分脱出阴道口。

Ⅲ度:阴道后壁全部脱出阴道口外。

4. 阴道穹膨出 1998 年美国威斯康星大学的 Julian 教授通过阴道穹距阴道口距离的长度,将阴道穹膨出分为 4 度。

Ⅰ度:阴道穹下降达坐骨棘水平。

Ⅱ度:阴道穹下降超过坐骨棘水平但未达到阴道外口。

Ⅲ度:阴道穹下降已达阴道外口。

Ⅳ度:阴道穹下降超过阴道外口。

(二) 盆腔器官脱垂定量分期法

盆腔器官脱垂定量分期法(POP-Q)是 1995 年 ACOG 制订的盆底器官脱垂的评价系统,其客观、细致,经论证有良好的可靠性和可重复性,国际上 50% 的相关文献报道采用的是POP-Q。

此评价系统是将阴道分成 6 个位点和 3 条径线,分别利用阴道前壁、阴道顶端、阴道后壁上的 2 个解剖指示点与处女膜的关系来界定盆腔器官的脱垂程度。与处女膜平行以 0 表示,位于处女膜以上用负数表示,位于处女膜以下则用正数表示。阴道前壁上的 2 个点分别为 Aa 和 Ba 点;阴道顶端的 2 个点分别为 C 和 D 点;阴道后壁的 2 个点分别为 Ap 和 Bp,与阴道前壁的 Aa 和 Ba 点是对应的。另外,还有阴裂(gh)长度、会阴体(pb)长度以及阴道总长度(TVL),均用 cm 表示。

阴裂(gh)长度:尿道外口中线到处女膜后缘中线的距离。

会阴体(pb)长度:阴裂后端边缘到肛门中点的距离。

阴道长度(TVL):总阴道长度。

POP-Q 通过 3×3 表格记录各测量值,客观反映盆腔器官脱垂各部位的具体数值(见表 5-3)。POP-Q 分期应在向下用力屏气时,以脱垂完全呈现最大状态时的最远端部位计算。应针对每个个体先用 3×3 表格量化描述,再进行分期。为了补偿阴道的伸展性及内在测量上的误差,在 0 和Ⅶ度中的 TVL 值允许有 2cm 的误差。

除以上解剖学分期,还应建立一套标准、有效的描述性盆腔器官脱垂引起功能症状的程度分级。手术前后分别询问患者泌尿系症状、肠道症状、性生活情况等,才能更精确地评价盆腔器官的功能及手术效果(见图 5-2)。POP-Q 通过 3×3 表格记录各测量值,客观反映盆腔器官脱垂各部位的具体数值,并根据各数值画出脱垂的图形。POP-Q 将盆腔器官脱垂按照其进展的不同程度分为 5 期(见表 5-4)。

应用 POP-Q 的注意事项:美国首创 POP-Q 的 Bump 教授认为,行 POP-Q 评价的前提是使患者在检查时处于最大脱垂状态(maximum prolapse)。最大脱垂状态必须符合以下一项或多项情况:①屏气时脱出物变紧张;②牵引膨出物时并不能导致脱垂程度进一步加重;③检查膨出物的大小、紧张度应与患者病史中的最大膨出程度相似,必要时使用一面小镜子以便使患者清楚观察膨出的情况;④屏气时站立是确保脱垂处于最大状态的方法。

POP-Q 分期的局限性:POP-Q 虽然能够较好地反映纠正盆底缺陷前后的变化情况,反映治疗措施的有效性,但不能回答这种脱垂是如何发生的,是否需要治疗以及如何治疗等问题。此外,POP-Q分期没有指出隐藏在脱垂的阴道后,深层的筋膜和韧带发生了什么缺损(如耻骨宫颈筋膜的横向、侧方、远端缺陷,宫骶韧带断裂、松弛,阴道直肠筋膜缺陷,会阴体缺陷等),没有指出隐藏在脱垂腔面深层受累的器官是什么(如尿道脱垂、膀胱脱垂、直肠前突、小肠疝等),从而不能告知受累器官可能带来哪些功能障碍(图6-1、表6-1、表6-2)。

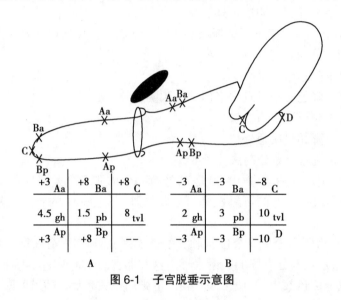

图 6-1　子宫脱垂示意图

表 6-1　脱垂时九格表数据

Aa	−3	Ba	−3	C	−8
Gh	2	Pb	3	TVL	10
Ap	−3	Bp	−3	D	−10

表 6-2　完全脱垂时九格表数据

Aa	+3	Ba	+8	C	+8
Gh	4.5	Pb	1.5	TVL	8
Ap	+3	Bp	+8	D	−

(三) POP 阴道半程系统分级法

POP 阴道半程系统分级法由 Banden-Walker 提出。它将处女膜到阴道穹前部定为全程。此方法方便易掌握,但不能定量评估脱垂或膨出的程度。

Ⅰ度:阴道前壁、后壁或子宫颈下垂达全程 1/2 处为Ⅰ度脱垂。

Ⅱ度:接近或达到处女膜缘为Ⅱ度脱垂。

Ⅲ度:超出处女膜缘以外为Ⅲ度脱垂。

三、盆腔器官脱垂的鉴别诊断

(一) 阴道壁肿物

阴道壁肿物可发生于阴道不同部位,但均在阴道壁内,表现为局部凸起,肿瘤多为实性、固定、不易推动或变形,除肿瘤所在部位外,其他部位阴道壁及子宫颈位置均正常。

（二）子宫颈延长

双合诊检查阴道内子宫颈虽长，但子宫体在盆腔内，屏气后子宫位置不下移。

（三）子宫黏膜下肌瘤

患者常有月经过多等病史，子宫颈口见红色、质硬、边界清楚的肿物，其表面无子宫颈口，周围或一侧可扪及扩张变薄的子宫颈边缘。

（四）尿道肿瘤

女性尿道肿瘤常合并有泌尿系症状，如尿频、尿急、血尿等，多存在尿线改变，查体可见肿物位于尿道内或尿道口周围，阴道前壁可由于肿瘤生长略向后凸，阴道后壁及子宫颈位置正常。

（五）慢性子宫内翻

慢性子宫内翻很少见，是指子宫底部向子宫腔内陷入，甚至自子宫颈翻出的病变。阴道内见翻出的子宫体，被覆暗红色绒样子宫内膜，两侧子宫角可见输卵管开口，三合诊盆腔内无子宫体。

四、盆腔器官脱垂的治疗方法

对于女性盆底脏器脱垂，强调综合性治疗，多数患者可以取得良好的治疗效果，达到较高的临床客观和主观治愈率。对于存在轻度脱垂而无自觉症状者（Ⅰ期和Ⅱ期患者，尤其是脱垂下降点位于处女膜之上），可选择观察。但POP是退行性疾病，随着年龄的增长逐渐加重，因此建议这类患者定期随访，必要时早期干预。部分女性可能没有意识到排尿或排便功能障碍症状与脱垂有关，因此，了解脱垂症状的表现方式可能会有所帮助。目前常用的各种手术治疗的术后疾病复发率在10%以内。许多体格检查发现POP的女性没有POP的主诉症状，只有脱垂导致膨出和压力症状、性功能障碍、下尿道功能障碍或排便功能障碍才具有治疗指征（B级证据）。

（一）非手术及康复治疗

1. 盆底功能锻炼　可以加强薄弱的盆底肌肉的力量，增强盆底支持力，改善并预防轻、中度脱垂及其相关症状的进一步发展，但是当脱垂超出处女膜水平以外，其有效率降低。

方法：指导患者自主进行收缩肛门及阴道的动作，每次收缩3s后放松等长时间，以后可逐渐增加至5~10s，连续15~30min，每天进行2~3组锻炼，或每天做盆底肌肉锻炼150~200次，6~8周为1个疗程。对于POP-Q评分Ⅰ期或Ⅱ期的有症状脱垂女性，进行盆底肌肉锻炼至少16周。收缩肛门，同时减少腹肌及大腿肌的收缩。正确的锻炼方法可以加强薄弱的盆底肌肉组织力量，增强盆底支持力，改善并预防早期脱垂的进一步发展。盆底功能锻炼还可以辅以生物反馈治疗或电刺激等盆底功能锻炼方法增强盆底功能锻炼效果。但Kegel运动必须使盆底肌肉达到相当的训练量才可能有效。

2. 子宫托治疗

（1）子宫托是唯一特异的非手术治疗方法，是一种支持子宫和阴道壁并使其维持在阴道内而不脱出的工具，分支撑型和填充型（图6-2）。子宫托经济、有效，患者使用后总体症状和生活质量有显著改善，尤其适用于年龄大、有严重内科合并症不能耐受手术或对手术治疗有顾虑者。另外，妊娠期和产后、膨出面溃疡、术前促进溃疡面愈合者，均可使用子宫托。92%的女性可以成功安装子宫托。环状（支撑型）子宫托在Ⅱ期（100%）和Ⅲ期（71%）脱垂时使用效果更好，而Ⅳ期脱垂则更需要使用Gellhorn（填充型）子宫托（64%）。

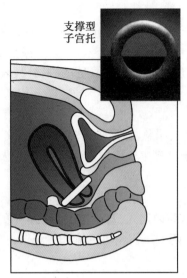
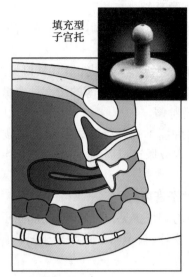

图 6-2　子宫托示意图

（2）注意事项：可能的话，可教会患者自己更换子宫托；如果患者无法自己取出或更换，则需要医生定期取出、清洗。即使自己能够更换子宫托的患者，仍应每年进行随访。子宫托可造成阴道分泌物增加。2%~9% 患者的子宫托对阴道壁的压力可能导致局部血液断流，所以可能导致局部出血、感染、糜烂或溃疡，应取出 2~4 周，进行局部雌激素治疗。如果问题持续存在，可能需要更频繁地更换子宫托或使用不同的子宫托。痴呆症患者的护理者应该清楚，为避免并发症的发生，应定期更换子宫托。对于绝经后阴道黏膜萎缩患者，建议配合局部雌激素治疗，这可能有助于改善与 POP 相关阴道刺激。不推荐采取全身激素替代疗法治疗或预防盆腔器官脱垂。置入支撑型子宫托的患者可以进行性生活，而填充型子宫托者则不可以。尽管可能会出现罕见的并发症，如瘘管、嵌顿等，但使用子宫托是一个低风险的干预措施，可以提供给所有正在考虑治疗 POP 的女性。对于考虑行 POP 治疗的女性，应当提供子宫托，作为非手术治疗的一种选择方案（B 级证据）。

3. 行为指导　改善行为方式、规避发病高危因素是 POP 治疗的首要步骤，也是该病防治的基本措施。针对 POP 的生活方式干预包括：控制体重、改善便秘、治疗慢性咳嗽、避免提举重物和高强度运动、戒烟、不摄入咖啡类刺激物等。这些可以有效改善 POP 的症状，减少术后复发，被推荐为 POP 患者生活干预措施。补充纤维和使用渗透性泻药可以改善排便功能障碍，患者坐位时双足抬高可以减少膨出症状。

4. 电刺激和生物反馈疗法　目前已经被广泛应用到盆底功能障碍性疾病的治疗中，即通过刺激盆底肌的快慢肌纤维，促使盆底肌收缩力增强。多项临床试验表明，结合了生物反馈疗法的盆底肌训练优于单独的盆底肌训练，电刺激联合生物反馈疗法优于单纯的生物反馈疗法。

欧美等发达国家和地区已经普及了盆底肌肉评估、生物反馈训练和电刺激治疗，对于产后 42d 的女性常规进行盆底肌肉训练，从而大大减少了盆腔脏器脱垂以及尿失禁等盆底功能障碍性疾病的发生。同时，唤醒盆底的神经及肌肉，使阴道更好地恢复到紧缩状态，有助于提高生活质量、快感和高潮。

盆底评估与生物反馈训练疗法是通过引导表面肌电图和引导尿道收缩压的测定，反馈显示为肌电图或压力曲线,通过显示及声音提示,使患者更清楚、更直观地了解自身盆底肌功能状态,并参与到治疗当中。结合个体化电刺激治疗,可唤醒、激活盆底肌,加快产后阴道及盆底肌的张力和弹性的恢复,对预防和治疗产后阴道脱垂、松弛、子宫脱垂、尿失禁等盆底功能障碍性疾病有不错的效果。

5. 中医 包括中药和针灸,适用于轻症患者或中重度 POP 患者的辅助治疗,但对实现解剖复位作用不明显。补中益气汤等有促进盆底肌张力恢复、缓解局部症状的作用。

(二) 手术治疗

手术治疗主要适用于非手术治疗失败、中重度 POP、有明显临床症状的患者,最好为完成生育且无生育要求患者,一般建议患者在未完成生育前不进行脱垂的修补手术。手术途径主要有经阴道、开腹和腹腔镜、机器人 4 种,必要时可联合手术。事实上,没有一种方法完全符合所有患者,选择术式时应以整体理论为指导,根据患者年龄、经济状况、解剖缺陷的类型和程度、全身状况、既往手术史、是否存在下尿路、肠道和性功能障碍,以及医师本人的经验、技术,结合患者和家属的意愿、偏好,综合考虑决定。

1. 手术指征

(1) POP-Q 分期:Ⅱ期及以上并有症状的盆腔器官脱垂。

(2) 脱垂造成的症状:慢性盆腔痛、走路或站立时有下坠感或压迫感,下尿路或排便功能异常,性交不适或性交困难,影响正常生活。

(3) 直肠脱垂修补术选择标准:需要手指协助或手指肛诊帮助排便,或重度直肠脱垂,或排便造影显示直肠脱垂处有造影剂潴留。

2. 手术分类 手术治疗分重建和封闭性手术。重建手术的目的是恢复脏器的解剖位置,而阴道封闭或半封闭术是将阴道管腔部分或全部关闭,从而使脱垂的器官回放至阴道内,属于非生理性恢复,对于无阴道性生活要求且有并发症、手术风险大的高龄人群尤为适用。

(1) 阴道前壁修补术:纠正前壁脱垂,可用于治疗膀胱脱垂或尿道脱垂(膀胱、尿道或两者同时向下突入阴道)。阴道前壁修补术是治疗大多数阴道前壁脱垂的有效方法,许多有阴道前壁脱垂的女性也有顶端脱垂,对于这些女性,在修复阴道前壁缺损的同时对阴道顶端进行再支持,可降低再次进行盆腔器官手术的风险。阴道旁缺陷是指阴道壁从肛提肌上的筋膜凝结处的侧方脱离,通过体格检查诊断阴道旁缺损是不可靠的。如果有阴道旁缺损,通常会出现顶端支持的缺失,顶端支持可以解决大多数阴道前壁缺陷,包括阴道旁缺陷。与自体组织修补阴道前壁相比,聚丙烯补片加固了阴道前壁,改善了解剖结构和一些主观结果,但是也伴随着并发症增加(A 级证据)。与自体组织修补阴道前壁相比,阴道放置聚丙烯网片存在手术时间较长和失血量较多的问题,另外,再次手术率、压力性尿失禁和网片暴露发生率也有所增加。

(2) 阴道后壁修补术和会阴缝合术:纠正后壁脱垂,可用于治疗直肠膨出(直肠隆起或向前突入阴道),会阴缺陷或两者兼而有之。通常,阴道后壁修复是通过阴道后壁纤维肌结缔组织的中线折叠来完成的。修复时应避免对肛提肌施加张力,以免导致性交困难。如果存在会阴缺损,可以根据需要进行会阴修补术,使会阴肌重新附着在直肠阴道隔。阴道后壁修复的另一种方法是特定部位的修复,包括从下方的纤维肌结缔组织上剥离阴道上皮,并用缝线修复局部组织缺损。在对于局部修复和中线阴道缝合术的回顾性比较研究中发现,局部修复与症状性膨出的高复发率相关;但一项前瞻性研究却显示这两种手术方法效果相当。经阴道切口进行的阴道后壁脱垂修复比经肛门切口更有效。经阴道修补阴道后壁使用合成网片或生物移植物并没有提升疗效(A 级证据)。另外,阴道后壁置入网片增加了并发症(如网片暴露等)。在阴道后壁膨出的初始治疗时不必常规使用合成网片或生物移植物。

(3)子宫全切及阴道前后壁修补术:对于盆腔脏器脱垂,仅切除子宫不能达到满意的治疗效果,对于年龄较大,无生育要求或合并其他妇科疾病者可考虑子宫切除,同时行阴道顶悬吊或阴道壁修补,以减少复发性脱垂的风险。阴道子宫切除和引阴道顶端悬吊术结合阴道前后壁修补术是治疗大多数子宫阴道和阴道前后壁脱垂的有效方法。阴道自体组织修复不需要人工网片或移植材料。这些手术风险相对较低,被视为大多数原发性 POP 女性的手术选择。

(4)盆底重建术:通过吊带、网片、缝线把阴道穹组织或宫骶韧带悬吊固定于骶骨前、骶棘韧带等可承力的部位,可经阴道、经腹腔镜或经腹完成,主要针对中盆腔缺陷,包括骶骨固定术(sacral colpopexy)、骶棘韧带固定术(sacrospinous ligament fixation,SSLF)、高位宫骶韧带悬吊术(high uterosacral ligament suspension,HUS)。此外,还包括经阴道置入网片的全盆底重建术(total vagina mesh,TVM),主要优点是能够同时纠正多腔室缺陷,特别是纠正中央型缺陷和侧方缺陷。

阴道顶端悬吊包括将阴道顶端附着在子宫骶韧带和骶棘韧带上,采用自体组织的子宫骶韧带悬吊术或骶棘韧带固定术治疗顶端 POP 效果相同,其解剖、功能效果和不良反应相当(A 级证据)。一项关于手术 + 骨盆肌肉心理治疗顶端支持缺陷的试验显示,子宫骶韧带悬吊术的 2 年随访成功率为 64.5%,而骶棘韧带固定术的 2 年随访成功率为 63.1%;随访 2 年,子宫骶韧带悬吊术的严重不良事件发生率为 16.5%,而骶棘韧带固定术的严重不良事件的发生率为 16.7%。子宫骶韧带悬吊术可以通过将阴道顶端双侧附着于同侧子宫骶韧带或将阴道顶端附着于在中线折叠的子宫骶韧带复合体上来完成。重要的是,将足够部分的子宫骶韧带固定在阴道上,这通常需要在靠近坐骨棘的子宫骶韧带中部进行固定。此外,骶棘韧带可以用来支撑阴道顶端,右侧的骶棘韧带固定通常用作锚定点,以避免游离结肠周围。

阴道 - 骶骨固定术是经证实的治疗 POP 的有效手术,该手术包括从阴道顶端到骶骨前纵韧带放置人工网片或生物补片。置入材料可分为可吸收和不可吸收。可吸收补片是由动物组织合成的(生物补片),会被身体吸收并且将会慢慢消失;不可吸收网片在手术后将会永久留在身体里面。对于人工网片相关并发症风险较高的女性(如长期使用激素者、吸烟者),可以考虑采用生物补片。采用合成网片的阴道 - 骶骨固定术的 POP 复发风险较低,但其并发症比用自体组织进行阴道顶端修补术要多(B 级证据)。随机对照试验的数据显示,与使用自体组织进行阴道顶端修复相比,采用网片的阴道 - 骶骨固定术在解剖上成功的可能性更大,后者更常出现一些手术并发症,包括肠梗阻或小肠梗阻、血栓栓塞及网片或缝合的并发症。此外,由于与网片相关并发症,采用网片的阴道 - 骶骨固定术与再手术率显著相关,长期(如 7 年)随访,发现网片相关并发症(阴道侵蚀、内脏侵蚀和骶骨骨炎)的发生率为10.5%,存在大量再手术的案例。比较经腹、腹腔镜、机器人阴道 - 骶骨固定术,微创手术的失血量明显减少,住院天数减少,但机器人辅助手术与腹腔镜手术相比,前者的手术时间、术后疼痛和费用显著增加,术后 6 个月至 1 年,两组的解剖和功能结果相似,但研究时机器人手术的经验较少,可能会影响研究结果。总体来说,目前资料太少,不能充分说明应该推荐哪种微创手术方法。

关于使用非自体组织进行该类手术对性生活是否有影响,目前尚无有力的循证医学结论,故年轻、性生活活跃的患者应慎重选择。近年来,对于置入性材料的长期观察随访发现,使用医用合成网片或生物补片者远期发生侵蚀、出血、暴露等并不少见,需慎用。一项涵盖7个比较使用自体组织进行 POP 修复与使用人工合成网片进行阴道脱垂修复的随机对照试验的系统回顾风险显示,网片组中有更多女性因为脱垂、压力性尿失禁或网片暴露等综合结果需要重复手术,网片暴露率为 12%,而 8% 的女性在初次手术后 3 年内因网片的暴露而需要重复手术。生物移植物(来自人类尸体或其他物种的组织),现有的证据质量不高,很难对阴道脱垂修复术中生物移植物的使用提出全面的建议。

根据特定的缺陷,补片加强可以是前壁、后壁或顶端的,或者均有,但此种修补方法不被常规推荐。目前尚无美国食品和药物管理局(Food and Drug Administration,FDA)批准的可用于 POP 治疗的经阴道网片产品。2011 年 FDA 宣布发现使用阴道网片治疗 POP 时存在严重的安全性和有效性的问题之后,许多经阴道网片产品撤出市场。2019 年 4 月,FDA 命令所有剩余的用于经阴道修复 POP 的外科手术网片制造商停止在美国销售和分销其产品。FDA 宣布,未能证明使用上述材料进行手术的可接受的长期效益风险情况。自 2016 年起,FDA 将该材料重新分类为“高风险”。值得注意的是,FDA 公告仅适用于经阴道放置治疗 POP 的网片,并不适用于压力性尿失禁的经阴道网片或用于 POP 修复经腹放置的网片。FDA 建议,对于接受经阴道网片修复 POP 且未出现任何症状或并发症的患者,不需要进行任何干预,应建议继续进行常规护理,并向妇科保健人员报告任何出现的并发症或症状,包括持续的阴道出血或分泌物排出、盆腔疼痛或性交困难。盆腔器官脱垂的阴道网片修复术仅用于存在高复发风险的人群,并可以证明其使用网片的获益比风险大,如复发性脱垂(尤其是前壁或顶端)患者或患有需避免更具创伤性和操作时间较长的开放性手术和内镜手术的内科并发症者。在将人工网片置入阴道之前,需要患者在评估手术的益处和风险并讨论其他修复方法后,签署知情同意书。

(5)阴道封闭术:将阴道前后壁分别剥离出黏膜面,将剥离的黏膜面相对缝合,部分或完全封闭阴道。在此术后患者会失去性交功能,因此仅适用于年老体弱、基础疾病较重不能耐受较大手术者,并且术前应该告知患者该手术是不可逆的。封闭手术能很好地改善 POP 症状,并且复发风险较低。这类手术甚至可以在局部或区域麻醉下进行,所以对于患有严重内科合并症(如心脏病、慢性阻塞性肺疾病或血栓性疾病)而无法进行全身麻醉或长时间手术者的 POP 治疗特别有益,封闭性手术的并发症发生率(6.8%)、重症监护室入住率(2.8%)和死亡率(0.15%)均低。一项对接受封闭性修复术的老年女性(平均 79 岁)进行的多中心前瞻性研究显示,95% 的患者表示对术后 1 年的效果感到满意或非常满意,患者的后悔情绪也较少,只有 9% 接受封闭性脱垂修复手术 1 年以上的患者表示她们后悔接受这种手术。封闭性手术是有效治疗 POP 的术式,应当考虑作为有并发症且没有以后进行阴道性交或保留阴道愿望女性的一线手术治疗方法。

常见的 POP 封闭性手术修复包括 Le Fort 阴道部分封闭术和阴道全封闭术。Le Fort 阴道部分闭合术用于在脱垂修复术中保留子宫。从阴道前壁和后壁分别剥离上皮带,然后将它们缝合在一起,这样可以留下侧方管道,用于排出子宫颈的分泌物。由于术后再难暴露子宫颈,通常要在手术前进行子宫颈细胞学和人乳头瘤病毒(human papilloma virus,HPV)的检测,并且评估子宫内膜,结果正常方可进行手术。对于子宫切除术后阴道脱垂,如果患者能够接受封闭性手术,则可选择行阴道全封闭手术或前、后阴道缝合术来缩窄阴道。在阴道全封闭术中,整个阴道的上皮都要被切除,并用缝线使阴道内翻,通常建议使用尿道下折叠或尿道中段悬吊术及会阴缝合术,以减少术后压力性尿失禁和阴道后壁脱垂复发的风险。

（6）曼氏手术（Manchester 手术）：包括阴道前后壁修补、主韧带缩短及子宫颈部分切除术，适用于 POP-Q Ⅱ 期以上，无子宫病变，不存在重度阴道前后壁膨出，年轻、子宫颈较长、要求保留子宫的患者。

3. POP 手术的并发症

（1）自体组织 POP 修补手术后的并发症：常见的并发症包括出血、感染（包括局部切口感染及尿路感染）、排空障碍（通常是一过性的）；较少见的并发症包括直肠阴道瘘和膀胱阴道瘘、输尿管损伤，阴道缩短或阴道口径限制。有资料显示，在顶端丧失支持的手术后 24 个月中，有 16% 的患者有性交困难。阴道解剖结构的变化可能导致盆腔痛和性交痛。瘘和输尿管损伤者需要迅速转诊到具有对这些情况有处理能力的医师及机构。对于脱垂手术后阴道变短或受限，常可使用阴道雌激素和渐进性扩张来处理。

（2）合成网片 POP 修补手术后的并发症：网片挛缩，侵蚀阴道、尿道、膀胱和直肠。阴道网片脱垂手术后，网片侵蚀的发生率约为 12%；阴道前壁脱垂修补使用网片时，网片的侵蚀风险为 11%，其中 7% 的病例需要手术矫正，合成网片脱垂手术性交困难的发生率 >9%。处理网片相关并发症常需要多次手术。

（3）POP 手术后出现压力性尿失禁：有明显顶端脱垂、前壁脱垂或两者都有的女性应当在术前评估是否有隐匿性压力性尿失禁，采用脱垂还纳后的咳嗽压力试验或尿流动力试验检查以明确诊断。一些女性患者仅当 POP 处于还纳状态时咳嗽压力试验呈阳性，脱垂可能阻碍尿道或尿道可能被膨出的阴道前壁扭曲，这可能掩盖了手术后可能出现的压力性尿失禁。具有症状的 POP 患者并存压力性尿失禁症状时，应谨慎地同时治疗两种疾病，以减少术后持续存在或加重的压力性尿失禁。可以同时做两种手术，尿失禁手术类型的选择常基于脱垂修补的路径而定。

有脱垂而无压力性尿失禁的患者接受修补脱垂手术前应被告知未同时做抗尿失禁手术，可能出现术后压力性尿失禁。在一项关于阴道脱垂手术 + 中段尿道悬吊术的研究中，24% 接受预防性中段尿道悬吊术的女性中在术后发生压力性尿失禁，而仅接受 POP 手术者发生术后压力性尿失禁的比例为 49%。但是，由于额外的手术也将增加手术相关不良反应的风险，所以，对于经阴道接受 POP 手术者，应权衡压力性尿失禁手术并发症的风险与术后出现压力性尿失禁的风险后决定。

（4）复发：在任何 POP 手术后都有可能复发。在接受 POP 手术前，患者应该被告知复发的风险。据报道，接近 75% 的经阴道手术患者和 90%~95% 经腹手术患者的脱垂症状在手术后将会得到根治，复发率为 6%~30%。脱垂的复发与持续与可能存在的一些持续因素有关，如便秘和组织松弛未得到改善。脱垂复发者应当像初次发病时一样接受咨询，这有助于回顾术前检查结果和先前手术记录。很多患者可能不再选择接受重复手术，而选择观察脱垂或使用子宫托。如果一患者对于复发性的阴道顶端脱垂选择接受手术，且患者已经历了自体组织阴道顶端悬吊的失败，则可以考虑阴道 - 骶骨固定术或阴道封闭术。

第五节　盆腔器官脱垂的注意事项和家庭宣教

一、盆腔器官脱垂防治的一般原则

对于盆腔脏器脱垂，应做到预防为主，防治结合。

二、盆腔器官脱垂的各时期注意事项

1. 青年时期 做好计划生育,避免多产,加强妊娠期、产褥期保健。妊娠期,定期做产前检查,注意营养均衡,避免胎儿过大,注意劳动保护,尤其妊娠晚期,应适当休息,不要参加过重体力劳动;注意监护,及时处理滞产、难产,减少盆底损伤。产后,注意休息,增加营养,做产后体操,做腹肌和盆底肌收缩锻炼;早下床活动,但不宜做过多过重的体力劳动,避免久站、久坐、久蹲。

2. 中老年时期 自中年就可开始做盆底肌锻炼,避免一过性或慢性腹压增加的疾病和劳作,如避免提重物、便秘、慢性咳嗽、肥胖等。不可避免要负重时,应采取正确的姿势。便秘患者进行行为训练,改善排便习惯,如定时排便、饮食调节、增加膳食纤维的摄入、使用缓泻剂或灌肠剂避免用力排便。推荐肥胖者适当减重。保持足够的水分摄入并在规律的间隔时间内排空膀胱。有尿失禁症状者,可通过行为调节(如定时排尿等)改善。另外,还可进行盆底肌肉锻炼及药物治疗。

有子宫脱垂者在行子宫切除时应同时顶端重建,以免术后发生阴道穹膨出和肠膨出。无论何种类型的脱垂、无论年纪多大,术后均应行康复治疗。

三、盆腔器官脱垂的运动相关问题

要尽量避免可能增加盆底负荷的运动,包括跑步、跳跃、跳绳、拳击、深蹲、蹲马步、仰卧起坐、提举或抬重物、高抬腿或踢腿运动以及一些高强度的需要跑跳的运动和锻炼课程。

可以适量进行一些比较安全、适宜的运动,包括走路、散步、游泳、瑜伽、正确的单车训练以及低强度的有氧操、普拉提和其他训练课程。

平时应该注意:做推、拉、提、放低物品的动作时,呼气并减少腹部用力的水平和强度;尽量减少下蹲的机会,能半蹲不要全蹲,减少弓步或箭步的姿势;坐在小凳上捡地面的物品,而不是蹲下或俯身捡起物品;当用手举起物品,如哑铃锻炼(应尽量避免)时,坐在健身球上,可以帮助承托盆底;可以选择坐在健身球上做提肛锻炼(选择大小合适的球);锻炼或活动时,两腿尽量并紧而不是分开,多做身体向上的、放松的姿势。

四、预防盆腔脏器脱垂的产后康复

产后超过 42d、子宫恢复良好、无感染的女性可及时进行盆底肌肉检测,明确损伤程度;可借助仪器感受并学会收缩、放松盆底肌,学习识别并有意识地控制盆底肌。掌握正确的盆底肌肉收缩方法(避免腹肌及大腿肌的收缩)。根据出现的症状、盆底肌损伤的情况(包括肌肉纤维受损的程度和类别),在医生的指导下,进行有针对性的训练,可借助仪器或自我训练,循序渐进,适时适量,持之以恒。存在盆腔脏器脱垂、尿失禁者,需要借助电刺激和生物反馈疗法,并适当延长疗程。

对于有下述情况者,应早期进行盆底肌肉康复:盆底肌力减弱、产后出现尿失禁或尿失禁在产后持续存在、产后盆腔脏器脱垂(如 POP-Q 系统评分 I 期或以上,尤其是伴有阴道前后壁膨出)、会阴伤口瘢痕疼痛、产后性生活质量下降、产后排便异常、产后尿潴留。有下述情况者不宜选择盆底肌肉功能锻炼:症状可暂缓(待病情缓解后再行评估),包括阴道出血、泌尿生殖系统急性炎症、产后手术瘢痕裂开、需要置入心脏起搏器、合并恶性盆腔脏器肿瘤、神经系统疾病、痴呆或不稳定癫痫发作。

产后盆底肌肉康复的主要目标是提高盆底肌肉收缩能力,预防和治疗盆底功能障碍(PFD),改善性生活质量。因为每名产妇盆底损伤的情况不同,产后盆底肌肉康复无法统一治疗标准和固定训练模式,这样就需要针对每个产妇的自身情况,结合在康复过程中的效果,进行调整方案,制订个体化的训练模式。个体化治疗原则体现在盆底康复方面,就是根据产妇的不同情况,采用盆底肌肉锻炼、生物反馈和电刺激等康复技术方法,针对个体病情需要,提供具有针对性的治疗,更有效地达到产后盆底康复的目的。根据患者个体情况给予适当治疗极为重要。如果医师的指导有误或家属求治心切,没有按照病情的实际需要治疗,而是采用统一的方案进行治疗,就可能出现治疗效果不理想、治疗过度,甚至造成不必要的损害。因此,临床医生根据病情所处的时期、有利与不利康复的因素而采用个体化方案,结合产妇的心理和生理特点,给予每个产妇不同的康复治疗方案,尽可能达到理想的治疗效果。

（金伟蓉）

参考文献

[1] 沈铿,马丁.妇产科学.北京:人民卫生出版社,2017.

[2] 朱兰,郎景和.女性盆底学.北京:人民卫生出版社,2008.

[3] 中华医学会妇产科学分会妇科盆底学组.盆底器官脱垂的中国诊治指南.中华妇产科杂志,2014,49(9):647-651.

[4] 李志毅,朱兰,徐涛,等.中国城市地区女性盆底器官脱垂临床流行病学调查.中华医学杂志,2019,99(11):857-861.

[5] MARTINHO N,FRIEDMAN T,TUREL F,et al. Birthweight and pelvic floor trauma after vaginal childbirth. Int Urogynecol J,2019,30(6):985-990.

[6] BLOMQUIST JL,MUÑOZ A,CARROLL M,et al. Association of delivery mode with pelvic floor disorders after childbirth. JAMA,2018,320(23):2438-2447.

[7] GOOD MM,SOLOMON ER. Pelvic floor disorders. Obstet Gynecol Clin North Am,2019,46(3):527-540.

[8] BARBER MD,BRUBAKER L,NYGAARD I,et al. Pain and activity after vaginal reconstructive surgery for pelvic organ prolapse and stress urinary incontinence. Am J Obstet Gynecol,2019,221(3):233e1-233,e16.

[9] PIZARRO-BERDICHEVSKY J,HITSCHFELD MJ,PATTILLO A,et al. Association between pelvic floor disorder symptoms and QOL scores with depressive symptoms among pelvic organ prolapse patients. Aust N Z J Obstet Gynaecol,2016,56(4):391-397.

[10] DUE U,BROSTRØM S,LOSE G,et al. Lifestyle advice with or without pelvic floor muscle training for pelvic organ prolapse:a randomized controlled trial. Int Urogynecol J,2016,27(4):555-563.

[11] VERBEEK M,HAYWARD L. Pelvic floor dysfunction and its effect on quality of sexual life. Sex Med Rev, 2019,7(4):559-564.

[12] American College of Obstetricians and Gynecologists' Committee on Practice Bulletins—Gynecology and American Urogynecologic Society. Pelvic Organ Prolapse:ACOG Practice Bulletin,Number 214. Obstet Gynecol,2019,134(5):e126-e142.

[13] National Guideline Alliance. Urinary incontinence and pelvic organ prolapse in women:management. London:National Institute for Health and Care Excellence(UK),2019.

第七章

产后慢性盆腔疼痛

第一节 产后慢性盆腔疼痛的概述和定义

一、产后慢性盆腔疼痛的概述

慢性疼痛是相对急性疼痛而言的,指发病缓慢(持续时间尚无定论,一般在6个月以上,也有认为超过3个月)或超过正常治愈时间,或疼痛缓解后数月至数年又复发。慢性疼痛作为一种病症,已引起全世界的高度重视。产后慢性疼痛是一个临床现实问题,随着时间的推移,发病率保持稳定。研究显示,产后慢性疼痛影响着6.1%~11.5%的女性产后恢复和健康。

妊娠和分娩对于女性的生理和心理都是严峻的考验,严重影响着女性的身心健康和生活质量。虽然分娩被认为是一种自然过程,但有些分娩需要器械或手术干预,而且分娩的物理创伤可能导致持续性疼痛。分娩被认为是在产后期间以及从长远来看可能发展为生殖器疼痛、盆腔疼痛和性交困难的危险因素。对非疼痛和疼痛变量进行描述性统计,外阴、阴道口、阴道内疼痛为生殖器疼痛,子宫颈、卵巢、下腹等部位疼痛为盆腔疼痛。

无论是通过阴道分娩还是通过剖宫产分娩,生殖器官、盆腔区域的急性产后疼痛是一个普遍的问题。研究表明,急性生殖器官、盆腔产后疼痛的发生可能在剖宫产分娩后1d和阴道分娩后1d,概率高达85%。无论分娩方式如何,这种疼痛通常会在分娩后的前2~3个月内消失,因为分娩后的急性损伤可以恢复和治愈。但是,对于一些新妈妈来说,分娩后的急性生殖器、盆腔疼痛可能会持续超过此时间范围。剖宫产分娩和阴道分娩后3个月的持续性产后生殖器官、盆腔疼痛发病率估计在4%~27%。相当比例的女性产后生殖器和盆腔疼痛持续时间超过1年,且有其他慢性疼痛病史的女性似乎特别容易出现持续性生殖器或盆腔疼痛。

但是,急性产后生殖器官、盆腔疼痛和慢性产后生殖器官、盆腔疼痛两种疼痛类型是同时发生还是依次发生或受到不同危险因素的影响(以及它们最终如何影响女性的生活,包括其性行为),需要进一步研究。建立产后生殖器官、盆腔疼痛和性交困难的发展轨迹和持久性的轨迹(即产后整个时期的潜在变化)的研究可以帮助确定最关键的时间点,进行评估和干预,来更好地预防和治疗这两类疼痛。本书将着重介绍产后慢性盆腔疼痛等康复科相关内容。

二、产后慢性盆腔疼痛的定义

产后慢性盆腔疼痛是涉及妇产科、泌尿外科、骨科、肛肠科、康复科、心理科等多学科的重要问题,不仅是盆腔及盆腔周围器官功能障碍的表现和结果,而且直接导致许多器官的功能障碍,引起患者社会行为及家庭生活的障碍。

对于产后慢性盆腔疼痛的定义,学术界还未达成一致。ACOG 定义慢性盆腔疼痛(chronic pelvic pain,CPP):持续 6 个月或以上的非月经周期性疼痛;疼痛局限于盆腔、腹部、脐或脐下、腰骶背部或臀部;严重时可导致功能障碍。因此,针对产后特殊人群的慢性盆腔疼痛,可在人群上做限定,现在对于产后期的基本观点是到分娩后的 12 个月。产后慢性盆腔疼痛定义为产后由于各种功能性和 / 或器质性原因引起的骨盆及骨盆周围组织器官持续 6 个月以上的疼痛,甚至导致机体器官功能异常,影响产妇社会行为和生活质量,需要进行药物、心理、手术或康复治疗的一组综合征。

目前的研究结果表明,产后慢性盆腔疼痛是产妇普遍关心的健康问题,其病因复杂、治疗棘手、治愈率低,病情反复无常,严重危害广大产妇的身心健康和生活质量,如导致性生活不适,甚至伴随着抑郁或焦虑的出现。研究表明,对于产后慢性盆腔疼痛最好采用生物 - 心理 - 社会医学模式的多维方法来解决,在治疗中不仅要观察疼痛的强度,还要观察疼痛对日常活动的干扰程度,这可能是寻求治疗方法的关键因素。

第二节 产后慢性盆腔疼痛的分类

产后慢性盆腔疼痛会导致较多组织器官出现症状,疼痛的强度、类型也不一致,涉及的医学相关学科较多,分类也较为复杂。

一、按病因分类

1. 生殖系统疾病　包括:①子宫内膜异位症;②慢性盆腔炎性疾病;③盆腔粘连;④子宫脱垂;⑤盆腔静脉淤血综合征。

2. 消化系统疾病　包括:①肠易激综合征;②产后慢性便秘。

3. 泌尿系统疾病　包括:①反复泌尿系感染;②慢性尿道综合征;③慢性尿潴留。

4. 骨骼肌肉系统疾病　包括:①腹壁肌筋膜疼痛;②盆底肌痛(肛提肌或梨状肌综合征);③躯体形态异常;④髂腹下神经、髂腹股沟神经及生殖股神经的神经痛;⑤尾骨疼痛及背部疼痛;⑥椎间盘疾病;⑦剖宫产术后瘢痕牵拉或挤压。

5. 心理学疾病　包括产后抑郁、产后焦虑等心理疾病。

6. 全身性疾病　偏头痛、背痛、产后疲劳均可引发产后慢性盆腔疼痛。

二、按原因分类

1. 炎性疼痛　指生物源性炎症、化学源性炎症所致的疼痛。

2. 内源性疼痛　指机体内环境紊乱所致的疼痛。①血管源性疼痛:痉挛狭窄、栓塞、闭塞、阻断;②免疫源性疼痛:自身免疫性疾病或变态反应性疾病所致的疼痛;③神经源性疼痛:各种神经痛及其综合征;④其他。

三、按部位分类

1. 表浅痛　程度剧烈,定位精确,产生肌肉活动。

2. 深部痛　程度较轻,定位不精确,肌肉活动较弱,有时疼痛放射至其他有关部位,可出现感觉过敏区。

3. 神经性疼痛 起于末梢至中枢的任何病损,呈灼痛性,剧烈、弥散而持久,有时表现为痛觉过敏,常受情绪影响。

4. 心理性疼痛 纯属精神性,有焦躁情绪,可出现个性改变、抑郁等。

四、按表现形式分类

1. 局部痛 病变部位的局限性疼痛,多为感受器或神经末梢受刺激引起。

2. 放射痛 是因神经干、神经根或中枢神经受病变刺激所致,疼痛不仅发生在刺激局部,还可沿受累神经向末梢传递。

3. 扩散痛 指一根神经受刺激时,疼痛除向该分支分布区散射外,尚可扩散到另一根神经分支甚至邻近脊髓节段的其他神经所支配的区域,出现疼痛。

4. 牵涉痛 指从疼痛刺激部位放散到其他部位出现疼痛,通常见于深部器官痛。

5. 内脏痛 为深部痛的一部分,疼痛刺激多由无髓纤维传入,痛阈较高。一般对于切割挤压、烧灼等刺激敏感,常伴有自主神经症状。内脏痛时远距离的体表皮肤可以产生放射痛。

产后女性可能存在身体形态、身体功能、心理及社会适应性等多方面的问题。产后慢性盆腔疼痛是一种涉及躯体和精神因素的复杂问题,即使存在明显的可导致盆腔疼痛的躯体病变,也不可忽视心理、社会因素的影响。对于产后慢性盆腔疼痛的评估,必须从身体、心理两方面入手,综合多学科的治疗方法。

第三节 产后慢性盆腔疼痛的检查评估

目前,关于产后慢性盆腔疼痛的大多数研究都集中在患病率和危险因素,但是如果没有考虑到疼痛是否始于妊娠,则可能高估了患病率。还有研究表明,妊娠前非生殖器官、盆腔疼痛有可能会增加产后生殖器官、盆腔疼痛发作的可能性。综上所述,这些结果强调了追踪女性妊娠前、妊娠以及产后过程的疼痛经历的重要性,提示我们应对患者进行全面的疼痛评估,而不是仅关注分娩和分娩相关生物医学因素。

一、产后慢性盆腔疼痛的病史采集

各种影像学技术的快速发展为疼痛的准确诊断提供了可能,但可能会增加临床医师对影像学检查的依赖,而逐步降低对病史采集的重视。疼痛作为一种主观感受,其衡量在很大程度上仍依赖于患者与医师之间细致、可靠的交流。医师在收集、分析资料的过程中,切忌"先入为主"地对病情资料进行取舍或解释,失去诊断思维的客观性,应当在聆听患者叙述过程中不断思考、鉴别和判断,并有针对性地提出问题,力求病史资料的完整。在疼痛的临床诊断中,详细的病史采集占用重要地位,应包括以下方面:

1. 疼痛的性质 如疼痛部位、有无放射、发作形式、严重程度、加重或减轻的因素、发展速度(持续时间和频率);月经周期、压力、运动、工作、性交和性高潮对其的影响,要突出疼痛的特点,有重点地采集与疼痛的发生、发展等有密切联系的病史。对疼痛发作的描述也应详细,疼痛问卷有助于更好地记录和描述患者的症状。

2. 产前疼痛史 要特别注意询问和记录分娩前的躯体疼痛病史,包括妊娠前其他类型的疼痛、妊娠期间这些疼痛的变化情况,以及妊娠和分娩后出现的其他躯体疼痛类型。

3. 既往治疗情况 如药物、手术或康复治疗的方法及效果。

4. 评价生活质量 包括患者的日常生活情况、性生活情况、人际关系情况等。生活质量评估采用适用于一般人群的国际上普遍认可的生活质量评定量表——健康调查简表（the MOS item short from health survey，SF-36），其内容主要包括生理功能、躯体疼痛、情感智能、总体健康、社会功能、活力、心理健康和生理职能。量化评分后，分值越高说明生活质量越高。

5. 既往病史 包括分娩史、妇科疾病、性功能、性传播疾病、盆腔炎性疾病、避孕方法、手术史、外伤史、躯体或性虐待病史；排尿或排便异常症状。

6. 家族史 特别是子宫内膜异位症或肠易激综合征病史。

二、产后慢性盆腔疼痛的体格检查

耐心和技巧是对产后慢性盆腔疼痛患者体格检查的基本要求。进行体格检查时动作必须轻柔，因为患者一旦感觉到剧烈疼痛，检查将很难完成。

1. 腹部检查 应在盆腔检查前进行，需鉴别疼痛来源于腹壁还是腹膜内。视诊观察腹部有无隆起或呈蛙腹状，腹壁有无瘢痕、静脉曲张、妊娠纹、腹壁疝、产后腹直肌分离等。触诊腹壁厚度，肝、脾、肾有无增大及压痛，腹部有无压痛、反跳痛和肌紧张，能否扪及包块。扪及包块时，应描述包块部位、大小、形状、质地、活动度、表面是否光滑或有高低不平隆起以及有无压痛等。

2. 骨骼肌肉检查 对于产后慢性盆腔疼痛患者，要注意检查是否有肌筋膜触发点（myofascial trigger points，MTrPs），有的学者称之为扳机点。肌筋膜触发点是骨骼肌肌肉能够激惹疼痛的某一特定位置，在这个位置通常可以摸到一个疼痛结节和绷紧肌纤维痉挛带，触压时有疼痛加重和局部肌肉颤搐，可能引起远处牵涉痛。妊娠和分娩造成腹部肌肉、腰背部肌肉、骨盆周围肌肉的力学失衡，使这些组织内发生水肿、渗出等生理变化，极易形成肌筋膜触发点，产生疼痛。研究显示，肌筋膜疼痛触发点造成的慢性疼痛发生率呈逐年增高的趋势。所以在进行骨骼肌肉检查时，要特别注意腹部肌肉、腰背部、骨盆周围肌肉的肌筋膜触发点检查。此外，还要注意检查是否有术后瘢痕、脊柱前凸增加、耻骨联合分离、腹直肌分离、外周神经压迫、椎间盘突出等骨骼肌肉功能障碍。对于肌筋膜触发点的定位主要根据以下方面。①病史和体格检查：突然发作的肌肉过用或跟随肌肉过用发作的一个短暂时期后的疼痛；反复和慢性过用受累肌肉而引起的肌痛；不明原因的肌痛。②明确的肌肉压痛点、肌肉疼痛点处可触及紧张带或收缩性结节。③每个肌肉痛点（触发点）伴有特征性牵涉痛。深压可引发牵涉痛。不同的肌肉常有几个不同的固定疼痛点，每一个疼痛点都有自己固定的触发牵涉痛区域。④快速触压和针刺触发点可引发局部抽搐反应。⑤ MRI和 B 超显示肌肉影像增强和增厚。

3. 盆腔检查 检查前告知患者盆腔检查可能引起的不适，不必紧张并尽可能地放松腹肌。当进行盆腔检查时首先用一湿棉签检查外阴有无结节或触痛，在阴道内放入 1~2 个手指检查有无盆底疼痛，如患者无疼痛不适，进一步行双合诊检查，了解有无宫颈举痛、附件区有无增厚、有无触痛结节、肿物及盆腔各脏器的活动度。

三、产后慢性盆腔疼痛的疼痛定量评估

疼痛评估是疼痛治疗的第一步，准确及时的疼痛评估可以给临床治疗提供必要的指导和帮助，还可以评估治疗干预的结果，是疼痛治疗必不可少的一步。最常用的评估疼痛强

度的方法主要有视觉模拟评分量表(visual analogue scale,VAS)、数字评分量表(numerical rating scale,NRS)、口头描述评分(verbal rating scale,VRS)。这些评分因操作简单,被广泛应用。VAS 是目前临床上使用最广泛的评估方法,国内临床上通常采用中华医学会疼痛学分会监制的 VAS 卡。在卡中心刻有数字的 10cm 长线上有可滑动的游标,两端分别表示"无痛"(0)和"最剧烈疼痛"(10)。患者面对无刻度的一面,医生面对有刻度的一面。并记录痛的程度,即 VAS 刻度(见图 4-1)。NRS 通过将疼痛程度用 0~10 这 11 个数字表示,0 表示无痛,10 表示最痛,被测者根据个人疼痛感受在其中一个数字做记号。VRS 通过口述将疼痛用"无痛""轻微痛""中度痛""重度痛""极其重度痛"表示:0 无痛,1 轻微痛,2 中度痛,3 重度痛,4 极重度痛(不可忍受的痛)。

与疼痛强度评估量表相比,多因素疼痛评估量表可以从疼痛性质、心理、社会等多个方面提供更为详细的信息,对于评价可能由多个因素所致的复杂疼痛尤为有用。临床上最常用的多因素疼痛评估量表一般是 McGill 疼痛问卷(McGill pain questionnaire,MPQ)和简明疼痛调查表(brief pain inventory,BPI)(附录 5、附录 6)。但是由于耗时太长,具有一定文化程度的人才能完全理解、掌握和应用,应用受到限制。

四、产后慢性盆腔疼痛的影像学检查

1. X 线检查 包括静脉肾盂造影、腹部 X 线片、骨盆 X 线片等。X 线检查要求基于完善的体格检查并结合详细的病史,具有明确的目的性,但对于产后慢性盆腔疼痛的诊断作用有限。

2. B 型超声 盆腔器官 B 超检查分为经阴道和经腹壁的超声检查。经阴道超声对骨盆中肿块比较敏感,辨别囊性与实性,以及探查肿瘤的血流特点具有较高的诊断价值。

3. 功能性磁共振 慢性疼痛是一种脑功能障碍性疾病,其可通过改变大脑区域之间的信息流动和整合而影响大脑的功能和行为。应用功能性磁共振可以对整个大脑成像,可以分离出疼痛功能环路,研究人脑状核、岛叶、杏仁核等特异性区域与痛觉加工相关的机制。

五、产后慢性盆腔疼痛的内镜检查

内镜是慢性盆腔疼痛诊治中的常用手段,也可以选择性地使用,协助诊断产后慢性盆腔疼痛。

1. 腹腔镜检查 允许以最小的创伤对盆腹腔进行观察,并提供骨盆内器官的清晰影像,应用于依赖这种检查提供的结论才能进行治疗的患者,因为对于慢性盆腔疼痛患者是否进行腹腔镜检查目前仍有争议。研究显示,腹腔镜检查后仍然会有 40% 患者无法明确病因。

2. 宫腔镜检查 怀疑病变位于子宫腔内,应进行宫腔镜检查。

3. 膀胱镜检查 怀疑病变位于膀胱、尿道,应进行膀胱镜检查。

4. 结肠镜检查 是下消化道最准确的检查方式,可以清楚地显示肠道黏膜和黏膜下病变,对整个肠道内的形态结构有一个完整的显示。

六、产后慢性盆腔疼痛的盆底肌电评估

盆底表面肌电检查可以更加客观、量化地对盆底肌肉进行评估,观察盆底肌肉的激活程度和相应的肌肉耐疲劳性。一般采用 Glazer 盆底肌评估方案,测试前,受检者先排空大小便,斜靠在床上,治疗师将电极插入其阴道或肛门后执行 Glazer 盆底肌评估方案(详见第五章)。

七、产后慢性盆腔疼痛的姿态评估

姿态评估包括患者的步态、站姿、坐姿等情况下的评估。一旦有盆腔疼痛,患者会在以上姿态中出现异常,如阴部神经痛患者在坐位时采取避痛姿势等,甚至不敢坐下,长时间站立。许多产后无力的女性还会出现脊柱前凸增加或前后凸均增加,要注意脊柱生物力学姿势的评估。

八、产后慢性盆腔疼痛的心理学评价

许多产妇患有慢性盆腔疼痛,但是她们担心医生告知其疼痛是产后特殊心理作用的结果,所以医务人员应该耐心解释,让她们了解心理和生理功能异常均可导致慢性盆腔疼痛。心理评估应成为每位慢性盆腔疼痛患者标准诊治的内容,尤其是心理状态处于特殊时期的产妇。评估内容包括疼痛的程度、患者对疼痛的认知能力、疼痛日记、是否存在抑郁和焦虑症状等基本资料。

九、产后慢性盆腔疼痛的实验室检查

实验室检查包括阴道分泌物涂片检查、阴拭子检查、血尿常规及组织病理学检查等。

第四节 产后慢性盆腔疼痛的治疗

一、产后慢性盆腔疼痛的心理治疗

心理学研究提示,产后抑郁和产后焦虑等产后时期特殊心理疾病会增加产后人群患慢性盆腔疼痛的风险,产后慢性盆腔疼痛患者的心理治疗不容忽视。

(一)认知行为治疗

首先让患者了解疼痛原因的复杂性,心理和生理功能异常均可导致慢性盆腔疼痛。通过学习控制呼吸节律,放松肌肉,利用物理信号减少身体的兴奋程度和转移身体不适的注意力。Mensendieck 躯体认知疗法通过改变姿势、运动、呼吸模式结合标准的妇科治疗可改善疼痛症状及运动功能。

(二)支持治疗

治疗师可以采用劝导、启发、鼓励、支持、说服等方法,引导患者放松和分散注意力,帮助患者发挥其潜在能力,改变对挫折的看法,给个体以不同形式的支持,同时可让患者家属积极配合,共同参与。

(三)专科心理治疗

采用专科心理治疗来消除患者的疑虑,例如催眠疗法等可放松患者身心。对怀疑有较严重的心理疾病的产后慢性盆腔疼痛患者,建议接受心理医师的咨询,并按照严格的专科心理治疗模式进行治疗。

二、产后慢性盆腔疼痛的药物治疗

药物治疗产后慢性盆腔疼痛的目的在于缓解疼痛、改善机体功能、避免复发等。对于产妇,其身体状态、精神状态关系着家庭社会功能。口服给药为首选给药途径,不宜口服的

患者可选用其他给药途径,如皮下注射、透皮贴剂等。轻度疼痛可选择镇痛药物,如对乙酰氨基酚或非甾体抗感染药;中度疼痛可选用弱阿片类药物,也可合用非甾体抗炎药(non steroidal anti-inflammatory drugs,NSAIDs);重度疼痛可选用强阿片类药,也可合用 NSAIDs。如果患者诊断有神经病理性疼痛因素,应首选抗抑郁药物或抗惊厥药物等。抗抑郁药有三环类抗抑郁药、选择性 5- 羟色胺再摄取抑制药,其中三环类抑郁药能帮助患者改善睡眠、减轻焦虑和抑郁,提高疼痛阈值,从而改善疼痛。还可以选择激素类药物,如口服避孕药可以抑制排卵,减少自发性子宫收缩,阻断前列腺水平升高,缓解原发性痛经。对于处于哺乳期的产妇,应根据医生建议,酌情使用镇痛药物。

(一) 对乙酰氨基酚和 NSAIDs

对乙酰氨基酚属于解热镇痛药,主要抑制环氧化酶(cyclooxygenase,COX)-3,对胃肠道、血小板的功能影响不大,常规剂量安全性高于 NSAIDs。慢性盆腔痛治疗采用对乙酰氨基酚,每天口服剂量不能超过 2g,联合给药或复方制剂日剂量不超过 2g,不能与含乙醇饮料同时服用,使用期间定期检查肝功能。常用于慢性盆腔痛治疗的 NSAIDs 包括布洛芬、双氯芬酸、吲哚美辛、塞来昔布等。一般药物使用数天后即可生效,如服用足量 1~2 周后仍无效,则应考虑换药。NSAIDs 都有日限制剂量,如布洛芬 2 400mg/d、塞来昔布 400mg/d。使用 NSAIDs 用药剂量达到一定水平时,增加用药剂量并不能增强镇痛效果,但药物毒性反应会明显增加。两种 NSAIDs 药物禁止联合应用。NSAIDs 常见的不良反应有消化道溃疡、消化道出血、血小板功能障碍、肾功能损伤、肝功能损伤等。其不良反应的发生大多与用药剂量及使用持续时间相关,用药期间应定期检查血、尿常规和肝、肾功能。

(二) 阿片类药物

阿片类药物是中、重度慢性盆腔痛治疗的可选药物。临床上常用于治疗慢性盆腔痛的阿片类药物有吗啡即释片、吗啡缓释片、羟考酮控释片、芬太尼透皮贴剂等。这些药物与阿片受体都有高度亲和力。关于阿片类药物的使用,建议进行初始剂量滴定,逐渐调整用药剂量,以获得最好镇痛效果。对疼痛病情稳定的患者,使用控释剂作为背景给药,备用短效阿片类药物,发生暴发性疼痛时,立即给予短效阿片类药物。阿片类药物轮替治疗时,需要进行剂量换算,如需减少或停用阿片类药物,需要逐渐减量,不能骤然停药。患者和医师必须对治疗方案和预期效果达成共识,患者需签署知情同意书。强调按时给药,以功能改善、疼痛缓解为目的。经治医师需要定期随访患者,评估、记录镇痛效果、功能改善情况、用药及伴随用药和不良反应,要积极预防和处理阿片类止痛药不良反应。

(三) 抗抑郁药

近期研究表明,抗抑郁药在某种程度上可提高患者耐受疼痛的水平,一般应用于有神经病理性疼痛因素的慢性盆腔疼痛患者。抗抑郁药物按化学结构和作用机制,分为三环类抗抑郁药(tricyclic antidepressants,TCAs)、单胺氧化酶抑制药(monoamine oxidase inhibitors,MAOIs)、5- 羟色胺再摄取抑制药(serotonin reuptake inhibitor,SSRIs)、5- 羟色胺及去甲肾上腺素再摄取抑制药(serotonin and noradrenalin reuptake inhibitors,SNRIs)、去甲肾上腺素及特异性 5- 羟色胺受体拮抗药(noradrenalin and specific serotonin antagonists,NASSAs)以及去甲肾上腺素及多巴胺再摄取抑制药等。

在使用抗抑郁药治疗疼痛的过程中,尽可能采用最小的有效剂量;对于少数疗效差的患者,可考虑合并用药,应选择化学结构不同、药理作用不同的两种药物联用,但其他抗抑郁药禁忌与 MAOIs 合用。TCAs 主要包括阿米替林、地昔帕明、去甲替林等,起效较慢,治疗指数低,剂量受镇静、抗胆碱能和心血管不良反应限制,使用时从小剂量开始,严重心肝肾疾病、粒细胞减少等疾病患者禁用。

MAOIs 分为两大类型:一类称为不可逆性 MAOIs,如苯乙肼、反苯环丙胺,不良反应大,目前很少使用;另一类为新型的可逆性 MAOIS,以吗氯贝胺为代表,常见不良反应有头痛、头晕、恶心等。

SSRIs 对慢性盆腔痛有神经病理性因素的患者有较好的治疗效果,如慢性盆腔痛的原因与阴部神经或其分支神经在不同部位的卡压有关系者。SSRIs 作用与 TCAs 相当,其抗胆碱能不良反应和心血管不良反应比 TCAs 小,年老体弱者宜从半量或 1/4 量开始,缓慢加量。对 SSRIs 过敏者不能使用,严重心、肝、肾病患者慎用,SSRIs 目前临床主要有氟西汀、帕罗西汀、舍曲林、氟伏沙明和西酞普兰。SNRIs 其代表药为文拉法辛,低剂量仅有 5-羟色胺(5-hydroxytryptamine,5-HT)再摄取阻滞作用,中至高剂量有 5-HT 和去甲肾上腺素(noradrenalin,NA)再摄取作用。文拉法辛安全性好,常见不良反应有恶心、失眠等。

NASSAs 是具有 NA 和特异性 5-HT 双重作用机制的新型抗抑郁药,主要有米氮平,无明显抗胆碱能作用。多巴胺重摄取抑制剂安非他酮,阻滞多巴胺的再摄取,对心脑血管系统无明显的影响。

5-HT 受体拮抗及 5-HT 再摄取抑制药有曲唑酮、萘法唑酮、阿莫沙平、噻奈普汀。曲唑酮、萘法唑酮禁用于低血压、室性心律失常患者;阿莫沙平,心律失常、帕金森病患者禁用,老年人慎用;噻奈普汀一般无特殊禁忌。

三、产后慢性盆腔疼痛的中医治疗

中医认为慢性盆腔痛属于"妇人腹痛""痛经"等疾病的范畴,病因不外乎外邪侵袭、情志失调、饮食失节、劳倦内伤、手术创伤。产后元气大损,阴血骤亏,百脉空虚,又多瘀血,明代张介宾《景岳全书·论产后当大补气血》曰:"产后气血俱去,诚多虚证"。产后慢性盆腔疼痛的产生机制均可为瘀血阻滞冲任、胞脉失畅,导致"不通则痛"。目前,大多数中医工作者认为,产后慢性盆腔疼痛症主要有湿热邪毒型和气滞血瘀型。大多数患者发病都为虚实结合,血虚、肾虚与瘀血、邪毒气同时存在。因此,本病的治疗原则为治疗虚寒,调节阴虚之气,活血化瘀及驱散体内邪毒之气(详见第十三章)。

四、产后慢性盆腔疼痛的手术治疗

在美国,慢性盆腔疼痛是 1/3 的腹腔镜手术和 10%~15% 的子宫切除术的手术指征。对于其他治疗方法无效或重度疼痛的产后慢性盆腔疼痛,可考虑选择手术疗法,一般的手术方法有子宫切除术,子宫悬吊术,腹腔镜下粘连分解术,子宫内膜异位灶手术,子宫骶神经、骶前神经切除术。

五、产后慢性盆腔疼痛的介入治疗

介入治疗主要包括射频热凝术、交感神经阻滞、冷冻或化学法神经溶解术、脊髓或外周神经的神经调制术、肉毒毒素注射等。神经阻滞疗法是介入治疗中最常用的方法。神经阻滞疗法是指以化学药物或物理措施,阻断局部感觉神经纤维的传导,从而缓解或消除疼痛的疗法,前者通过局部注射局部麻醉药或神经毁损药物来阻断或破坏神经纤维的传导功能,以暂时或长期缓解疼痛。后者以物理措施刺激周围神经,导致暂时或永久性神经传导功能障碍,从而达到缓解疼痛的目的。

2015 年欧洲泌尿学会慢性盆腔痛指南推荐,对慢性盆腔疼痛患者通过触诊和描记表面肌电图等方法评估盆底肌功能,并积极寻找肌筋膜触发点。如果能够找到肌筋膜触发点,可以通过按压或针刺的方法治疗。针刺法可以分为两种,既可以在肌筋膜触发点局部注射麻醉药,也可以不使用任何药物,而只用注射器针头针刺肌筋膜触发点,即干针疗法(图 7-1)。在肌筋膜触发点局部注射麻醉药 1~5mL[1% 的利多卡因或 0.25% 的丁哌卡因(布比卡因)]或同时使用糖皮质激素可缓解症状。研究显示,对于腹部、盆底及骶骨区肌筋膜触发点进行局部麻醉,50% 患者主观盆腔疼痛症状得到减轻。

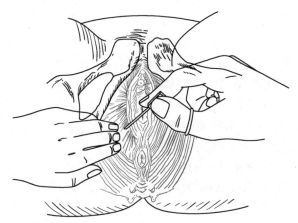

图 7-1 盆底肌筋膜触发点干针针刺示意图

六、产后慢性盆腔疼痛的康复治疗

康复治疗主要是通过各种物理治疗方法恢复组织和关节的柔韧性,恢复力量和协调性,降低神经系统激惹性,恢复功能,是腹壁、盆底或下背部疼痛的肌筋膜痛患者的重要治疗方法,主要包括手法治疗、经皮神经电刺激疗法、生物反馈疗法、运动疗法、高频电疗法、体外冲击波疗法、盆底磁疗法等。

(一)手法治疗

手法治疗主要包括肌筋膜放松和缺血性按压肌筋膜触发点。盆底肌肉筋膜的主要功能是支持承托盆腔器官、通过收缩和放松来协调控制排尿排便等。根据国际尿控协会的标准,将盆底肌肉的功能状态分为:①正常(normal),指肌肉能够自主收缩和松弛;②亢进(strong),指肌肉不能松弛;③减弱(weak),指肌肉功能低下、不能自主收缩;④缺失(absent),指无可触及的肌肉活动。盆底肌活动减弱常表现为压力性尿失禁、大便失禁、子宫脱垂、性快感消失等,而盆底肌过度活动则表现为慢性盆腔痛、便秘、性交痛等。盆底肌筋膜痛是慢性盆腔痛的重要因素之一,但是常被忽略。14%~23% 的慢性盆腔痛患者存在盆底肌筋膜痛。盆底肌筋膜痛可以单独存在,也可能出现在泌尿系统、消化道和生殖道症状之前或之后。临床上盆底肌筋膜痛的患者常伴有尿频、尿急、便秘和性交痛等症状。

1. 肌筋膜放松手法 根据人体肌筋膜理论,托马斯等认为人体的筋膜是一个整体,是一个巨大的筋膜网,筋膜包绕着肌肉,肌肉和肌肉连接,分布在同一个层次上,就是一条链。当肌筋膜链上某一部分出现问题时,不仅要关注局部问题,而且也要兼顾整体的肌筋膜链。

因此,在治疗慢性盆腔痛时,不仅要松解盆腔肌筋膜,而且要松解腰腹部、臀部、大腿肌筋膜。操作方法:患者取仰卧位,自然放松;治疗师站于床旁,沿腹部肌肉走向先松解腹部肌肉筋膜,然后松解大腿内侧肌群;然后患者取俯卧位,再松解腰部浅深肌群,臀部大、中、小肌及尾骨旁肌肉、筋膜。对痉挛的肌肉筋膜进行拉伸和脱敏,即手指以垂直肌肉方向拉伸缩短的肌纤维,通过按摩拉伸,可以使痉挛缩短的肌肉舒展,恢复供血,缓解疼痛。同时增强神经中枢对挛缩肌肉的控制,加强肌肉间的协调性,降低肌张力,恢复正常的肌肉功能。每周3次,每次20min,10次为1个疗程。

2. 肌筋膜触发点灭活手法　人体的每一块肌肉内存在一个或多个潜在的肌筋膜触发点,妊娠及分娩的应激,激活了潜在的肌筋膜触发点,引发了下腹肌、股内收肌群、盆底肌群、腰背肌群、臀部肌群等肌肉的痉挛,使相应肌肉触发点活化和肌筋膜紧张。可通过缺血性按压的手法来灭活肌筋膜触发点。首先要对下腹肌(腹直肌下段、腹斜肌、锥状肌)、股内收肌群(耻骨肌、内收长短肌、股薄肌、内收大肌)、盆底肌群(坐骨海绵体肌、球海绵体肌、会阴深浅横肌、肛门括约肌、肛提肌、阴道括约肌)、腰背肌群(骶部多裂肌、闭孔内外肌)、臀部肌群(臀大肌、臀中肌、臀小肌、梨状肌)等进行评估,感受并定位紧张挛缩的肌肉,并找到肌筋膜触发点。进行深透且持久的按压10~15次(图7-2),直到患者疼痛减弱或肌肉紧张感缓解,持续5~6d。缺血性按压因其非介入性、安全可靠等特点越来越多地被应用到临床上,其是通过治疗者大拇指或借助其他器械对触发点处进行持续按压,依靠力学的作用松解挛缩的结节,灭活触发点,改善局部血液循环,提高肌筋膜内感受器的痛觉阈值,减轻疼痛的敏感性,起到疼痛脱敏的效果。

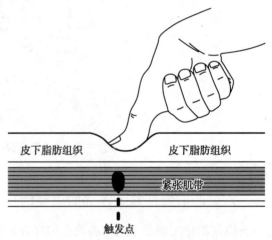

图 7-2　肌筋膜触发点缺血性按压示意图

此外,可配合全身心的放松训练,如腹式呼吸放松、音乐放松等也有一定效果,还可辅助热疗或冷疗。值得注意的是,当患者的疼痛症状缓解后,应该重视并恢复盆底肌正常的活动和功能,指导患者重新掌握正确的肌肉收缩和放松动作,增加盆底肌肉强度,保持适宜的肌张力,以利于维持盆底稳定和功能协调。

(二)经皮神经电刺激疗法

经皮神经电刺激(transcutaneous electrical nerve stimulation,TENS)增加局部肌肉收缩和神经传导而加速血液循环,减轻盆腔淤血,并可抑制内膜的异常增生和出血,降低毛细血管通透性,消除炎性积液及促使炎性包块的吸收和消散,在炎性消退时促进血液循环和加速新陈代谢,解除盆腔炎症及局部粘连,达到改善慢性盆腔疼痛的目的。同时也可抑制前列腺素分泌,促进内源性镇痛物质的释放,提高痛阈,从而缓解疼痛。

TENS疗法与传统神经刺激疗法的区别:传统的电刺激主要是刺激运动纤维,而TENS则是刺激感觉纤维。治疗机制不是非常明确,有闸门控制假说、内源性吗啡样物质释放假说。根据频率不同可分为高频(>50Hz)和低频(<20Hz)两种。目前认为,高频电刺激能兴奋传导外周触觉和压力觉的粗纤维Aβ纤维,进而兴奋脊髓胶质细胞(SG细胞),SG细胞对于疼

痛的传导起到闸门作用,兴奋后能抑制外周痛觉细纤维(C 纤维)将痛觉信号传入脊髓后角第二级神经元(T 细胞),从而抑制疼痛刺激上传。此外,高频和低频电刺激还可引起外周神经和中枢神经系统释放内啡肽、脑啡肽等物质,缓解疼痛。由于慢性盆腔综合征往往既有外周痛觉感受器,又有中枢神经系统的超敏反应,因此综合以上两种频率的 TENS 治疗效果更佳,每天 1 次,每次 30min,5~10 次为 1 个疗程。

影响 TENS 治疗效果的主要因素:①反复 TENS 后的生理耐受,可以通过改变频率和增加强度的方法预防;② TENS 的刺激强度,建议达到患者能够耐受的强烈而舒适的程度;③电极贴的位置,建议电极贴放置于疼痛区域和相关体神经或自主神经根所在处。治疗下腹部疼痛时,电极贴的位置应该放在 T_8~L_3 水平(覆盖自主神经 T_8~L_2 以及体神经 L_1~L_3);治疗腰骶部和臀部疼痛时,电极贴应放在 L_4~S_3 水平;治疗会阴部疼痛时,电极贴应放置在 S_2~S_5 水平。同时,也可选择中医针灸穴位。TENS 与中医穴位相结合,通过调节刺激频率,可以起到中医针灸样的治疗效果。

(三)生物反馈疗法

生物反馈疗法是一种新兴的生物行为治疗方法,近年来逐渐应用于慢性盆腔疼痛的治疗,其良好的疗效和无创性已经引起了有关学者的关注。生物反馈疗法是指借助阴道或直肠内的电子生物反馈治疗仪,监视盆底肌肉的肌电活动,将这些肌肉活动的信息转化为听觉和视觉信号反馈给患者,指导患者进行正确、自主的盆底肌肉训练,并形成条件反射,增强盆底肌肉锻炼的效果。同时,电刺激能阻断疼痛信号传导,阻止痉挛和疼痛循环,从而起到缓解和改善疼痛的作用。基于肌电图的生物反馈是当前最常用的生物反馈模式。生物反馈在盆底康复治疗中的应用也有近 50 年的历史。早在 1974 年,国外就已经开始用基于球囊压力测定和盆底肌电的生物反馈方法治疗大便失禁和便秘。目前,生物反馈电刺激在临床多个领域都显示了良好的疗效和无创性,尤其在妇科疾病的治疗中扮演着越来越重要的角色。其应用前景广阔,但是关于疗效的稳定性和持续性还需更多大样本及包括随访观察的研究来证实和探索。每周进行 2~3 次,每次 30min,10~15 次为 1 个疗程。

(四)运动疗法

妊娠期内黄体和胎盘分泌的松弛素增加,进一步导致骨盆周围的韧带松弛,腰椎各小关节稳定性下降;产后体重增加、抱孩子或哺乳姿势不当以及产前腰骶部、盆腔部旧疾导致慢性肌肉劳损等因素也可以引起盆底肌群、腰背部肌群等核心肌群的紧张及疼痛,从而导致产妇的核心肌群力量和脊柱生物力学失衡,引发或加重慢性盆腔疼痛。因此,针对慢性盆腔疼痛的运动疗法,主要是通过各种运动训练方法,对核心肌群进行训练。核心肌群指肌肉起止点位于核心区的肌群,包括腹横肌、骨盆底肌群及腰背肌等肌肉。核心肌群训练指针对身体核心肌群及其深层小肌肉进行的力量、稳定、平衡等能力的训练,可改善核心区的稳定性,达到核心区各肌群间平衡,改善躯干控制能力,最终达到增强盆底肌功能。目前,对于核心肌群常用的运动训练方法或常用的治疗技术有以下几种。

1. 盆底肌肉锻炼　可以增强盆底肌肉组织的张力,使盆底肌肉被动运动,促进盆底血液循环,改善对下肢静脉的压迫,锻炼肛门、腹肌、髋部肌肉,使骨盆内脂肪沉积减少,从而改善盆腔充血,促进组织的新陈代谢及组织抗感染能力,同时有助于炎症吸收、粘连松解、瘢痕软化,减少炎性渗出及加快子宫直肠部积液吸收,从而达到缓解疼痛的目的,可以预防和治疗盆腔慢性疼痛。盆底肌锻炼是目前产后盆底功能康复治疗的核心手段,通过加强阴道及肛周肌群收缩放松训练,有利于促进产后盆底肌张力恢复正常水平。

进行盆底肌肉锻炼,首先要掌握正确的锻炼要点,学会收缩会阴和肛门,避免腹部、大腿内侧、臀部肌肉收缩。采取的体位为上身与下肢呈120°角,两腿自然伸直,双足外旋。锻炼时忌憋气。但该方法缺乏固定练习模式,动作较为单调,多数患者无法按照要求坚持,难以达到理想效果。所以在训练时可以使用盆底康复训练器进行辅助训练,增加趣味性及强化训练效果,可以使用阴道哑铃、凯格尔球等。注意控制强度和频率,不主张进行大运动量练习,易造成盆底肌过度劳累而加重疼痛症状。每天多次练习,每次以不劳累为准。

(1)阴道哑铃:清洗干净体积相同但重量不同的阴道哑铃,将其放入患者阴道内进行锻炼,指导患者取站立位,盆底肌肉收缩,将哑铃夹持住,对搬重物、咳嗽、下蹲、上下楼梯、走路等进行模拟,并且确保哑铃不脱出,锻炼过程中注意严格遵循循序渐进的原则,注意控制强度和频率。

(2)凯格尔球:使用时先取仰卧姿势,选用1号球插入阴道至康复器末端,距阴道口1~2cm,收缩肌肉,应感觉凯格尔球上升,然后站起来开始锻炼。再依次进行走路、上楼梯、咳嗽、跳等动作来进行练习。可夹住不掉时,换2号球,依此类推,不断延长留置时间,逐渐推进,从而促进盆底功能恢复。

2. 普拉提运动 配合呼吸运动的训练是普拉提运动的训练核心之一。普拉提呼吸方式是横向的肋间呼吸,即鼻吸气,直接将空气吸到肺底部;嘴呼气,维持腹壁轻微收缩的同时从腹部底端将空气挤出胸腔用嘴呼出。通过主动用力呼气使腹部肌肉主动收缩将腹腔内器官向上压,进一步减少肺容积,完成向心收缩。人体核心部位肌肉收缩的动作必然会产生相应的缩肛与放松运动,盆底肌也会因此被牵拉收缩。普拉提呼吸法在吸气时膈肌收缩,腹内压稍有增加,增加的腹内压对盆底肌产生向下的压力,可更好地激活盆底肌,促使盆底肌在呼气时收缩向上,以维持腹内压相对稳定。普拉提呼吸模式配合盆底肌训练可以有效地动员腹部肌群,加强盆底肌群(包括耻骨尾骨肌、耻骨肛提肌、尾骨肌和髂骨尾骨肌)等核心肌群的力量,增进核心部位的稳定性。普拉提运动主要以静力性等长收缩为主,活动强度不大,产妇接受度较高,通过与呼吸的配合,能使产后松弛的盆底肌肉群得到练习。

3. 悬吊运动 产妇腰背部和腹部肌肉力量失衡,腰椎稳定性下降,引起核心肌群力量失衡,引发慢性盆腔痛。多项研究显示,悬吊运动疗法可以很好地训练患者的腰腹部核心肌力,尤其对竖脊肌和多裂肌等的激活展现了独有的优势,对患者提高脊柱稳定性和缓解疼痛的发生具有良好的作用。

在使用悬吊运动疗法时要注意:首先在不加重疼痛的前提下,使用悬吊训练装置对患者进行闭链测试,寻找患者在测试中反映的功能障碍或活动受限等问题,确定各患者的薄弱环节,在训练中治疗师根据患者每次测试结果调节训练负荷。以训练患者腰部、腹部及盆底肌群的力量和肌肉稳定性为重点,结合使用充气橡胶垫、充气橡胶枕和平衡板等器具降低支撑点的稳定性,以强化本体觉和运动控制能力。还可以通过微调悬吊点、弹性悬吊带的选择、肢体的悬吊位置与悬吊高度、动作持续时间和范围、其他肢体的配合,以及阻力的施加调整训练的难度,制订个性化的方案。训练中强调闭链动作,诱导主动肌、固定肌、协同肌、拮抗肌的同时收缩,提高关节稳定和运动的稳定性。确定运动中的薄弱环节,如肌肉的无力萎缩、感觉运动功能的减退等。针对不同的产妇以及产妇不同的分娩方式,我们需要对产妇的悬吊训练强度进行个性化调整,主要是逐步实施悬吊强度阶梯训练计划,多进行闭链运动,寻找并强化薄弱环节。在新的悬吊训练开始时,还需要对患者之前的训练效果进行评估,主要是通过询问患者的主观感受,以及评估患者完成之前悬吊训练动作的活动能力,根据患者的训练效果,适当地调整悬吊训练强度。

4. **本体感觉神经肌肉促进技术**(proprioceptive neuromuscular facilitation,PNF)　是由神经、肌肉和运动觉、本体感觉、触觉、听觉、视觉等共同参与的以促进神经肌肉的反应为主的治疗手段,是康复医疗中运动疗法的一种。利用螺旋对角线运动及抗阻运动是PNF的特征。PNF是通过手法接触、牵张和挤压、恰当阻力、言语指导、体位和身体力学、促进模式等基本技术的掌握运用,利用肌肉的离心性、向心性及等长收缩,组合成不同方法,临床可根据不同的治疗目的和病情而选择不同的治疗方法。例如,产后耻骨联合分离引起的慢性盆腔痛,可以采用PNF骨盆运动模式(图7-3),每个模式10组,每组抗阻10s,休息10s,每天1次。增强骨盆运动及稳定性,强化骨盆周围肌群力量,可有效缓解疼痛,促进盆底肌恢复,具有安全、无创、不良反应少、无痛苦及无副作用等优点。

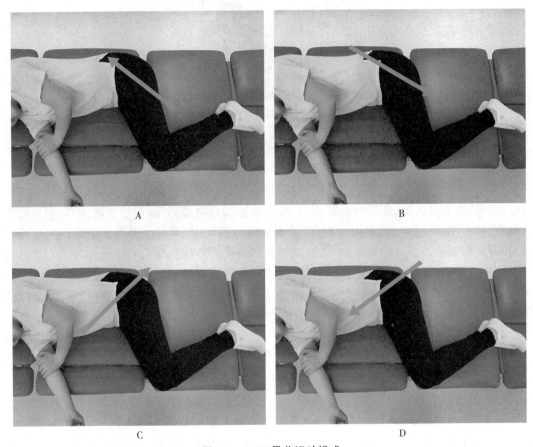

图 7-3　PNF 骨盆运动模式

A. 骨盆后方上提;B. 骨盆前方下掣;C. 骨盆后方下掣;D. 骨盆前方上提。

5. **肌肉能量技术**(muscle energy technology,MET)　是用以改善肌肉骨骼系统功能和减轻疼痛的一门操作技术,近年来越来越受到重视。MET作为一种主动运动疗法,可拉伸挛缩的组织,扩大关节活动范围,平衡交叉关节的肌力;能促进新生细胞合成及组织功能恢复,有助于重排及强化结缔组织纤维,同时积极的收缩、舒张可使关节周围的软组织形成螺旋或解螺旋,促进机体深层细胞和体液的流动,有利于滞留物消除,加快组织的重新氧化及清除代谢产物的速率。MET是从生物力学的角度出发,要求患者某块或某组特定的肌肉主动、有意识地收缩和舒张来对抗术者施加的阻力的操作技术。例如,对通过评估发现有梨状肌综合征的产后慢性盆腔疼痛患者,可以对梨状肌实施等长收缩后放松术(图7-4),收缩10s,放松10s,重复5~10次。此法可有效降低肌肉张力,提高肌肉延展性和柔韧性,增加力量和关节活动度,改善梨状肌与周围血管、神经的紊乱关系,达到恢复正常的生物力学平衡的作用,从而缓解盆腔疼痛。

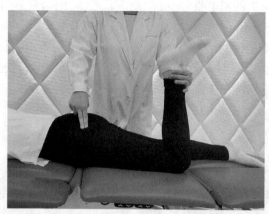

图7-4　梨状肌等长收缩后放松术

(五)高频电疗法

炎症引起的产后慢性盆腔疼痛也常见,患者多有腰骶部和下腹部胀痛或酸痛,经期或劳累后加重,可伴有性交痛。高频电疗法可通过高频电场产生的热效应和非热效应,具有穿透力强和加热均匀的特点,作用到盆腔深部,加速盆腔器官血液循环,促进新陈代谢,使炎性物质吸收,具有消炎、镇痛、改善血液循环、增强免疫力的作用,同时也提高了该部位的免疫功能,并有效保证该组织的正常生命功能,选择高频电疗法治疗炎症引起的慢性盆腔疼痛具有较大优势。常用的治疗产后慢性盆腔疼痛的高频电有超短波和微波。微热量,每天1次,每次15~20min,5~10次为1个疗程。恶性肿瘤患者、孕妇的腰腹部、心脏起搏器置入者、体内局部有金属异物、出血或有出血倾向者禁用。

(六)体外冲击波疗法

体外冲击波是利用声波经反射器反射后集中成高能量的冲击波,作用于人体后可刺激生长激素释放,使微血管新生,同时其独特的物理机械作用穿透力极强,可深入盆腔,松解粘连,扩张血管,具有镇痛、代谢激活等效应。对于产后慢性盆腔疼痛患者,可对腹部肌群、腰背部肌群、臀部肌群、股内收肌群的痛点或肌筋膜触发点用放散式冲击波进行冲击,每个点冲击500次,冲击波能流密度为0.1~0.4mJ/mm^2,4~5次为1个疗程,治疗间隔周期7d。出血性疾病、血栓形成者、严重认知障碍和精神疾病患者、严重心律失常患者、恶性肿瘤患者、感觉功能障碍患者禁用。

(七)盆底磁刺激疗法

磁疗法通过磁场作用影响人体内电流分布、荷电微粒的运动、膜系统的通透性等,改变组织细胞的生理及生化过程,从而达到镇痛作用。盆底磁刺激疗法是一种磁刺激治疗仪,通过刺激线圈产生的时变磁场,在患者体内产生感应电流,通过感应电流刺激神经、肌肉等可兴奋组织,可用于预防肌肉萎缩、增加肌力,缓解疼痛。刺激部位为盆底肌,刺激频率为1~50Hz,每周2~3次,每次30min,10次为1个疗程。该法禁用于体内放置金属材料者。

第五节　产后慢性盆腔疼痛的注意事项和家庭宣教

一、产后慢性盆腔疼痛的注意事项

因产后慢性盆腔疼痛诊治存在复杂性,如何选择合理的方向诊断慢性盆腔痛是临床医生应该引起重视的问题。简单可行的辅助检查对慢性盆腔疼痛的病因诊断价值有限,应更加强调详细的病史采集和全面细致的体格检查在诊治慢性盆腔疼痛过程中的重要性。对产后因慢性盆腔疼痛来就诊的患者,对其疼痛的具体特征应进行详细的询问,包括疼痛开始的情况、部位、性质、强度、加重或缓解因素、与月经周期的关系、与排尿排便的关系、伴随症状,以及对患者生活质量的影响程度,还有追踪女性妊娠前、妊娠以及产后过程的疼痛经历,不同的疼痛特征对于诊断有很好的提示作用。

总之,产后慢性盆腔疼痛病因复杂,涉及较多学科,目前我国没有明确的诊治指南和成熟的诊疗经验,评估和处理产后慢性盆腔疼痛仍面临巨大的挑战。但详细的病史询问和全面的体格检查是诊断和鉴别诊断的基础,临床医生应引起重视。诊断过程中需遵循常见病到少见病的临床思维。对于明确病因的患者采用针对性的个体化的治疗方案。因产后慢性盆腔疼痛中病因可单独存在也可合并存在,诊治过程中应重视多学科的合作。

二、产后慢性盆腔疼痛的家庭宣教

(一)加强公共卫生教育

加强公共卫生教育,提高公众对生殖道感染的认识,宣传预防感染的重要性。防止早婚、早育、性交过频及生育较密,提倡两次生产至少间隔3~5年,使生殖器官不仅在解剖上、生理功能上,而且血管的功能都得到充分的恢复。

(二)加强产后卫生宣传教育

加强产后卫生宣传教育,推广产后体操,对促使生殖器官及其支持组织的恢复有很大好处。休息或睡眠时避免习惯性仰卧位,提倡两侧交替侧卧位,有利于预防子宫后位的形成。剖宫手术时注意保护好伤口,避免将子宫内膜带至切口内种植;人工流产时,避免突然降低负压,以防子宫内膜逆流入盆腔;输卵管通气、通水,子宫输卵管造影要在月经干净后3~7d进行,可有效防止医源性子宫内膜异位症的发生。防止产后便秘及尿潴留,有助于生殖器官的恢复及盆腔静脉的回流。

(三)科学避孕

宣传科学方法避孕,不采用性交中断避孕法。注意性生活卫生,减少性传播疾病。

(四)加强体育锻炼

重视体育锻炼,增强体质,改善一般健康情况。对长期从事站立或坐位工作者,有可能时应开展工间操及适当的活动。

（罗丝丝　汪　莉）

参考文献

［1］朱兰,郎景和.女性盆底学.北京:人民卫生出版社,2014.

［2］孙丽洲,朱兰.康复医学系列丛书·妇产康复.北京:人民卫生出版社,2018.

［3］PATRICIA LAVAND'HOMME. Postpartum chronic pain. Minerva Anestesiol,2019,85(3):320-324.

［4］蒋建发,孙爱军.浅谈女性慢性盆腔痛诊治.中国疼痛医学杂志,2014,20(10):689-693.

［5］陈娟,朱兰.慢性盆腔痛的康复治疗.中国计划生育和妇产科,2016,8(8):11-14.

［6］CAPPELL J,PUKALL CF. Clinical profile of persistent genito-pelvic postpartum pain. Midwifery,2017(50): 125-132.

［7］沈宇凤,付金荣.中西医治疗慢性盆腔疼痛研究进展.江西中医药,2017,48(5):72-75.

［8］黄强民,张亚丹,马彦韬,等.肌筋膜触发点的理解:针灸与干针之争和现代针理学.中国针灸,2018,38 (7):779-784.

［9］ROSEN NO,PUKALL C. Comparing the prevalence,risk factors,and repercussions of postpartum genito-pelvic pain and dyspareunia. Sex Med Rev,2016,4(2):126-135.

［10］PASTORE EA,KATZMAN WB. Recognizing myofascial pelvic pain in the female patient with chronic pelvic pain. J Obstet Gynecol Neonatal Nurs. 2012,41(5):680-691.

［11］NELSON P,APTE G,JUSTIZ R,et al. Chronic female pelvic pain-part 2:differential diagnosis and management. Pain Pract,2012,12(2):111-141.

第八章

女性性功能障碍

第一节 女性性功能障碍的概述和定义

一、女性性功能障碍的概述

性，自古到今都是一个备受关注又极其敏感的话题。人类性行为是"生物 - 心理 - 社会"因素相互作用的结果。据相关社会调查，性生活的和谐在提升个人生活质量、促进家庭和谐等方面具有十分积极的作用。性具有多样化特点，是行为、情欲、态度和品质的综合表现。女性的性功能健康的表现为对性刺激的回应能力，能做出适宜的心身反应，在性交过程中感受到愉悦和满足。随着我国经济与医疗健康水平的不断提升，人们对性生活质量的要求也在不断提高，针对女性及产后性功能恢复的关注度也不断提升。女性妊娠或分娩后，生理、心理和社会角色都在不断变化。围绝经期女性暨产后性功能障碍的发生率较妊娠前有上升趋势。目前的流行病学调查结果显示，女性性功能障碍患病率为 26%~76%。欧美国家的研究发现，被调查女性中有性功能障碍者达 43%。中国一项研究显示，20~70 岁女性性功能障碍患病率为 29.7%。一项关于 400 多名初产妇产后性功能障碍的调查研究发现，在产后 3 个月和 6 个月的发生率分别为 83% 和 64%。尿失禁女性中 26%~47% 有性功能障碍，尤其是性高潮障碍和插入障碍。间质性膀胱炎和膀胱疼痛的患者通常伴随性交痛。

二、女性性功能障碍的定义及分类

（一）定义

女性性功能障碍（female sexual dysfunction，FSD）是指女性在性反应周期中的一个或几个环节发生障碍，包括性欲减退、性唤起障碍、性高潮障碍或与性交相关的疼痛，导致不能产生满意的性生活所必需的性生理反应和性快感。

（二）分类

女性性功能障碍的规范化诊断分类依据女性性反应周期划分。关于 FSD 的分类，目前得到认可并普遍使用的命名、分类标准参照世界卫生组织（World Health Organization，WHO）1990 年国际疾病分类（International Classification of Diseases，ICD）第 10 版（ICD-10）、2018 年 ICD-11 以及 1994 年《美国精神病诊断统计手册》第 4 版（DSM-Ⅳ）、2000 年的 DSM-Ⅳ 修订版（DSM-Ⅳ-TR）、2013 年 DSM-Ⅴ。

1.《WHO 国际疾病分类》第 11 版（ICD-11）将性障碍和性交痛分为两种独立疾病，将盆腔器官脱垂、阴道或尿道外口松弛引起的感觉减退、性交痛的病因进行详细分类。ICD-10 与 ICD-11 分类具体区别见表 8-1。

表 8-1　女性性功能障碍 ICD 分类

ICD-10 FSD 分类	ICD-11 FSD 分类
性欲减退或缺失（F52.0）	性欲减退（HA00）
性厌恶（F52.1）	性唤起障碍（HA01）
生殖器反应缺失（F52.2）	性高潮障碍（HA02）
性高潮障碍（F52.3）	性高潮缺失症（HA02.0）
非器质性阴道痉挛（F52.5）	与盆腔器官脱垂相关的性功能障碍（GC42）
非器质性性交疼痛（F52.6）	阴道或尿道外口松弛引起的感觉减退（GC42.0）
性欲亢进（F52.7）	性交梗阻（GC42.1）
其他能够特别分类的性功能障碍，非器质性障碍或疾病所致（F52.8）	性交痛 - 插入障碍（HA20）
未特别分类的性功能障碍，非器质性障碍或疾病所致（F52.9）	有病因的性功能障碍和性交痛疾病（HA40）

2.《美国精神病诊断统计手册》第 4 版（DSM-Ⅳ）与 ICD-10 相比，强调精神方面问题，提出了"引起显著痛苦"和"人际关系困难"，更加强调性反应是身心协调的过程，并且在 FSD 的定义中加入主观痛苦的概念，将 FSD 定义为：影响性反应周期的性欲及其他相关精神躯体因素的疾病，造成显著的精神痛苦或维系人际关系的困难。替代了 ICD-10 的"不能参与或不能达到其所预期的性关系"。在 DSM-Ⅳ 与国际专家认可的女性性功能障碍分类的基础上，DSM-Ⅴ 进行了修改（表 8-2）：将性欲和性唤醒障碍合并为一种障碍——女性性兴趣 / 性唤醒障碍；阴道痉挛和性交困难的诊断合并为生殖器 - 盆腔疼痛或插入障碍。每一个大分类分为终身性、获得性、完全性和境遇性，症状至少持续 6 个月。然而，DSM-Ⅴ 的分类受到国际上多数专家的质疑。Clayton 等认为，在 DSM-Ⅳ-TR 中女性性欲低下和性唤起障碍具有明显不同的症状，不能将两个疾病合并，大多数绝经后女性的性欲低下不能满足 DSM-Ⅴ 的女性性兴趣 / 性唤起障碍新标准。

表 8-2　女性性功能障碍 DSM 分类

DSM-Ⅳ FSD 分类	DSM-Ⅴ FSD 分类
性欲障碍	女性性高潮障碍（302.73）
性欲低下（302.71）	女性性兴趣 / 性唤起障碍（302.72）
性厌恶（302.79）	生殖器 - 盆腔疼痛或插入障碍（302.76）
女性性唤起障碍（302.72）	物质或药物引起的性功能障碍
女性性高潮障碍（302.73）	其他能够特别分类的性功能障碍（302.79）
性交疼痛障碍	未特别分类的性功能障碍（302.70）
性交疼痛（302.76）	
阴道痉挛（306.51）	

3. 基于共识的女性性功能障碍分类（the consensus-based classification of female sexual dysfunction，CCFSD）　1998 年美国泌尿系统疾病基金会（America Foundation for Urinary Disease）性健康委员会跨学科国际专家共识会议小组在 DSM-Ⅳ 及 ICD-10 命名的基础上制订了 CCFSD（表 8-3）。CCFSD 在 DSM-Ⅳ 及 ICD-10 的诊断基础上保留了性欲障碍、性唤起障碍、性高潮障碍及性交疼痛障碍（包括性交疼痛与阴道痉挛）的分类，在性交疼痛障碍的

分类中增加了非性交性疼痛。2003年美国泌尿系统疾病内皮型—氧化氮合酶基金会组织了一个由泌尿学和性学、精神病学家共同参加的国际委员会,重新修订了女性性功能障碍的定义。传统的性反应周期模式强调性唤起与生殖器充血的关系,而新定义指出女性性唤起的主观感受与生殖器有无充血或阴道润滑、生殖器膨胀没有相关性;性幻想不代表有性欲,性欲不是女性接受或启动性活动的最常见原因。

表8-3 女性性功能障碍CCFSD分类(1998年)

Ⅰ.性欲障碍
    A. 性欲低下障碍
    B. 性厌恶
Ⅱ.性唤起障碍
    A. 主观性唤起障碍
    B. 生殖器性唤起障碍
    C. 混合型性唤起障碍
    D. 持续性性唤起障碍
Ⅲ.女性性高潮障碍
Ⅳ.性交疼痛障碍
    A. 性交疼痛
    B. 阴道痉挛
    C. 非性交性疼痛

第二节 女性性功能障碍的病因及临床表现

一、女性性功能障碍的病因

女性性功能障碍的病因包括心理社会因素和器质性因素等。

(一)心理与社会因素

女性的性观念、性行为,因其所受社会文化背景、外在形象等影响,心理压力与情绪障碍(包括焦虑或抑郁)可能影响或导致性功能障碍。夫妻矛盾、性知识匮乏、性虐待史及性生活缺少默契、压力或罪恶感、一方的性创伤史或同性恋倾向等均可造成对性唤起或性高潮反射的无意识抑制、消极条件反射。对妊娠、分娩的担忧和即将成为新妈妈可能也会造成对性功能的影响。女性性功能紊乱、盆腔器官的一些病理性变化引起的疼痛体验,即使没有局部器质性原因,也会条件反射引起反射性阴道肌肉紧张痉挛。导致女性性功能的生理异常进而引起或加重精神上的变化,加重临床症状。因此,对于FSD来说,无论是否存在器质性因素,心理、社会因素都始终在起着重要作用。性观念、情感及心理失调是FSD的主要原因。有关外在形象与生殖器官发育异常及与配偶关系等问题,均可影响女性的性反应。

(二)器质性因素

1. 神经因素　中枢或周围神经系统的病变和损伤,如脊髓损伤、多发性硬化、癫痫、糖尿病性神经病变等可引起FSD。性唤起障碍多与大脑皮质海马区性功能高级中枢功能异常有关。脊髓损伤的女性较正常女性难以达到性高潮,但有关脊髓损伤影响女性性功能的具体机制还不完全清楚。一般认为,高位脊髓(上运动神经元)完全性损伤的女性,往往丧失生理性的阴道润滑现象,阴道干涩导致插入困难;而脊髓的不完全(或部分性)损伤的女性,则可保留这种性反应。

2. 性激素水平异常　引起女性雌激素和雄激素水平降低的因素都可能引起 FSD。体内雌激素(主要是雌二醇)主要是通过对内皮型一氧化氮合酶(endothelial nitric oxide synthase,ENOS)的调节来实现其增加生殖器血流和松弛平滑肌的作用。阴道壁厚度、阴道皱襞和阴道润滑度均依赖雌激素,雌激素水平不足容易造成阴道萎缩、阴道 pH 升高、生殖道感染,最终导致阴道润滑度降低及性交疼痛。生殖器的 ENOS 受雌激素调控,雄激素水平对性欲有明显影响,所以任何引起这两种激素水平降低的因素都可能引起 FSD。

3. 内分泌性因素　下丘脑 - 垂体 - 性腺轴的功能失调、生理绝经、手术或药物去势、卵巢功能早衰、盆腔放射治疗以及长期服用避孕药等均可发生内分泌性 FSD。糖尿病损伤血管和神经,对女性性功能的影响主要是性高潮障碍。

4. 血管性因素　阴道充血和阴蒂勃起供血是维持女性正常性功能的基础,故良好的外生殖器血运对行使正常的性功能具有重要作用。有研究发现,动物的血管硬化会导致阴道和阴蒂海绵体平滑肌纤维化。所以,一切引起生殖器血流减少的疾病或异常,如骨盆骨折、骨盆钝性伤、手术损伤、慢性会阴挤压伤、髂腹下动脉或阴部动脉的压迫,损伤均可使阴道和阴蒂的血流减少,造成阴道干涩、性交痛等 FSD。

（三）解剖学因素

会阴部肌群的随意收缩能增强性唤起和性高潮并参与性高潮时非随意性节律性收缩,肛提肌可调节高潮和阴道感受时的运动反应。当肌肉张力高时,出现阴道痉挛,并发展为性交痛或其他性活动疼痛;当肌力减弱时,出现阴道收缩乏力,感觉减退或消失,导致性快感缺失或性高潮障碍以及性交或高潮时尿失禁。

（四）药物性因素

影响女性情绪、神经传导、生殖系统血流及性激素水平的药物均可能导致 FSD,尤其是抗精神病类药物和抗抑郁药可以导致性欲减退。导致性高潮障碍和性满意度降低的药物包括镇静催眠药、抗癫痫药、三环类抗抑郁药以及毒品等。5- 羟色胺在中枢神经系统中广泛分布,当 5- 羟色胺含量减少或功能降低时,性欲或性行为可显著增强,临床上治疗抑郁症的选择性 5- 羟色胺再摄取抑制剂(SSRIs)引起性功能障碍发生率 30%~50%,主要影响是性高潮延迟或无性高潮或性欲下降,并对患者的生活质量、自尊、情绪及与性伴侣的关系产生不良影响。

（五）分娩因素

女性分娩后的一段时间内因为照看新生儿、哺乳、激素水平变化等原因,导致临床上性健康问题普遍存在。部分女性在产后可快速恢复性生活,但半数以上的女性会出现各种性问题,包括性欲障碍、阴道润滑度下降、性高潮减弱、性交痛等,并持续一段时间。随访调查结果表明,产后 3 个月时性功能障碍及各种性问题的发生率高达 83%,在产后 6 个月时可降至 64%,但仍明显高于妊娠前。产后的 FSD 受到许多因素影响,包括分娩方式、激素水平、神经因素、心理因素、躯体疾病及药物等。与完整会阴的女性相比,会阴切开术及会阴裂伤女性的性欲、性高潮和性满意度较低,且性交痛发生率较高,可见生育过程中的女性会阴损伤对产后恢复性交具有重要影响,所以因尽量避免阴道助产的常规外阴切开术及会阴压迫,产后恶露干净后应及时进行会阴修复以预防会阴损伤后遗症发生。

二、女性性功能障碍的临床表现

（一）性欲望障碍

性欲望障碍指持续或间断发生的性幻想和性欲望低下或缺乏，引起患者痛苦，被动性生活，害怕或拒绝伴侣的性接触，常影响患者夫妻间的感情。男女性都会发生性欲望障碍，但女性更为多见。

（二）性唤起障碍

持续或间断不能获得和维持足够的性兴奋并导致患者痛苦，表现为缺乏主观性兴奋或性器官反应、躯体其他部位的性反应。心理和生理因素相互影响，如果女性生殖道有润滑但缺乏心理的性兴奋也应诊断为性唤起障碍。性唤起障碍包括阴道的润滑不足或干涩，阴蒂及阴唇的敏感性下降、充血降低，阴道平滑肌松弛等。

（三）性高潮障碍

经过足够的性刺激和性唤起后，发生持续性或反复性的性高潮困难，延迟或根本没有性高潮的出现，引起患者的痛苦，称为性高潮障碍。通常与性兴趣和性唤起困难或生殖器 - 盆腔疼痛和插入障碍症状同时出现，女性较男性多见。女性性高潮障碍既往被称为"性冷淡"，主要表现为即使在充分的性兴奋状态下（自慰或性交），反复出现高潮延迟或缺乏。如果通过某种方法可达到性高潮，就不能认为是性高潮缺乏，有的女性可能从未在阴茎插入的性交活动中获得性高潮，但在其他情况下获得性高潮，包括充分刺激阴蒂导致性高潮出现。在极少数情况下，获得性高潮障碍可能与生殖器或骨盆手术相关改变、盆腔放射治疗或使用药物导致的潜在神经问题有关。虽然相关研究非常有限，但接受过生殖器切除手术的女性可能会有终身性高潮障碍或获得性高潮功能障碍。

（四）生殖器 - 盆腔疼痛和插入障碍

阴道痉挛和性交困难现在合并称为生殖器 - 盆腔疼痛和插入障碍。这种疾病既可以是先天的，也可以是后天引起的。生殖器 - 盆腔疼痛和插入障碍包括以下一种或多种症状：阴道肌肉紧张、痉挛、外阴疼痛或阴道口过小无法适应阴茎插入；阴茎尝试插入时自觉紧张、疼痛或灼热感；性交欲望降低或不想发生性行为；疼痛或强烈的恐惧症。

（五）物质或药物引起的性功能障碍

服用已知会引起性功能障碍的物质或药物期间，或服用后不久即发生显著的性功能障碍称为物质或药物引起的性功能障碍。抗胆碱能药物、激素药物、心血管药物、精神药物、酒精和毒品都可能导致女性性功能障碍。

（六）妊娠相关性功能障碍

妊娠前任何类型的性功能障碍都是产后 FSD 的致病因素。剖宫产、阴道助产、会阴切开术和会阴撕裂伤等造成的创伤也会增加产后生殖器 - 盆腔疼痛和插入障碍以及相关的性兴趣和性唤起困难的风险。母乳喂养也会导致阴道干燥，从而出现生殖器 - 盆腔疼痛和插入障碍的症状。

（七）更年期相关的性功能障碍

2014 年国际女性性健康研究协会和北美更年期协会引入"更年期泌尿生殖系统综合征"概念，提出外阴萎缩、绝经期整个泌尿生殖系和性相关的症状都与更年期时雌激素和类固醇激素水平下降有关。主要表现为阴道干燥、阴茎插入时外阴灼热和刺痛感，性交时分泌物不足造成干涩疼痛感，尿急、排尿困难和反复尿路刺激征的泌尿系统症状。

第三节　女性性功能障碍的评估和治疗

一、女性性功能障碍的评估

性功能障碍患者一般不会主动提供相关信息,就诊主诉多是盆底功能障碍性疾病,如尿失禁、盆腔器官脱垂、慢性盆腔痛等。医者通常也不会主动询问与性功能相关问题。在全球一项关于性观念与性态度研究中,科学家调查了来自 29 个国家的 27 000 名 40~80 岁的成年人,其中 49% 的女性至少遇到过一次性功能障碍的问题,近 20% 的患者曾经来医院就诊。因此,在面对就诊患者的性相关问题时,医师有必要进行主动和常规的评估和治疗及性健康知识教育与指导。

(一)主观体验评定

对有 FSD 症状的初步评估需要进行全面的问诊,包括病史和症状、可能引起 FSD 的病因。询问患者:性别认同;目前的表现,是否一直持续;是否引起个人苦恼;有无自我调整或缓解症状的方式;目前是否有性生活;对目前性生活的满意度;如果不满意,目前最困扰或最不满意的问题什么(性兴趣减低或性唤起障碍;生殖器外周感觉降低;阴道润滑不足或阴道干燥、不能达到性高潮;性交痛或阴茎插入障碍);与伴侣之间的关系,目前伴侣的数量、性别、健康问题和性功能问题;既往与现在是否有虐待或暴力史;与生殖器 - 盆腔区域相关的体力活动、有无损伤史(跌倒导致尾骨损伤)和不良卫生习惯(如久坐);睡眠质量;身体变化或形象问题(手术、瘢痕、妊娠)。详细的病史询问将为体格检查和适当的实验室检查提供直接证据。

(二)确定 FSD 的类型

采用 DSM-V 的诊断标准评估患者性功能障碍的类型。

1. **性兴趣 / 唤起障碍**　性兴趣 / 唤起明显缺乏或降低,至少包括以下 3 项:①性活动中性兴趣缺失或降低;②性幻想 / 想法缺乏或减少;③性主动要求缺失或减少,表现为不接受或拒绝配偶的性要求;④全部(适用于普遍性)或大多数(75%~100%,适用于境遇性)性活动时性兴奋 / 愉悦感缺失,或性兴奋 / 愉悦感频率(强度)降低;⑤对任何内外在性刺激(如文字、语言、视觉)的性兴趣 / 唤起反应缺失或降低;⑥全部(适用于普遍性)或大多数(75%~100%,适用于境遇性)性活动时生殖器和非生殖器感觉缺失。上述症状至少持续 6 个月。症状导致个人明显精神痛苦,不能用非性功能障碍的其他精神疾病、严重的关系紧张(如家庭暴力)、明显的应激反应或物质、药物及全身性疾病的原因解释。

2. **性高潮障碍**　出现在全部(适用于普遍性)或大多数(75%~100%,适用于境遇性)性活动中,至少出现以下症状中的一项:①性高潮明显延迟、减少或缺失;②自我感觉性高潮强度明显降低。上述症状持续至少 6 个月以上。症状明显导致个人精神痛苦,不能用非性功能障碍的其他精神疾病、严重的关系紧张(如家庭暴力)、明显的应激反应或物质、药物和全身性疾病原因解释。

3. **生殖器 - 盆腔疼痛 / 插入障碍**　持续或反复出现下述症状中至少 1 项:①性交时阴茎插入困难;②在阴道性交或阴茎尝试插入时明显的外阴口、阴道或盆腔疼痛;③对阴茎准备插入阴道、过程或性生活结束后阴道和盆腔疼痛造成恐惧或焦虑;④阴茎尝试插入阴道时盆底肌肉绷紧或收缩。上述症状持续至少 6 个月。症状导致个人明显精神痛苦,不能用非性功能障碍的其他精神疾病、严重的关系紧张(如家庭暴力)、明显的应激反应或物质、药物和全身性疾病原因解释。

(三)实验室及生理检测

检查血中促卵泡生成激素、促黄体生成素、睾酮、雌二醇、孕激素及泌乳素的水平,以诊断内分泌性性功能障碍。神经生理学检查可以通过测量球海绵体反射和阴部诱发电位、生殖器交感皮肤反应、疼痛感觉阈值以及外生殖器的压力和触摸敏感度来评估神经源性病因。性反应评价最常用的生理检测方法是阴道光体积扫描法(photopleythysmography),检测阴道血流容量和搏动振幅,只用于性唤起初、中期的检测。阴道 pH 是阴道润滑的间接指标,可用数字式 pH 测量探头测量,可较好地反映性兴奋时阴道的润滑程度。

(四)体格检查

1. 盆底解剖评估　FSD 患者在做盆底检查时,可在镜子的帮助下观看和了解有关盆底生殖器解剖情况,包括识别阴蒂、阴唇、尿道、阴道口和前庭球、前庭大腺,可以帮助患者确定疼痛或其他症状的部位。绘制疼痛图谱的方法是用棉签以画圆的方式轻轻触摸前庭,定位不适的区域。

2. 盆底检查及肌力评估　盆底肌的筛查应关注其功能:肌肉收缩力,肌肉张力,盆底肌筋膜、韧带的完整性。应戴上无菌乳胶手套进行内部指诊浅表触诊,用棉签蘸碘伏消毒外阴,观察外阴口是否有瘢痕(有无侧切、撕裂伤等);单指触诊球海绵体肌、坐骨海绵体肌、会阴中心腱,轻按压肛门外括约肌一圈,再用棉签轻触尿道口处 4 个点(上下左右),查看有无疼痛。疼痛评分采用 VAS 进行评分。深层触诊:单指进入阴道后壁至肛提肌板处向下轻轻按压,手下感觉紧张、松弛、弹性是否减弱;感受阴道后壁至肛提肌板处有无凸起。左右侧会阴浅横肌按压有无疼痛或不适感,有无条索。按揉肛提肌(耻骨阴道肌、耻骨直肠肌、耻骨尾骨肌、髂尾肌)、闭孔内肌、坐骨尾骨肌、梨状肌,询问患者有无疼痛;针对肌张力高及疼痛触发点方面进行评价;感受双侧肛提肌厚度是否一致,尾骨尖有无嵌顿或偏向一侧。嘱患者收缩与放松盆底肌,感受它们的收缩和舒张的能力。然后进行盆底肌肌力测试,采用盆底肌徒手肌力评定(见表 5-1),通过手指的触诊,主观性评断其快速收缩力、持续收缩力、收缩的次数以及持续时间;评估患者盆底分离肌肉能力、肌肉长度、肌肉张力、肌肉放松能力的协同作用或协同失调。

3. 盆底肌电图评估　采用盆底表面肌电图(surface electromyography,sEMG)生物反馈来评估盆底肌力与盆底肌张力。评估肌肉功能的 5 个指标:前静息指标 - 静息状态基线值、快速收缩阶段 - 肌肉募集 / 去募集、紧张收缩阶段 - 收缩波、耐力收缩阶段 - 静息状态基线值的速度、后静息指标 - 疲劳度恢复到基线。

(五)评估量表

1. 女性性功能指数(female sexual function index,FSFI)量表　于 2000 年编制,是目前国际上最常用的筛查性功能自评量表,评估过去 4 周内异性恋女性性功能情况(附录 4)。该量表包含 19 个条目 6 个维度,分别为性欲 2 项、性唤起 4 项、阴道的润滑度 4 项、性高潮 3 项、性生活的满意度 3 项和性交疼痛 3 项。各条目得分采用 0~5 分或 1~5 分,总分为 36 分。分数越低,性功能障碍越严重。国际上认为,低于 26.55 分时,患者有性功能障碍。每个维度分值均有各自诊断意义。因此,FSFI 不仅能评估 FSD 的严重程度,还能为 FSD 分类提供依据。各国版本因为文化、种族差异对诊断标准分值进行了修订。中国城市女性 FSFI 标准目前为23.45 分(在后续应用中应不断再修订)。

2. 女性性满意度调查问卷（sexual satisfaction scale for women，SSS-W） 2005 年基于《性满意度量表》修订。该量表共有 5 个维度，28 个条目。采用 5 级评分法，需 15min 左右完成，分数越高表示性满意度越高（附录 7）。

3. 产后性功能障碍诊断量化及评分表 女性在分娩前性功能正常而于产后出现 FSD，我国参照国际上通用的女性性功能障碍诊断量化及评分表制订了适合我国产妇的产后性功能障碍诊断量化及评分表（附录 8）。该量表是专家们根据临床经验制订的产后性功能障碍诊断量化及评分表，临床应用诊断简单，实用性强。医生单独对产妇进行调查，告知患者保密原则，当场完成问卷调查，进行诊断。

4. 脱垂和尿失禁的性功能问卷简表（prolapse and inconvenience sexual function questionnaire short form，PISQ-SF） 有 12 个问题，最高分 48 分。PISQ-SF 评分乘以 2.58 可换算成标准分得分。没有盆腔器官脱垂和压力性尿失禁的性活跃女性平均简表评分为 40 分。患有盆腔器官脱垂和尿失禁者的 PISQ-SF 评分明显低于非盆腔器官脱垂组。这些患者因为自身原因，在性交时害怕尿失禁，导致焦虑抑郁情绪，进而性交频率明显降低，生理维度差别较大（附录 9）。

5. 贝克抑郁量表Ⅱ（Beck depression inventory-Ⅱ，BDI-Ⅱ）和贝克焦虑量表（Beck anxiety inventory，BAI） 医者在询问患者症状时若怀疑患者存在抑郁或焦虑情绪，对其进行测试，量表选用贝克抑郁量表Ⅱ和贝克焦虑量表（附录 10、附录 11）。每个量表分别包含 21 项，采用 4 分制。贝克抑郁量表Ⅱ 21 项自评分数相加后总分≤10 分为正常，10~15 分为轻度情绪不良，>15 分为抑郁，>25 分为严重抑郁；贝克焦虑量表 21 项自评分数相加后得到粗分，再使用公式 $Y=INT(1.19x)$ 取整，将粗分转换为标准分。BAI≥45 一般作为焦虑情绪的判断标准。

二、女性性功能障碍的治疗

（一）心理治疗

通过心理干预、治疗，分析可能存在的心理因素，包括幼年时期的创伤事件，童年期与父母关系，性心理的整个发展经过，了解患者 FSD 的性质，引导患者认识女性解剖和性过程的正常生理反应，随年龄增长性功能、激素水平及性生理的正常改变，对不同情况进行适合的心理治疗。

1. 认知行为疗法（cognitive behavioral therapy，CBT） 引导患者认识引起性欲低下和性唤起障碍的行为（如避免性行为）和认知（如不切实际的期望）。对患者进行分析，其不合理信念和错误思维方式是造成性功能障碍之源，用其他事实经历讲述性功能障碍危害和布置家庭作业，采用三栏记录法，让其纠正自己的不合理信念或错误思维方式，帮助患者或夫妻了解适当的性刺激和物理刺激有助于女性的性兴奋和性唤起，以达到治疗目的。

2. 人本主义疗法 着重发现调动患者的自我潜能深化认识自我，对患者的性障碍无条件支持与鼓励，采取非评判性的态度，建立朋友式的咨访关系，对其普及性解剖、性生理、性心理方面的知识，改善"自知"、自我意识，充分发挥积极向上、自我肯定、自我实现的潜能，促进患者自我调节改善性功能障碍。性生活是家庭整体生活的组成部分，应该交流性生活的感受意见方面的信息。FSD 的产生与夫妻双方均有关系。夫妻双方作为一个整体，需加强交流，互相配合，鼓励女方主动与伴侣提出自己的喜好，在性生活中积极主动参与，达到主动治疗 FSD。

3. 生物反馈疗法 使用现代生理科学仪器，通过心理与生理过程有关的人体功能活动的生物学信息加以处理和放大,显示出让人们容易感知和理解的信息方式(如视觉和听觉)训练人们对这些信息的识别能力,有意识地控制自我心理活动,消除性交时紧张、焦虑和恐惧等不良情绪,提高对性的感觉与接受度。有两方面的训练方法:①患者学习放松训练,减轻或缓解对性交的紧张,使身体在性交时达到一定程度的放松;②当患者学会放松训练后,再借助生物反馈仪,了解自己的生理功能,进一步加强放松训练的学习,直到形成操作性条件反射。

(二)物理康复疗法

1. 盆底肌锻炼　用以治疗阴道松弛、尿失禁及盆腔器官脱垂引起的 FSD。教会患者主动、正确收缩盆底肌。患者手清洗干净后戴上干净手套。①将一个手指头伸入阴道,使阴道内肌肉收缩,并能感受到盆底肌收缩时有抓握力,想象手指往肚脐方向用力,移开手指时再让肌肉保持收缩 3s 后放松盆底肌,重复 10 次;②女方不放入手指,自己有意识地收缩、放松阴道外口括约肌,重复 10 次;③女方自己想象阴道内塞入东西时的感觉,主动收缩阴道肌肉,保持收缩 3s,放松,重复 10 次。

2. 行为疗法　包括放松训练、性高潮肌肉感觉训练、局部刺激训练等一系列治疗方式,可根据 FSD 的不同类型选取单一或组合方式进行训练。通过放松身心、加速新陈代谢治疗阴道痉挛。逆转引起痉挛的条件反射,需要夫妻共同参与。在妻子的直视和控制下,将涂有消毒润滑油的扩阴器插入阴道。扩阴器由最小号开始,逐步加大至相当于阴茎直径大小。如果较大的扩阴器能成功插入阴道,将其保留在阴道内数小时,用这种方法就可以使阴道痉挛逐渐减轻直至消失。

(1)性高潮肌肉感觉训练:通过主动收缩阴道肌、尿道肌和肛门括约肌,训练附着在会阴中心腱,围绕阴道周围和尿道周围的坐骨海绵体肌、球海绵体肌和会阴浅横肌的收缩感觉,治疗性高潮障碍。也可辅助自慰或振动器达到治疗目的。原理:①提高对盆底肌肉结构的认识和本体感觉;②改善肌肉辨别力和肌肉松弛;③使肌肉张力正常化,从而增加阴道开口处的弹性。

(2)性感受集中训练:首先取得患者伴侣配合,双方集中接受为期2个月的性治疗计划,其目的是将配偶性活动的目标由完成性反应转移到彼此给予和接受性快感和愉悦度,转移患者注意力不再放在性兴奋、性唤起、性高潮上,而是集中在性感受的体验上,努力改善夫妻之间关系或伴侣不接受且带有旁观态度。

(3)局部刺激训练:即 FSD 女性在不受外界干扰的时间和地点自主刺激阴蒂达到高潮。尽量采取自己喜欢的方式进行,且对患者进行技术上的指导。对于自慰方式治疗失败的患者,可利用振动器来治疗,通过机械振动产生低或高频率的刺激,从而使患者感受器获得足够的性刺激,诱发性兴奋,促进性高潮。

3. 振动器治疗　自慰治疗失败的患者可辅助振动器来达到治疗目的。振动器属于电子产品,通过机械振动产生低或高频率的刺激,从而使感受器获得足够的刺激,诱发性兴奋,达到性高潮;缺点是长期使用振动器自慰时阴蒂的摩擦感觉比阴茎刺激阴道产生的性刺激要强很多,当真正性交时延迟或无法达到性高潮。

4. 阴道电刺激治疗　利用神经肌肉电刺激治疗仪对盆底肌肉进行放松的刺激治疗,解除阴道局部肌肉的痉挛和紧张。对于阴道松弛导致的性感受障碍,通过神经肌肉电刺激治疗仪刺激强化盆底Ⅰ类和Ⅱ类肌肉收缩力,改善阴道松弛状况从而提高性生活质量。

5. 盆底肌筋膜手法治疗技术　盆底肌筋膜是薄而有序的纤维组织层,能够进行力传导、滑动、连续、重叠的结缔组织,像鞘一样包裹在盆底肌表面。病理状态下(创伤、手术、瘢痕或炎症)肌筋膜系统受限,造成灵活性、稳定性下降。盆底肌筋膜手法放松肌肉,提高肌肉本体感觉,缓解肌肉痉挛;改善局部血运,促进新陈代谢,达到镇痛的效果;减轻组织增生,松解组织粘连,改善损伤组织的功能和结构,恢复肌筋膜组织的灵活性、组织含水量及肌肉力量。

(三)药物治疗

1. 性激素替代治疗 雌激素替代疗法主要适用于性激素水平低、双侧卵巢切除或自然停经的患者,雌激素可增强性欲、消除围绝经期症状、防止骨质疏松、缓解阴道萎缩症状、改善阴蒂的敏感性、增加阴道润滑性、减少性交痛并利于性高潮的产生,但对性欲和性唤起的作用较弱。虽然目前 FDA 尚未提供治疗 FSD 的雄激素疗法,但已有雄激素用于临床实践,结果提示其作用安全有效。雄激素可增强女性性欲和阴蒂的敏感性,增加阴道的分泌物,特别对于由于年轻、垂体功能减退、卵巢切除术及肾上腺缺失等造成雄激素明显降低而引起的性欲低下者。但长期应用雄激素会出现不良反应,如体重增加、男性化、多毛、阴蒂增大、肝功能异常和高脂胆固醇等。

2. 5- 型磷酸二酯酶抑制剂 西地那非可以减少第二信使环鸟甘酸(cyclic guanosine monophosphate, cGMP)的降解,增强一氧化氮介导的阴蒂和阴道海绵体平滑肌的舒张作用,扩张血管,增加阴道润滑和阴蒂敏感性,从而改善 FSD 患者的主观感受。研究表明,西地那非用于绝经后女性治疗性唤起障碍安全有效,但不能改善女性性唤起障碍患者的性反应能力。

3. 增强性欲和血管活性药物多巴胺受体激动剂 可使性欲和性唤起得到增强。

4. 非选择性 α 受体阻滞剂 酚妥拉明可引起阴茎及阴蒂海绵体和血管平滑肌舒张,能增加绝经后女性阴道血流,改善性唤起功能。

(四)其他治疗

其他治疗方法还有针刺疗法、催眠疗法、基因治疗、计算机辅助治疗等。

(五)生活方式调整

为了促进性健康,鼓励患者提升自我感受力,接受自己身体,爱上自己。让患者尝试培养以下健康的生活习惯:

1. 避免饮酒过度 饮酒过多会降低性反应。

2. 不抽烟 吸烟限制血液在全身的流动,到达性器官的血液更少,这意味着性唤起和高潮反应可能会减少。

3. 体力活动 有规律的有氧运动可以增强耐力,改善身体形象,调节情绪。

4. 安排休闲与放松的时间 学会减少压力的方法,让自己在日常生活的压力中放松。放松可以加强专注于性体验的能力,并可能帮助获得更满意的性唤醒和性高潮。

(蒋惠瑜)

▌参考文献

[1] SAFARINEJAD MR. Female sexual dysfunction in a population-based study in Iran: prevalence and associated risk factors. Int J Impot Res, 2006, 18 (4): 382-395.

[2] BURRI A, SPECTOR T. Recent and lifelong sexual dysfunction in a female UK population sample: prevalence

and risk factors. Journal of Sexual Medicine,2011,8（9）:2420-2430.

［3］ISHAK IH,LOW WY,OTHMAN S. Prevalence "risk factors" and predictors of female sexual dysfunction in a primary care setting:a survey finding. J Sex Med,2010,7（9）:3080-3087.

［4］LURIA M,HOCHNER-CELNIKIER D,MOCK M. Female sexual dysfunction:class-ification,epidemiology, diagnosis and treatment. Harefuah,2004,143（11）:804-810,838.

［5］ZHANG C,TONG J,ZHU L,et al. A population-based epidemiologic study of female sexual dysfunction risk in mainland China:prevalence and predictors. The Journal of Sexual Medicine,2017,14（11）:1348-1356.

［6］GREENSTEIN A,ABRAMOV L,MATZKIN H,ET AL. Sexual dysfunction in women partners of men with erectile dysfunction. Int J Impot Res,2006,18（1）:44-46.

［7］VERIT FF,VERIT A,YENI E. The prevalence of sexual dysfunction and associated risk factors in women with chronic pelvic pain:a cross-sectional study. Arch Gynecol Obstet,2006,274（5）:297-302.

［8］MODELSKA K,CUMMINGS S. Female sexual dysfunction in postmenopausal women:systematic review of placebo-controlled trials. Am J Obstet Gynecol,2003,188（1）:286-293.

［9］BASSON R,LEIBLUM S,BROTTO L,et al. Revised definitions of women's sexual dysfunction. J Sex Med, 2004,1（1）:40-48.

［10］WIEGEL M,MESTON C,ROSEN R. The female sexual function index（FSFI）:cross-validation and development of clinical cutoff scores. J Sex Marital Ther,2005,31（1）:1-20.

［11］MA J,PAN L,LEI Y,et al. Prevalence of female sexual dysfunction in urban Chinese women based on cutoff scores of the Chinese version of the female sexual function index:a preliminary study. J Sex Med,2014,11（4）: 909-919.

［12］BACKLUND S,NORDSTROM J,BODLUND O. Sexual problems are common during antidepressive treatment. What do general practitioners know about this adverse effect and how is it handled? Lakartidningen,2005, 102（9）:650-653.

［13］BERMAN JR,BASSUK J. Physiology and pathophysiology of female sexual function and dysfunction. World J Urol,2002,20（2）:111-118.

［14］PADMADAS SS,STONES RW,MATTHEWS Z. Dyspareunia and urinary sensory-symptoms in India: population-based study. J Sex Med,2006,3（1）:114-120.

［15］LIOR MD,JOHANNES MD. Pelvic floor disorder and sexual function:How are we doing? J Sexual Med, 2010,7（9）:2909-2912.

［16］GRABER JA. Pubertal timing and the development of psychopathologyin adolescence and beyond. Horm Behav,2013,64（2）:262-269.

［17］刘霞,王祥珍,张丹. 电刺激联合生物反馈治疗对女性产后性功能障碍的疗效评估. 中国妇幼健康研究,2018,29（7）:906-910.

［18］邱洪梅,林金凤,赖定群. 盆底肌肉电刺激联合生物反馈对产后女性性功能障碍患者的影响. 中国当代医药,2017,24（22）:105-107.

［19］ROSENBAUM TY. Pelvic floor involvement in male and female sexual dysfunction and the role of pelvic floor rehabilitation in treatment review. J Sex Med,2007,4:4-13.

［20］HARTMANN D,STRAUHAL MJ,NELSON CA. Treatment of women in the United States with localized, provoked vulvodynia:practice survey of women's health physical therapists. J Reprod Med,2007,52（1）:48-52.

第九章

产后骨骼肌肉系统功能障碍

第一节　产后体态的评估

一、产后体态变化概述

Kendall 等在其关于姿态和疼痛的专著中描述了"标准姿态",即脊柱拥有正常曲度,同时下肢所有骨骼在正确理想的对位上,能够帮助人体承担重量。

女性在妊娠期及生产过程中,身体重心改变、体重增加、骨骼变化、韧带及软组织松弛程度增加、针对性的康复干预不足等原因,成为主要导致妊娠期及产后姿态变化的因素。目前大部分研究皆指出,妊娠期及产后女性姿态变化的主要特征是头颈前伸、肩胛前伸,同时伴随胸椎后凸增加、腰椎前凸增加、骨盆前倾、下肢支撑面较宽、膝关节过伸、髋关节外旋、足部旋前增加等。

胸椎曲度的变化通常开始于妊娠期的第 4~9 个月,可能的原因主要是乳房的体积和重量增加,导致对胸椎后侧肌肉组织的过度牵伸。而从人体力学的角度,胸椎后凸的增加往往还会伴随肩胛骨前伸及肩关节内旋,这样的姿态将人体颈胸椎及上肢的不同结构放在一个过度的应力状态中,使产后颈肩部问题、上肢各关节疼痛问题更易发生。

妊娠期及产后腰椎前凸的增加也在研究中有所报道,这可能与子宫体积增加直接相关。此外,雌激素的影响,使得脊柱韧带的松弛性增加,这将进一步加大脊柱关节的松弛性,也可能因此导致腰椎前凸增加。而这些激素水平的变化,同样会对骨盆位置造成影响,随着妊娠期的延长、胎儿的生长,女性骨盆的前倾也会随之发生显著变化。此外,Agnieszka 等针对妊娠早、晚期及产后 6 个月女性的骶骨前倾角度进行了比较。结果显示,妊娠阶段与骶骨前倾角度之间并无显著相关性,且女性妊娠期及产后的腰椎骨盆带反复性疼痛与骶骨前倾角之间也没有显著相关。但因为大部分女性对于姿态变化的反应可能并不相同,因此依然建议如果有可能,孕产妇可针对自身问题咨询专业物理治疗师以获取个性化的最佳姿态调整。

Janda 在其著作中提出了"姿态链"(postural chains)的概念。其认为,当人体处于直立姿态时,一个关节的位置对另外一个关节的位置将有直接的影响。而姿态链将通过影响结构和运动的双重因素,对人体的骨骼肌肉系统的功能造成影响。人体欲达到标准姿态,骨盆的中立位是起决定性作用的,这将为与其紧邻的腹部、躯干和下肢提供更好的力学环境。可见在骨盆中立位状态下,脊柱整体更容易处于良好姿态(图 9-1、图 9-2)。而妊娠期及产后女性由于妊娠过程中诸多不可避免因素导致的骨盆中立位维持能力下降,毫无疑问将对其整体姿态的平衡性造成影响,导致特定环节组织压力异常,可能成为产后疼痛问题的危险因素。盆底相关疾病的人群与对照组相比,胸椎后凸增加、腰椎前凸减少、肩胛前伸、头前倾等姿态异常显著高于对照组,亦证明姿态的异常改变在骨盆底疾病者群中可能更为常见,正确姿态的形成可能将成为盆底功能治疗的一个重要方面。可见,完整全面的姿态评价及基于功能提升的姿态纠正,应成为产后康复的重要内容。

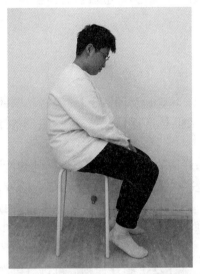

图 9-1　当骨盆处于后倾位时脊柱随之发生的姿态变化

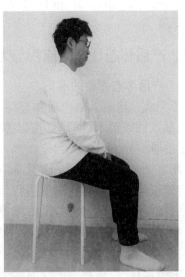

图 9-2　当骨盆位于中立位时脊柱的姿势状态

对于下肢常见的姿势体态变化,妊娠期及产后女性的常见异常表现还有下肢支撑面积变宽,且伴随髋关节外旋增加,尤其对于第三产程的女性来说。支撑面的变化和髋关节对线的改变通常来自妊娠期重心的改变,胎儿体积增大,骨盆增宽导致。此外,很多妊娠期及产后女性也容易出现的膝关节过伸体态(一侧或双侧),这主要是为了平衡身体重力线位于髋臼之前,而产生的补偿性体态。此外,在妊娠期间,尤其在妊娠后期,在孕妇中可普遍观察到足部旋前增加的现象,同时这一身体形态的变化被认为与下肢发生的疼痛之间并无显著关联。但足部旋前的状态在产后 6 周尚不能回到受试者初测基准值,且研究显示,妊娠期女性更倾向于使用优势侧下肢进行承重,后足压力将随孕程增加而增大。这或许将增加女性产后优势侧下肢、同侧骶髂关节等相关承重环节过度劳损性问题的概率。因此,对产后女性进行及时的姿态评估及身体动作 / 运动模式再训练具有一定的必要性。

二、产后体态评估对于康复治疗的意义

体态评估作为康复评估的一个重要组成部分,对于产后康复能否安全有效地实施具有重要意义。第一,体态评估时需要进行局部肢体暴露,可以为患者的病史收集提供更加详细的信息,其中包括受伤史、手术史等,进而为后续的症状解读、评估方案设计及治疗方案设计提供起点。第二,全面且有针对性的产后体态评估,可使产后康复物理治疗师对患者症状的解读从局部放大到整体,能够更加有效地解读患者症状,找到疼痛或功能受限的根源,而非仅仅进行局部治疗。第三,体态评估结果可作为产后康复治疗效果的一个评价指标之一。静态姿势是人体整体神经肌肉系统功能的一个窗口。目前一些经典的康复治疗理念认为,静态姿势不良意味着人体肌肉功能的不平衡、错误的对位对线,会影响到骨骼、关节、韧带、肌肉等多结构的压力及张力,从而可能引发与之相关的诸多急慢性疼痛、劳损等问题。

产后康复物理治疗师应向患者传达正确的症状与体态之间的联系,切勿错误及过度强调体态在疼痛与功能之间的关系。虽然理论上存在人体最佳姿势,但需注意,每一个体在结构上均存在一定差异。大部分情况下,这些差异并不会影响患者功能。过度解读患者体态与"完美体态"之间的差异,或许会提升焦虑、灾难化等临床心理问题的可能性,从而增加患者管理难度。

三、产后体态评估的流程与方法

(一)产后体态评估的准备

为了完成一次有效的产后体态评估,推荐准备以下空间及评估工具:温暖私密的房间、全身镜、贴点图纸或水性彩笔(可以擦去)、体态评估图、体态评估记录表,拍照设备,以及铅垂线、量角器、卷尺等。

除此之外,建议在体态评估前,向需要接受体态评估的患者进行体态评估的知情同意过程,内容建议简单解释为何需要进行体态评估、体态评估的流程、需要患者配合的着装条件等问题,以消除患者的疑虑及肢体暴露的紧张情绪。此外,对于一些特定的患者,如焦虑的患者、因疼痛或其他疾病无法站立的患者、不同意进行评估或无法理解评估目的的患者等,建议可暂不考虑进行全身整体性姿态评估。

专家组建议,可在首诊治疗时即进行体态评估,在1~2个康复疗程后可进行再次评估,以观察治疗效果。

(二)产后体态评估步骤与方法

做好产后体态评估的准备工作后,即可开始进入评估流程。

1. 产后体态评估的着装要求　在评估时,如被评估者为长发,应要求其将长发扎起,避免遮盖耳部、颈部、背部等重点评估部位。与患者进行充分沟通,通常建议着正常女性内衣,而非运动内衣。因运动内衣可能造成脊柱、肩胛骨等区域的遮挡,会增加观察难度。

2. 产后体态评估的流程　建议在观察过程中按照顺序从后面、侧面、前面分别进行观察。在观察过程中尽量不做过多评论,因为一个简单的结论都可以引起患者的不安和紧张情绪,从而不利于接下来的观察。可按照专家组推荐的评估表格,将观察要点进行记录,并根据后续姿态评估的结果解读推荐表,根据患者的实际情况安排后续的临床检查与评估,并根据最终的总体评估结果,向患者进行合理解释。随着操作的熟练,操作者可在5min左右的时间内完成该过程。

(1)后面观(图9-3):在观察开始时,建议先从整体出发,观察个体的重心分布和身体受力情况,以综合观察身体的对称性和平衡之后可根据各人习惯,从头至脚或从脚至头,或从骨盆开始向上再向下等多种顺序进行观察,并在表中记录观察结果。本文并未记录所有姿态评估点,仅列出诸多关键环节,操作者可在此基础上,根据自己的临床习惯进行增减(表9-1)。

如果在患者体后挂一个铅垂线,在标准姿势下,则该线从上到下可穿过的解剖标志点依次为:头部正中、颈椎正中、肩胛内侧缘连线中点、胸椎正中、腰椎骨盆正中、与双腿等距。

后面观流程:从上到下整体观察。标准姿态:头部位于正中

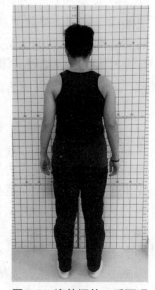

图9-3　姿势评估—后面观

位,颈椎无明显侧倾旋转;双肩高度对称;肩胛骨中立位,无明显肩胛带异常;双上肢自然下垂,肘尖等高超后,腕关节等高,与躯干之间间隙等宽;胸椎、腰椎直,棘突连线为直线;骨盆中立位,无明显侧倾旋转;髋关节中立位,下肢垂直,无膝关节过度外翻或内翻,双足平行,跟骨垂直地面,足尖可轻微外分或朝前。

表 9-1　后面观姿态观察表及详解

左侧	下半身观察要点	右侧
	步骤 1:腰椎 解剖关键点:腰椎棘突、皮肤褶皱、背部竖脊肌对称性 评估关键点:冠状面对称性,是否有侧凸或旋转。腰椎区域明显的横向皮肤褶皱,可能预示该阶段腰椎有过度活动、稳定性缺失倾向;如存在单侧褶皱较深,则考虑腰椎可能在该节段存在过度旋转或侧屈。背部竖脊肌对称性应进行左右对比,在标准姿态下,双侧不应有过大区别,如单侧胸腰部脊柱伸肌过度肥大,则可能预示该部位肌肉的代偿工作增多,核心深层稳定肌功能不良	
	步骤 2:骨盆 解剖关键点:髂嵴、髂后上棘 评估关键点:骨盆是否有侧倾、旋转	
	步骤 3:臀线 解剖关键点:臀横纹 评估关键点:臀横纹是否对称。如臀横纹较低,则可能该侧骶髂关节功能异常,或同时伴有臀大肌抑制及同侧腘绳肌过度使用等身体功能障碍	
	步骤 4:腘绳肌体积 解剖关键点:腘绳肌肌腹 评估关键点:腘绳肌是否对称,肌腹下 2/3 处是否过度肥大。如是,则同侧臀肌抑制	
	步骤 5:膝关节内、外翻及腘窝 解剖关键点:膝关节内侧与内踝、腘窝 评估关键点: (1) 要求患者并腿站立时,膝关节内侧或内踝是否可以互相接触。如膝关节可接触,而内踝不能接触,则为膝关节外翻;如内踝可解除,而膝关节不可接触,则为膝关节内翻 (2) 腘窝:对比腘窝体积,如一侧明显较大,可能关节有肿胀问题等;横纹高度,腿部长短、骶髂关节功能;折痕明显一侧可能存在膝关节伸直障碍	
	步骤 6:小腿肌肉体积 解剖关键点:小腿三头肌肌腹 评估关键点:小腿三头肌肌腹是否对称,是否单侧过度肥大或一侧萎缩	
	步骤 7:足内、外翻 解剖关键点:跟腱中线与跟骨中线连线的夹角 评估关键点:如果夹角为 0,则为正常。如有成角,跟骨中线偏向外侧,为足外翻;跟骨中线偏向内侧,为足内翻	
	步骤 8:其他观察 是否有任何瘢痕或不同寻常的皮肤斑点等	

续表

左侧	上半身观察要点	右侧

步骤 1:颈椎区域

解剖关键点:耳垂、两侧下颌

评估关键点:观察两侧耳垂高度是否对称;观察两侧下颌是否有一侧较为凸显。如耳垂高度不对称,则颈椎可能存在侧屈;颈椎可能朝向下颌较为突出的一侧旋转

步骤 2:肩关节高度

解剖关键点:斜方肌上束及肩胛提肌

评估关键点:观察斜方肌上束与肩胛提肌区域,双侧是否等高。如一侧较高,则同侧肌肉可能处于过度激活的紧张状态

步骤 3:肩胛骨区域

解剖关键点:肩胛内侧缘、肩胛上角、肩胛下角、胸椎棘突

评估关键点:肩胛骨双侧对称性

（1）总体位置位于 $T_2 \sim T_7$,大概距离脊柱中线 7.6cm

（2）肩胛骨内侧缘贴住胸廓,无翘起

（3）观察肩胛骨内侧是否凹陷、扁平,可能提示肩胛内收肌肉,如菱形肌或斜方肌中束抑制

（4）观察冈上窝或冈下窝双侧对比,是否有不对称,一侧凹陷,提示冈上肌或后侧肩袖肌群抑制或无力

（5）观察肩胛上角及下角连线是否垂直地面。如否,则肩胛骨可能处于上回旋或下回旋状态

（6）观察肩胛下角是否翘起。如是,则肩胛骨处于前倾位,可能同侧胸小肌僵硬,且同侧斜方肌下束处于抑制状态

步骤 4:胸椎及胸廓

解剖关键点:胸椎棘突、胸廓及其与头颈部和骨盆的相对位置

评估关键点:观察胸椎棘突连线是否在一条直线上;胸廓相对骨盆或头颈部是否有旋转

步骤 5:手臂与躯干两侧形成的空间

解剖关键点:上肢内侧、躯干

评估关键点:观察上肢内侧与躯干之间的空间大小是否对称。如果空间不对称,空间较小的一侧可能存在骨盆侧移,腰方肌短缩等

步骤 6:肘尖位置

解剖关键点:尺骨鹰嘴

评估关键点:观察肘尖的朝向,是否一侧相对于另一侧更朝向身体外侧。此时可能意味着该侧肩关节内旋,肩胛下肌、背阔肌、大圆肌等肩关节内旋肌可能需要进行长度检查

步骤 7:手部位置

解剖关键点:手部掌侧

评估关键点:观察是否能看到一侧手掌更多。这意味着可能有肩关节内旋

步骤 8:其他观察

瘢痕、皮肤斑点、关节水肿等表现

（2）侧面观（图 9-4）：后面观完成以后，可以进行侧面观观察。在侧面观观察时，可对患者的姿态情况进行一个整体扫描，以确认是否为以下 4 种情况中的一种：正常姿态（ideal alignment）、前凸后凸增加姿态（kyphotic-lordotic posture）（大部分产后女性的异常姿态）、平背姿态（flat-back posture）、背部后倾姿态（sway-back posture）。此后，类似后面观流程，根据个人习惯，从头至脚或从脚至头，或从骨盆开始向上再向下等多种顺序进行观察，并在表中记录观察结果（表 9-2）。为了节约时间，可观察一侧后，换对侧进行同样的观察。

如果在患者体侧挂一个铅垂线，在标准姿势下，该线从上到下可穿过的解剖标志点依次为：耳垂、颈椎椎体、肩峰、胸廓正中、腰椎椎体、大转子、膝关节中央偏前侧、外踝偏前侧。

侧面观流程：从上到下整体观察。标准姿态：头部位于颈椎及胸廓正上方，无前伸；颈部曲度正常，拥有向前方的恰当的生理曲度，颈胸交界处无"富贵包"；肩关节无圆肩内旋；胸椎曲度正

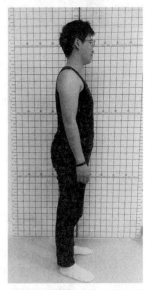

图 9-4　姿势评估—侧面观

常，无过度后凸或过于平直；腰椎曲度正常，无过度伸展或平背；骨盆中立位，无前倾或后倾；髋关节中立位，无屈曲或伸直；膝关节中立位，无过伸或屈曲；踝关节中立位。

表 9-2　侧面观姿态观察表及详解

左侧	下半身观察要点	右侧
	步骤 1：腰椎与骨盆区域 解剖关键点：腰椎矢状面曲度，髂前上棘，髂后上棘，耻骨联合 评估关键点： （1）骨盆位置：髂前上棘与髂后上棘连线与水平面平行 / 髂前上棘与耻骨联合连线与水平面垂直，则骨盆处于中立位；髂后上棘高于髂前上棘 / 髂前上棘在站立位下位于耻骨联合前方，则骨盆处于前倾位；髂后上棘低于髂前上棘 / 髂前上棘在站立位下位于耻骨联合后方，则骨盆处于后倾位 （2）腰椎位置：腰椎生理曲度可有正常、前凸过大或前凸减少 3 种情况。通常骨盆过度的前倾伴随腰椎曲度过度增加，骨盆过度后倾伴随腰椎曲度减少	
	步骤 2：膝关节 解剖关键点：股骨外侧、胫骨外侧 评估关键点：观察膝关节是否为正常角度、屈曲或过伸	
	步骤 3：踝关节 解剖关键点：腓骨长轴、第 5 跖骨 评估关键点：观察腓骨长轴与第 5 跖骨连线成角，如为 90°，则踝关节处于中立位；小于 90°，则踝关节处于背屈位；大于 90°，则踝关节处于跖屈位	
	步骤 4：足部 解剖关键点：内侧纵弓 评估关键点：双侧足弓是否对称，足弓为正常、扁平或高弓足	
	步骤 5：其他观察 瘢痕、变色、瘀斑、水肿等	

续表

左侧	上半身观察要点	右侧

步骤1：头部位置

解剖关键点：耳垂、肩峰

评估关键点：观察耳垂与肩峰的相对位置关系。产后群体通常会有耳垂在肩峰之前的体态，称为头前伸

步骤2：下颌与颈部成角

解剖关键点：下颌、颈部前侧

评估关键点：下颌与颈部前侧的连线的夹角，正常情况下为90°。大于90°意味着舌骨肌紧张，可能存在颞下颌关节问题

步骤3：颈胸交界（C_7~T_1关节突关节）

解剖关键点：C_7棘突、T_1棘突

评估关键点：观察该区域是否有明显凸起，且颈椎中段有明显皮肤折痕。这可能预示着颈椎下段及胸椎上段灵活性受限。此处的凸出俗称"富贵包"

步骤4：肩部

解剖关键点：肱骨头、肩峰

评估关键点：观察肱骨头与肩峰的相对位置关系。正常情况下，肱骨头不应向前超过肩峰宽度的1/3。如超过，意味着肱骨过度前移，盂肱关节动态稳定性不足

步骤5：胸椎

解剖关键点：胸椎矢状面生理曲线

评估关键点：胸椎矢状面生理曲线是否过度屈曲，或过度平坦。胸椎后凸过大的姿势，也就是俗称的驼背，往往意味着胸椎伸展灵活性受限，同时还可能伴随有肩胛骨前伸、圆肩、驼背等其他异常体态。而胸椎过度平坦，在产后女性中不常见。通常容易出现在一些柔韧性较好的人群中，如舞蹈演员等，这与其常年的胸部过度伸展姿态相关

步骤6：其他观察

瘢痕、皮肤斑点、肿胀等

（3）前面观（图9-5）：在前面观的体态评估中，同样可根据习惯，从头至脚或从脚至头，或从骨盆开始向上再向下等多种顺序进行观察，并在表中记录观察结果。本文并未记录所有姿态评估点，仅列出诸多关键环节，各操作者可在此基础上，根据自己的临床习惯进行增减（表9-3）。

如果在患者体前挂一个铅垂线，在标准姿势下，则该线从上到下可穿过的解剖标志点依次为：脸部正中、前额、鼻子和下颌、胸骨柄、胸骨、剑突、肚脐、骨盆中线、与双腿等距。

前面观流程：从上到下整体观察。标准姿态为：头部朝向正前方，颈椎无旋转或侧屈；肩关节等高、锁骨等高；肚脐位于身体中线，无左偏或右偏；双侧髂嵴、髂前上棘等高；股骨无内外旋、膝关节等高、髌骨朝前、腿部肌肉对称；足弓正常、足尖朝前或稍向外分，髌骨朝向与足尖方向一致。

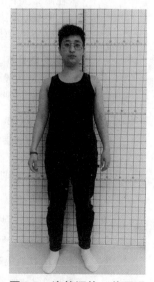

图9-5 姿势评估—前面观

表 9-3　前面观姿态观察表及详解

左侧	下半身观察要点	右侧
	步骤 1:骨盆区域 解剖关键点:髂嵴、髂前上棘、骨盆与躯干 / 下肢相对位置、肚脐 评估关键点:骨盆是否有侧倾、旋转。可能预示着骶髂关节或腰椎问题。观察肚脐是否在身体中线也是很好的方式,可以观察到是否有腰椎或骨盆的旋转偏移	
	步骤 2:站立习惯 解剖关键点:无 评估关键点:观察选择自然站立时,双下肢承重是否平衡;选择双脚并拢站立还是宽站立位,如选择宽站立,则需考虑其髋关节外侧稳定肌群功能是否正常,患者的平衡能力是否正常	
	步骤 3:大腿前侧 解剖关键点:股四头肌肌腹 评估关键点:观察股四头肌肌腹是否有过度肥大或萎缩。过度肥大可能与特定的运动适应相关;萎缩可能与受伤、制动、力量下降相关	
	步骤 4:髌骨位置 解剖关键点:髌骨 评估关键点:双侧髌骨高度是否对称;髌骨是否有相对于对侧的过度外移、内移	
	步骤 5:膝关节旋转 解剖关键点:髌骨 评估关键点:观察髌骨是否指向身体正前方,还是指向内侧或外侧。可能预示着股骨是否位于中立位,髋关节旋转活动度是否存在差异;或者股胫关节之间是否对线良好,胫骨是否过度外旋或内旋	
	步骤 6:Q 角 解剖关键点:髂前上棘、髌骨中线、胫骨粗隆 评估关键点:Q 角是髂前上棘与髌骨中线连线与髌骨中线和胫骨粗隆之间连线的夹角。女性的 Q 角在膝关节伸直情况下应小于 22°,通常为 17°	
	步骤 7:足尖朝向 解剖关键点:足尖 评估关键点:观察在自然站立状态下,足尖朝向是否对称,是否有过度向外(类似外八字)或过度向内(类似内八字)。如双侧不对称,则需考虑该问题的代偿来源,可能与骨盆带、髋、膝、踝、足均有相关	
	步骤 8　其他观察 瘢痕、变色、瘀斑、水肿等	

左侧	上半身观察要点	右侧
	步骤 1:头面部对线 解剖关键点:鼻正中线、胸骨、剑突 评估关键点:观察鼻正中线与胸骨及剑突连线是否在一条直线上。结果预示着颈部位置是否中立或有偏移	

续表

左侧	上半身观察要点	右侧
	步骤 2：颈部肌肉张力 解剖关键点：胸锁乳突肌、斜角肌 评估关键点：胸锁乳突肌在标准体态时基本仅有胸骨上的止点处能够看到。如果从前侧可轻易观察到突出的胸锁乳突肌肌腹，则意味着该肌肉的过度激活。同样，在颈部侧方也需观察是否斜角肌有过度激活。如有，需考虑是否来源于颈深屈肌薄弱或呼吸模式异常等	
	步骤 3：锁骨高度 解剖关键点：锁骨、肩峰 评估关键点：观察锁骨形态、角度是否对称，观察肩峰是否形态结构正常。通常，优势侧手锁骨位置略低，此乃正常现象。否则，则意味着该侧肩关节及肩胛带上提	
	步骤 4：肘窝方向 解剖关键点：肘窝 评估关键点：正常情况下，肘窝方向应该朝向前方，但如朝向身体内侧，则预示着肩关节发生内旋	
	步骤 5：胸腹部 解剖关键点：胸骨、胸廓与骨盆相对位置；肋骨角 评估关键点：观察胸骨与骨盆中线连线是否在一条直线上；肋骨角正常为90°，如果过大，呈现肋骨外翻状态，则可能意味着该患者存在核心肌肉激活及呼吸模式问题	
	步骤 6：其他观察 瘢痕、变色、瘀斑、水肿等	

第二节　产后腰痛的评估和治疗

一、产后腰痛概述与流行病学

　　腰痛指肋缘以下、臀横纹以上部位的疼痛，可伴或不伴有下肢疼痛问题的总称。在全球范围内，腰痛一直都是导致患者就医的主要原因之一。而产妇产后腰背痛也是这一特殊人群常见的主诉症状，会严重影响产妇产后的生活质量和身心健康。

　　目前，国外对于产后腰痛流行病学的研究已经有不少积累。但由于研究中对于腰痛定义不同，研究方法与样本选择不同，导致不同研究中妊娠期腰痛的比例有所不同。但大体上，50% 的女性在妊娠期经历腰痛或骨盆带疼痛问题困扰，而产后腰痛的比例则在 25%~45%。此外，一项为期 3 年的调查研究显示，产后 3 年仍然存在腰痛的女性可能占孕产妇总数的 5%，占有腰痛问题孕产妇的 20%。大部分女性报告第一次经历腰痛的人生阶段就是妊娠期。关应军在其针对 881 名产后女性的跟踪研究中发现，产后 4 个月，有 29.4% 的女性报告了慢性腰背痛问题，与国外相关数据基本一致。2019 年我国新生儿人口为 1 016 万人，可见全国范围内每年新发产后腰痛问题的预防与治疗应是一个需要重视的问题。

二、产后腰痛的危险因素

产后腰痛的产生是一个多因素结合的结果,目前对这一领域尚未形成全面且确定的认识。但总体来说,可能的原因包括孕产妇的个体因素,如:年龄;腰痛史;与妊娠前相比,妊娠期及产后机械性应力变化及韧带松弛性增加;妊娠期体重增加;与疼痛相关的社会心理因素等。

(一)年龄

年龄越小,腰痛情况越严重。90%的20岁以下妊娠期女性报告腰痛;67%的20~30岁妊娠期女性报告腰痛;61%的30~40岁妊娠期女性报告腰痛;45%的41岁以上妊娠期女性报告腰痛。

(二)相关病史

有过妊娠前腰痛史、月经期腰痛史和妊娠早期腰痛史的孕妇,更容易在妊娠期后产生腰痛问题。此外,妊娠早期的腰痛严重程度,也会影响产后腰痛问题的产生。

(三)人体机械力学变化

如步态改变。研究显示,过度足旋前和后足压力增加等特定的步态参数变化与妊娠期腰痛相关。而这些人体运动学的改变可能会在产后持续,以此增加了产后女性下肢及骨盆腰椎压力。

(四)妊娠期体重增加

妊娠期体重增加且在产后体重不能恢复到妊娠前水平,是产后慢性腰痛的相关因素。

(五)心理及社会因素

调查研究显示,剖宫产后出现腰痛和骨盆疼痛的女性,比无腰痛及骨盆疼痛的女性拥有更多的疼痛恐惧回避或疼痛灾难化问题。

另外,还有一些大众普遍认知的可能与产后腰痛相关的因素,如使用避孕药、为了受孕的激素治疗史、咖啡因摄入、吸烟、体力活动、早前的腰椎麻醉或硬脊膜外麻醉、重复性体力活动、妊娠前体重、多次生育、分娩方式等,目前的一些研究证据显示并不支持。

综上,产后腰痛是一个发病率较高的临床问题,且影响因素复杂多样,应引起临床医护人员的重视,以便能够有效地预防及治疗产后腰痛。

三、产后腰痛的鉴别诊断

临床诊断的最主要目标就是能够将患者的临床表现与特定问题匹配,这是保证治疗有效性的最关键环节。而物理治疗师的整体临床决策中,非常重要的一部分即包括辨别疼痛问题是否属于物理治疗红旗征。临床上大部分腰痛患者的症状来源可能都是非特异性的力学因素。但是,我们依然需要在首诊过程中进行仔细的检查和排除,防止某些可能表现为常见骨骼肌肉系统损伤的严重疾病被作为非紧急情况处理,而对患者及医务人员带来伤害。

临床工作者首先需要认识可能产生腰痛的严重疾病的体征和症状,并且形成一套行之有效的筛查系统。在问诊或患者填写的首诊筛查问卷中,需要包括以下关键问题:病程、起病原因、症状变化、是否有特定的动作或姿势使得症状改善或加重、是否有明确的24h症状等。此外,腰痛患者如果表现出神经系统受损症状,临床人员应对其进行完整、系统的神经功能检查,其中应包括感觉、反射、肌力、动作控制与协调性、上运动神经元检查(病理征、踝阵挛试验等)。当患者被怀疑有潜在的严重疾病时,应该考虑及时的转诊。

产后人群腰痛常见红旗征主要有下面几种。

（一）肿瘤

肿瘤通常带来的是持续性疼痛，这些疼痛不会因为体位或动作而产生变化，同时患者可能还表现出体重下降以及夜间痛症状。如患者之前有肿瘤史，同时保守治疗 30d 内症状无改变，则需高度警惕该问题。

（二）马尾神经综合征

患者出现大小便功能异常，同时伴随鞍区麻木及双脚感觉及运动异常（L_4、L_5、S_1）。产后人群可能因为较大的腰椎间盘损伤或生产过程中的一些鲜见的创伤，如骶骨骨折等而导致马尾神经压迫。

（三）感染

不论是剖宫产抑或是阴道顺产的女性，在生产过程中的创伤皆会使其暴露于感染问题风险中。如果产后护理及相关卫生措施不足，则很可能因为腹腔、盆腔相关感染问题，出现腰痛表现。该类患者通常伴随发热、无力等全身性症状，疼痛表现通常为非常深层的持续性疼痛，负重时加重。

四、基于身体功能损伤的产后腰痛分类评估与检查

如何有效地对腰痛进行评估，发现导致疼痛的根本原因，而不只是对腰痛的症状进行治疗，一直是康复过程中的难题。目前的研究证据显示，在排除腰痛红旗征后，并不需强调一定要明确导致疼痛的特定解剖病理学因素。而使用基于患者症状、功能受限及对应的治疗措施的腰痛亚分组系统，来对患者进行分类评估及治疗的方式，很可能将提高康复治疗的效果。

美国物理治疗协会骨科分会于 2012 年发布了基于国际功能、残障和健康分类（International Classification of Functioning，Disability，and Health，ICF）的腰痛临床实践指南。该临床指南基于最新的物理治疗领域的研究证据，对常见腰痛问题的诊断评估、干预及预后等多方面进行了总结与整合，并运用 ICF 术语，将特定的腰痛问题与身体功能受限联系，并充分结合 ICF 框架中的活动受限与参与受限，构建了一套以身体功能受限为基础的腰痛分类标准（Impairment/Function-Based Classification Criteria）。

美国治疗协会推荐以身体功能受限为基础，对腰痛进行六大类区分：腰痛伴活动度受限（low back pain with mobility deficits）、腰痛伴运动协调障碍（low back pain with movement coordination impairments）、腰痛伴下肢牵涉痛（low back pain with related/referred lower extremity pain）、腰痛伴下肢放射痛（low back pain with radiating pain）、急性或亚急性腰痛伴认知或情感障碍（acute or subacute low back pain with related cognitive or affective tendencies）、慢性腰痛伴相关的广泛性疼痛（chronic low back pain with related generalized pain）。每个大类根据组织愈合的不同阶段及特定的症状表现，将对应急性期、亚急性期及慢性期。每一阶段的患者有不同的临床症状表现，且在检查过程中，需运用特定强度的检查手法，以防止检查导致症状加重或因检查强度或方法不当而出现检查的假阴性结果。

此外，在运用该分类理念进行临床评估及治疗过程中，应认识到：①临床问题的复杂性使得大多数患者可能同时表现出 2 个或以上的身体功能损伤分类；②患者康复治疗是一个连续的动态变化过程，首次评估对患者进行的临床分类并不是一成不变的，应在整个康复执行的过程中持续不断地对患者进行再评估，以保证治疗计划能够得到正确的调整。

（一）腰痛伴活动度受限

腰痛伴活动度受限对应的常见疾病诊断为腰椎小关节紊乱、腰椎骨性关节炎等以关节活动度下降为主要表现的临床疾病。产后女性由于妊娠期子宫增大等原因,常出现骨盆前倾、腰椎前凸增加、胸椎后凸增加的姿态,这将使得腰椎小关节处于压力过度的状态。另外,如果产妇在抱孩子时不能掌握恰当的持拿方式,则很可能出现顶髋、骨盆和躯干侧移等错误动作(图9-6),也同样会使腰椎小关节处于过度应力状态。或产妇在照顾婴儿时由于不良的人体工效学姿势等,也可能造成腰椎小关节突然性扭伤。

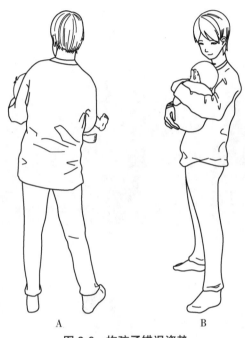

A   B

图 9-6　抱孩子错误姿势

A. 后面观;B. 侧面观。

1. 常见临床表现

（1）急性或亚急性的腰痛、臀部疼痛或大腿疼痛,通常症状不会超过膝关节(持续时间1个月以内),且多为单侧疼痛。

（2）根据不同的组织激惹度,疼痛出现的范围可能在主动活动的开始到中间阶段(急性期)或在脊柱运动的末端被引发(亚急性期)。

（3）腰椎活动度受限,并且针对受损局部进行附属运动检查,可发现僵硬及引发患者熟悉的腰部或腿部症状。

（4）对于亚急性期患者,还可能同时合并存在胸椎、骨盆带或髋关节的活动或附属运动受限等问题。

2. 评估中需要进行的关键性检查

（1）腰椎的主动与被动活动度检查(图9-7):疼痛与运动之间的关系是帮助物理治疗师进行临床决策,分析可能的疼痛原因的关键所在。而这一重要的关系,将在腰椎的主动与被动活动度检查中得到体现。在该检查中,需要依次进行前屈、后伸、侧屈、复合象限运动等多个方向的活动度检查。在检查过程中,需注意观察患者运动表现的3个方面活动范围(量)、动作模式（质）以及疼痛与运动的关系。对于腰痛伴活动度受限来说，患者常见在伸展、侧屈、复合运动（伸展侧屈旋转）这几个容易给小关节压力的运动方向中出现熟悉的症状。对于激惹度较高的患者，如急性期或亚急性期，可仅进行主动运动检查。对于激惹度较低的患者，如主动活动度检查中无法引发熟悉的疼痛，则可对特定的运动方向进行被动加压，以尝试得到疼痛与运动之间的关系。对于每一个临床分类，腰椎的主、被动活动度都是必须检查的内容（后面不再一一赘述具体方法）。

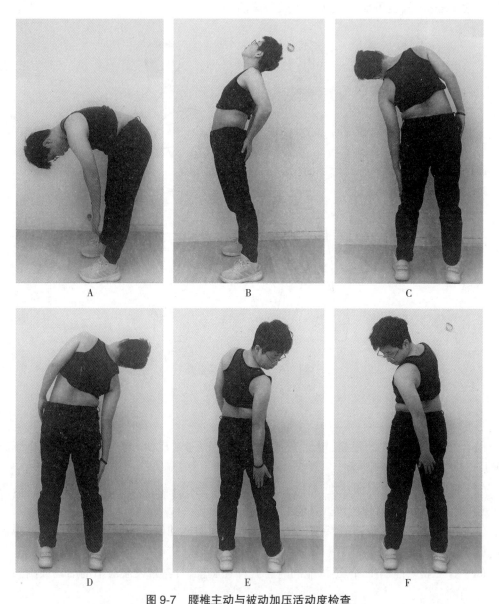

图 9-7　腰椎主动与被动加压活动度检查
A. 屈曲；B. 后伸；C. 左侧屈；D. 右侧屈；E. 右侧侧屈 - 旋转 - 后伸；F. 左侧侧屈 - 旋转 - 后伸。

（2）腰椎的附属运动检查（passive accessory intervertebral movement，PAIVM）：腰椎的椎体间附属运动检查主要分为两种方法，一种为腰椎中间附属运动检查，另一种为腰椎单侧附属运动检查（图 9-8）。两种方式的检查目的均为评价和治疗腰椎被动椎间附属运动。单侧附属运动检查倾向于针对单侧小关节僵硬的评估,因而在腰痛伴活动度受限中更为常用。在检查过程中,需能够清晰定位椎体位置,可先找到 L_5 棘突,旁开后找到横突进行按压,并从下向上进行逐节触诊。在该检查过程中,比较重要的是需评估疼痛-阻力关系。对于满足腰痛伴活动度受限的患者,在活动受限节段通常可以感受到该节段比对侧或与上下邻近节段僵硬感更大,并可引发患者熟悉的症状。

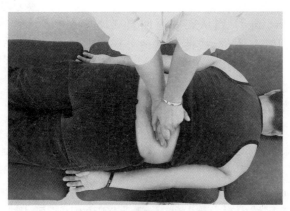

图 9-8 腰椎附属运动检查

(二)腰痛伴运动协调障碍

腰痛伴运动协调障碍对应的常见疾病诊断为腰椎不稳、腰背肌筋膜炎等由于核心肌肉力量耐力不足或在日常生活中运动协调性异常而导致的疼痛问题。产后女性由于腹直肌分离、盆底肌功能下降、妊娠期姿态变化、腰腹部及骨盆带周围肌肉力量与耐力下降、剖宫产对腹横肌的损伤、产后腹直肌分离、使用错误的人体工效学照顾婴儿等特有的身体功能或日常生活变化,这一类型的腰痛在妊娠期及产后人群中很常见。

1. 常见临床表现

(1)急性、亚急性或慢性的复发性腰痛,疼痛部位更多集中于腰部两侧或中间,通常会伴随有下肢的一些牵涉性症状。

(2)根据不同的激惹度,症状可能在腰部运动的起始及中间范围内被激惹(急性期),也可能在腰椎活动范围的中间被引发,活动范围的末端症状加重(亚急性期),或者因为持续的关节活动范围末端的运动或姿势而加重(慢性期)。

(3)对腰部进行节段性附属运动检查,可能引发熟悉的症状。并且,在针对亚急性期或慢性期患者的检查中,还可能发现椎体附属运动过度的表现。

(4)一些特定的功能性动作检查通常会发现腰椎骨盆带运动协调性不足,并呈现错误的人体力学,如长时间弯腰姿态照顾婴儿等。但如对运动方式进行调整或尝试激活核心,患者可能会有症状缓解表现。

(5)该分类患者通常可能存在躯干或骨盆周围肌肉力量、耐力和收缩的协调性减弱的表现。

(6)对于亚急性和慢性期的患者,通常还可发现与腰椎相邻的环节,如胸椎、骨盆/髋关节存在灵活性问题。这将导致腰椎区域出现过度的应力集中,而引发疼痛。

2. 评估中需要进行的关键性检查

(1)腰椎的主动与被动活动度检查(图 9-9):在进行腰椎的主动与被动活动度检查过程

中,该分类的患者可在腰椎的多个运动方向上出现运动协调表现异常,并可能引发临床症状。治疗师需观察患者是否有异常的动作模式。

1)腰部运动失稳(instability catch):在进行某一特定平面的腰部运动中,躯干向偏离该平面的运动方向产生运动,如在躯干前屈的过程中出现侧屈。

2)大腿爬行(gower sign):当从屈曲返回直立体位时,用手支撑大腿返回直立体位(或使用其他外部设备帮忙)。

3)腰椎骨盆节律反转(reversal of lumbopelvic rhythm):当从前屈体位返回直立体位时,躯干率先进行伸展,紧接着才开始进行髋关节和骨盆的伸展。或者当从前屈体位返回到直立体位时,膝关节屈曲来帮助伸髋,并且骨盆出现前倾。

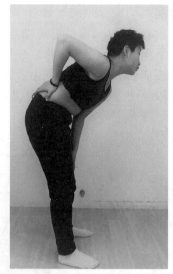

图 9-9　腰椎主动与被动活动度检查

4)疼痛弧(painful arc):症状可能在前屈或从前屈返回到中立位的某一特定区域内时发生,通常为活动范围的中间,而并非活动范围的末端。

(2)俯卧位腰椎稳定性试验(prone instability test):目的主要是评估腰椎是否有失稳及控制力异常问题。要求患者俯卧于治疗床脚,上半身在治疗床上,下半身床外。患者脚踩地面,屈髋屈膝 90°,腰椎骨盆放在中立位。治疗师使用腰椎中间附属运动检查的方法对各节段腰椎施加从后向前的按压,询问患者是否有熟悉的症状被引发。如果有熟悉的症状被引发,则要求患者保持躯干在治疗床上时,抬起双足,在同样的位置以相同的力度再次进行腰椎后前向按压(图 9-10)。询问患者症状变化。测试的阳性表现为患者在抬起腿后熟悉的症状有所减轻。如在客观检查中,患者该试验结果呈现阳性,同时腘绳肌柔韧性过大,并伴有上述腰椎骨盆带运动的异常模式,证明腰椎骨盆带稳定性练习可能对其有较好的临床效果。

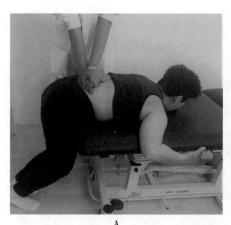
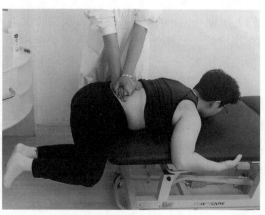

图 9-10　俯卧位腰椎稳定性试验

A. 脚触地面;B. 脚离开地面。

(3)躯干及髋关节区域肌肉力量及耐力不足:该临床分类中另外的一些重要特征还包

括躯干及髋关节区域肌肉力量及耐力的减退。可以使用的测试方法非常多样化。

1）躯干屈肌力量测试——双腿下落试验（double-leg lowering assessment）：患者仰卧，双腿伸直。治疗师将患者双腿抬起至正好骶骨离床。指导患者保持腰部接触床面，同时缓慢下落腿部（图9-11）。记录骨盆前倾时的髋关节角度。标准：女性在60°前骨盆前倾者，更倾向于发展为慢性腰痛。

2）躯干伸肌耐力测试（trunk extensor endurance test）：俯卧，上肢放在背后或体侧。指导患者胸口抬离床面30°（图9-12）。测试时间为患者不能坚持为止。标准：女性如不能保持33s，则更倾向于出现腰痛。

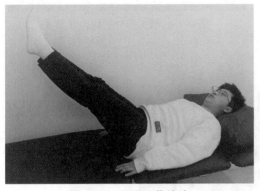

图9-11　双腿下落试验

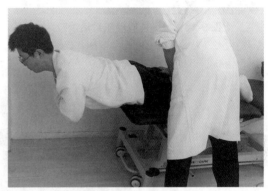

图9-12　躯干伸肌耐力测试

3）侧腹肌耐力试验——膝支撑侧桥：膝支撑侧桥，直到患者不能坚持为止，对比左右两侧（图9-13）。

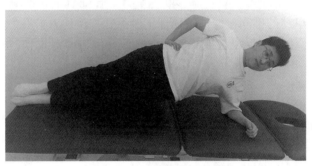

图9-13　侧腹肌耐力试验

4）俯卧位腹横肌激活试验：俯卧位，生物反馈设备充气至70mmHg。患者需要保持腹壁内收10s，无任何骨盆运动且呼吸正常（图9-14）。记录最大可减小的气压值。标准：正常为4mmHg，如不能导致2mmHg的压力下降，则与腰痛发生相关。

5）髋关节外展肌力量测试（图9-15）：侧卧位髋关节外展肌的动作质量及力量评价，该数值与站立位下腰痛相关。

6）髋关节伸肌测试：患者仰卧位，膝关节屈曲90°，脚踩床面。指导患者抬起骨盆，保持肩、髋、膝在一条直线上（图9-16）。记录患者保持时间。标准：平均值，腰痛患者76.7s，非腰痛患者172.9s。

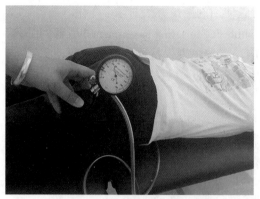

图 9-14 俯卧位腹横肌激活试验

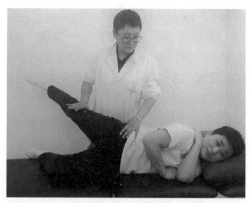

图 9-15 髋关节外展肌力量测试

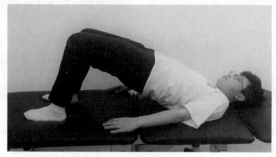

图 9-16 髋关节伸肌测试

（三）腰痛伴下肢牵涉痛

腰痛伴下肢牵涉痛对应的常见疾病诊断为平背综合征（flat back syndrome）或腰椎间盘错位所致腰痛，属于单纯的椎间盘源性腰痛伴下肢症状。产后人群在照顾婴儿过程中，可能会因长时间久坐或不恰当的反复性或长时间弯腰而导致椎间盘损伤，进而造成椎间盘源性下肢牵涉痛。

1. 常见临床表现

（1）腰痛，通常会伴随臀部、大腿或小腿的牵涉性疼痛，并且疼痛会因腰部屈曲动作或坐而导致加重。

（2）腰部和下肢的疼痛可能会因特定的体位、手法和 / 或重复性运动导致向心化，同时症状减轻。

（3）躯干侧移（图 9-17），腰椎曲度减少，伸展活动度受限。在这一分类中，通常会有亚急性或慢性腰痛伴运动协调障碍的常见临床表现。

2. 需要进行的关键性检查 症状中心化评估（图 9-18）：对于腰痛伴下肢牵涉痛，最为关键的一个临床检查即判断腰痛伴下肢牵涉性疼痛症状是否能够通过重复性运动、特定的体位而实现症状中心化（即腿部的弥散性疼痛向腰部方向集中，有时腰部可能疼痛症状会更明显，但只要症状出现向心化表现，即是良好预后的保证）。症状中心化的评估可以开始于站立位，在进行任何重复性运动时，需询问患者此时所有有症状部位的疼痛评

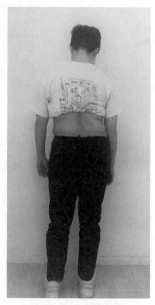

图 9-17 躯干侧移

分,以方便在进行重复性运动后,跟踪症状变化情况。首先,观察患者姿态。对于腰痛伴下肢牵涉痛患者,骨盆躯干测试是常见的体态表现。如出现骨盆侧移问题,应先在站立位下尝试,是否能够通过将骨盆和躯干调整回中立位的重复性动作造成症状中心化表现。此外,对于骨盆无明显侧移的患者,可尝试站立位重复性伸展,观察是否会出现症状中心化。这些中心化促进的主动运动通常进行 10~15 次 / 组,1~2 组后可对患者症状变化进行再评估。此外,治疗师需根据患者激惹度水平进行中心化方法的选择。如在站立位下,患者进行骨盆侧移纠正和腰椎重复性伸展后如症状出现外周化,则需要考虑使用俯卧位来进行骨盆侧移纠正或腰椎伸展促进。

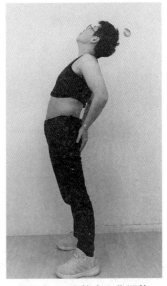

图 9-18 症状中心化评估

(四)腰痛伴下肢放射痛

腰痛伴下肢放射痛对应的常见疾病诊断为腰痛伴坐骨神经痛,该分类通常有两个不同的致病原因。其中一个常见原因为椎间盘损伤后导致椎间孔狭窄而出现神经根卡压,此类损伤多发生于年纪较轻的患者。另一个常见原因为椎间孔局部组织增生,如小关节、韧带等结构增生导致的椎间孔狭窄而出现神经根卡压,此类损伤多发生于 50 岁以上人群中,孕产妇人群并不常见。发病机制可参考示意图 9-19。两种病因导致的腰痛伴下肢放射痛的临床表现亦有所区别。

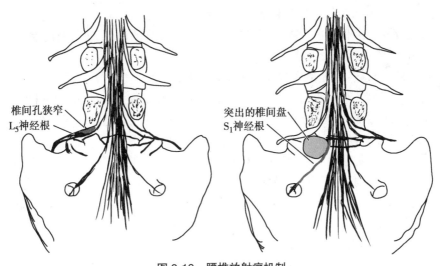

图 9-19 腰椎放射痛机制

1. 常见临床表现

(1)急性、亚急性或慢性发作的腰痛伴随下肢放射性疼痛:患者多可主诉下肢疼痛的方式为窄带样疼痛,可清晰指出与特定受损神经根感觉支配区相关的疼痛区域(图 9-20)。

(2)患者可能主诉下肢感觉异常、麻木或力弱。

(3)如为椎间盘源性的神经卡压,患者可能表现出屈曲动作,如弯腰、久坐等,会导致症状加重;如为增生性的椎间孔狭窄,患者可能表现出伸展动作,如站立、步行等,会导致症状

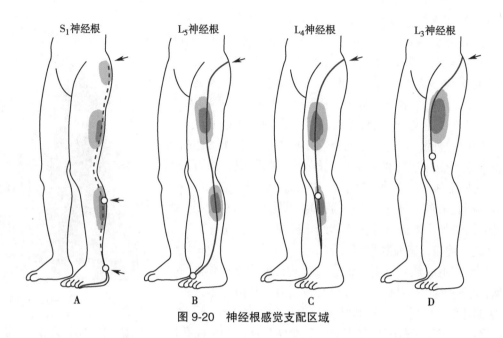

S₁神经根　　L₅神经根　　L₄神经根　　L₃神经根

A　　　　　B　　　　　C　　　　　D

图 9-20　神经根感觉支配区域

加重。

（4）根据不同的组织激惹度，患者可能表现出腰部运动、下肢神经张力试验（直腿抬高试验和/或 Slump 试验）的起始及中间范围内被激惹（急性期）；也可能在腰部运动、下肢神经张力试验的中间范围被引发，在末端范围症状加重（亚急性期）；如是慢性期表现，则可能仅在持续的末端神经张力检查中重现症状或导致症状加重。

（5）可能存在神经根功能受损表现，如特定神经根支配的皮节、肌节及反射异常。

2. 评估中需要进行的关键性检查

（1）神经张力检查：直腿抬高试验及 Slump 试验。

1）直腿抬高试验：患者仰卧位，治疗师握住患者足跟以及大腿前侧，保证检查全程患者膝关节伸直。缓慢将患者腿部抬起直到引发患者主诉的症状。然后缓慢减少屈髋角度，直到患者的症状有所缓解，在该位置对踝关节进行背屈加压（图 9-21）。阳性症状为通过改变踝关节的位置，可引发患者下肢神经张力的增加或减轻。这意味着神经系统损伤可能是其症状引发的原因。如患者伴随有明确的腰部疼痛、符合神经根支配节段的感觉、肌力、反射异常，则可判断患者应为神经根受压导致的腰痛伴下肢放射痛。但如无明确腰痛，且神经功能检查与神经根支配区并不匹配，则神经症状的来源可能为外周神经卡压点，如梨状肌等。此类问题在孕产妇中也比较常见。

2）Slump 试验（图 9-22）：患者坐于治疗床边，双腿离地。要求其双手背于身后，小腿垂于治疗床边，逐步低头、弯曲胸椎和腰椎，治疗师可在此过程中提供脊柱屈曲的压力。接着要求患者伸展膝关节，并由治疗师提供踝关节背屈的加压。如果有必要，可对颈部提供更多地加压，增加硬脊膜的张力。询问患者是否引发其熟悉的症状。测试的阳性为患者熟悉的腰痛和/或下肢症状可通过颈部伸展缓解。

（2）神经功能完整性测试：应包括神经根支配区的皮节（表 9-4）、肌节（表 9-5）及反射检查（表 9-6）。

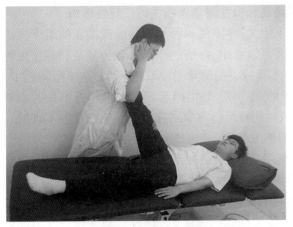

图 9-21　直腿抬高试验

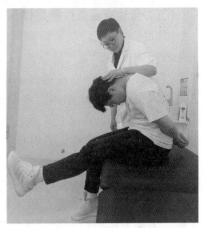

图 9-22　Slump 试验

表 9-4　感觉检查

神经根节段	感觉测试关键点
L_1	T_{12} 与 L_2 之间的上 1/3 处
L_2	大腿前中段
L_3	股骨内上髁
L_4	踝关节内侧
L_5	足背第三跖趾关节
S_1	踝关节外侧与足跟
S_2	腘窝中点

表 9-5　肌节检查

神经根节段	抗阻测试与关键肌
L_1、L_2	髋关节屈曲（髂腰肌）
L_3	膝关节伸展（股四头肌）
L_4	踝关节背屈和内翻（胫骨前肌）
L_5	姆趾伸展（趾长伸肌）
S_1	踝关节跖屈（小腿三头肌）/ 踝关节外翻（腓骨肌）
S_2	脚趾屈曲（趾长屈肌）

表 9-6　反射检查

反射刺激点	正常反应	支配的神经根	反射等级
髌腱	膝关节伸直	L_3~L_4	0= 无反应；1= 反应迟钝；2= 正常；3= 反射
跟腱	踝关节跖屈	S_1~S_2	亢进；4= 阵挛

（五）急性或亚急性腰痛伴认知或情感障碍和慢性腰痛伴相关的广泛性疼痛

国际疼痛研究协会对疼痛问题做出如下定义：疼痛是一种与实际的或潜在的组织损伤相关的非愉悦的感觉与情绪体验。从该定义可以看出，疼痛的产生有较为复杂和多样化的机制，目前以疼痛产生机制为基础，进行了疼痛分类的简单总结（表9-7）。在腰痛问题中，心理因素往往可能比躯体因素对预后有更大的影响。恐惧回避、悲痛、抑郁等不良的心理因素对于疼痛问题由急性/亚急性转化为长时间持续性疼痛具有重要影响。这些不良的心理因素，将可能会改变大脑对伤害性刺激的感觉处理，并可能导致下行抗伤害性刺激机制（descending anti-nociceptive mechanisms）功能障碍等，最终导致患者出现持续性疼痛或全身广泛性疼痛表现。图9-23展示的为疼痛恐惧回避模型，这一不良心理因素如何造成患者陷入慢性疼痛恶性循环。而产后人群，面临着产后抑郁等特定心理问题的高风险。因此，如何在患者疼痛发生的急性期及亚急性期，防止该类问题向慢性/持续性疼痛转化将成为针对产后人群临床康复工作的重点及难点。

表 9-7 疼痛产生机制及分类

疼痛分类与描述	疼痛模式	干预方式举例
伤害性（nociceptive）疼痛：主要由外周伤害感受纤维激活所导致。人体主要由三种伤害感受器，分别感受化学性刺激、温度刺激和力学刺激	- 疼痛局限于损伤/功能障碍区域 - 匹配特定组织愈合阶段的，明确的，成比例的机械应力可导致症状增加或减轻 - 通常在运动或力学刺激出现时会表现出间歇性的疼痛 - 不会出现：①夜间痛/影响睡眠；②描述为烧灼痛、放电样疼痛等	针对该类问题的腰部损伤，可进行的干预可能： - 姿态教育，提升患者自我管理 - 腰椎、胸椎或髋关节的关节松动 - 躯干和下肢的动作控制训练 - 牵伸紧张的组织，例如髋关节屈肌、腘绳肌等 - 加强躯干骨盆带周围肌力，加强腿部力量 - 使用护腰、骨盆稳定带等护具帮助腰椎及骨盆稳定性，缓解症状
周围神经性疼痛：常由于脊髓背角或三叉神经核或外周神经损伤或功能障碍导致	- 疼痛区域为神经支配的皮肤感觉区 - 有可能导致神经损伤的疾病史或受伤史 - 对神经组织施加压力的测试可激惹出疼痛/相应症状	- 神经根卡压点的松解 - 神经灵活性训练 - 患者教育、自我症状管理 - 针对造成神经卡压的应力问题进行训练等
中枢敏化性疼痛：在中枢神经系统内，被放大的神经信号使得疼痛敏感性增加	- 与多重因素/非特异性因素相关的不成比例的，非机械性的，不可预测的疼痛模式 - 疼痛表现与损伤或疾病的病理愈合阶段不匹配 - 疼痛与特定心理因素强相关	- 认知行为治疗，包括疼痛心理教育、问题解决策略、目标设定、注意力转移、自我节奏把控、自我管理等多个层次 - 有氧练习、瑜伽等放松性训练 - 针对患者特定身体功能受限进行训练和治疗，如手法治疗、力量训练等

如急性期和亚急性期腰痛患者满足下列1个或1个以上评估标准时，则可高度怀疑其为急性或亚急性腰痛伴认知或情感障碍。该类患者除了可能表现出与前4个腰痛临床分类相关的临床表现与症状外，还伴有诸多对疼痛治疗不利的认知及情感障碍。此类患者应在

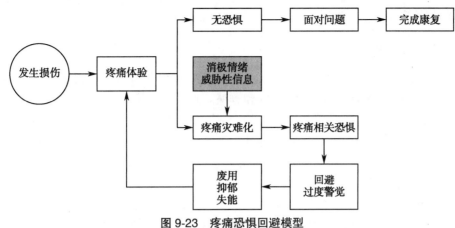

图 9-23　疼痛恐惧回避模型

早期治疗中即融入更多的患者教育,积极改变其对疼痛问题的认知及应对策略,防止其转化为慢性疼痛患者。

1. 主观检查中患者的抑郁筛查问题阳性　可使用患者健康问卷(patient health questionnaire,PHQ)抑郁筛查量表(patient health questionnaire-2,PHQ-2)(表 9-8)进行抑郁问题筛查。PHQ-2 的总得分为表 9-8 中两个问题得分的总和。总得分≥3,则患者可能患有重度抑郁症。根据情况判断,可能需要转介到专业心理或精神卫生专家处,进行后续系统评估,以进行临床确诊并开展多学科干预方案。

表 9-8　患者健康问卷抑郁筛查量表

最近 2 周,你被以下症状所困扰的频率是?

项目	完全没有	有几天	>7d	几乎每天
做什么事情都缺乏兴趣和乐趣	0	+1	+2	+3
感到心情低落、抑郁、没希望	0	+1	+2	+3

2. 疼痛恐惧回避问卷(fear-avoidance beliefs questionnaire,FABQ)(附录 12)　是评估腰痛患者的恐惧情绪及信念如何影响身体的功能活动及工作的主观评价量表。一些前瞻性研究倾向于认为恐惧回避信念能够预测慢性腰痛的发展。它有身体功能问卷(FABQ-PA)和工作问卷(FABQ-W),可对患者的特定日常生活情境下的相关问题进行信效度可靠的测量。

3. 疼痛灾难化量表(pain catastrophizing scale,PCS)　评分较高,同时患者伴有与腰痛问题相关的高度的无助感、沉思默想、悲观等情绪与行为表现。

另外,如患者满足下列临床诊断标准,则其可能倾向于被纳入慢性腰痛伴相关的广泛性疼痛:①腰痛和/或腰痛相关下肢疼痛的症状持续超过 3 个月;②广泛性疼痛的临床表现与上面阐述的几个临床分类并不匹配;③患者呈现出抑郁、疼痛恐惧回避信念和/或疼痛灾难化等心理及行为改变。

除了上述的这些主客观检查,推荐临床工作者使用信效度可靠的主观功能评价问卷,例如 Oswestry 功能障碍指数(Oswestry disability index,ODI)(附录 13)和 Roland-Morris 功能障碍问卷(Roland-Morris disability questionnaire,RMDQ)。这些临床检查工具可以帮助临床工作者采集患者的与疼痛、功能、残障水平等相关的信息,并在整个治疗过程中可起到有效监控治疗紧张的作用。

五、产后腰痛的治疗

目前,腰痛治疗的方法非常多,本章将会更多地介绍有高等级研究证据支持(随机对照试验和/或系统综述)的一些治疗手段和方法。在选择干预方法时,应该注意以下原则:①治疗方案的形成,需匹配功能诊断分类的结果;②应更多地考虑造成腰痛的原因,而不仅是治疗症状本身;③应充分对患者除身体功能障碍以外的其他可能导致疼痛的因素进行有效评估,如心理状态、认知、生活方式等,以保证获得更好的治疗效果,并能够防止急性或亚急性疼痛转化为慢性疼痛。

(一)手法治疗

腰椎区域的常用手法治疗主要有针对腰椎小关节紊乱的快速整复、关节松动,以及针对特定紧张软组织的松解,如髂腰肌、腰方肌、背部伸肌等。

1. 腰椎骨盆带整复(图9-24)　Flynn等进行了针对何时使用该技术可达到最佳干预效果的研究。研究者发现了5个变量来决定使用该技术是否能够实现快速成功的治疗(意味着在2次治疗中,ODI指数可出现50%的下降)。这5个变量是:①症状持续<16d;②没有症状超过膝关节;③腰椎僵硬;④至少一侧髋关节内旋角度>35°;⑤FABQ-W得分<19分。如果临床检查结果满足5个变量中的4个,那么进行该整复的治疗成功率将会从45%增加到95%。

该治疗方式的目的是改善骶髂关节及腰椎区域的灵活性。患者仰卧,双手抱于颈后,治疗师站在治疗床一侧,面对患者。将患者骨盆拉向自己,使其身体向远离自己的方向形成一个弓形。将患者胸椎和腰椎向反方向旋转,上半身转向治疗师站立一侧。治疗师一手从患者肩胛骨处固定上半身,另外一手放置于同侧的髂前上棘处。在旋转过程中,当感觉到髂前上棘开始运动时,即为旋转运动的末端。此时,维持住上半身的旋转,快速猛推骨盆向下。

2. 侧卧位腰椎旋转整复(图9-25)　该治疗的目的是增加腰椎节段灵活性。患者侧卧于治疗床上,需进行治疗一侧朝上。要求患者下方腿伸直,上方腿屈曲。治疗师一手的示指和中指,放置于处理节段的上、下两节椎体的棘突上,另一侧手托住上方髋关节,通过屈髋,打开目标节段保持不动。嘱咐患者抓握住治疗师的肩关节,用力将患者身体带到相反的旋转位,应在感受到打开节段的上方椎体移动时停止旋转。此后,治疗师将双侧前臂分别放置于患者的髋部和股骨,另一侧放置于腋下位置。要求患者吸气,呼气到最大范围时治疗师利用身体的重力,快速降落,对腰椎实施猛推,打开小关节。

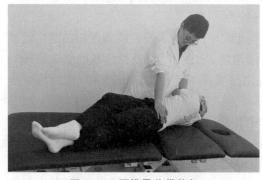

图9-24　腰椎骨盆带整复

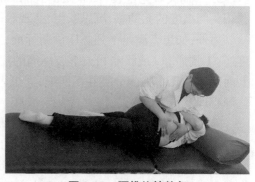

图9-25　腰椎旋转整复

3. 腰椎后前向松动（图9-26） 该治疗的目的是增加腰椎节段灵活性,操作方法如检查部分所述。

4. 髂腰肌手法松解（图9-27） 如前所述,妊娠期女性由于子宫增大可能导致的最主要的姿态问题之一就是骨盆前倾,这样的姿态可能伴随的功能障碍为髂腰肌短缩。而这样的姿态模式,可能带来腰椎前凸过大,腰椎稳定性弱,以及腹部肌肉及臀肌激活不良等问题。

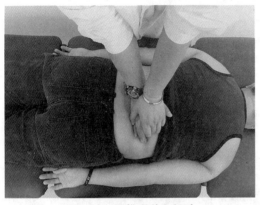

图9-26 腰椎后前向松动

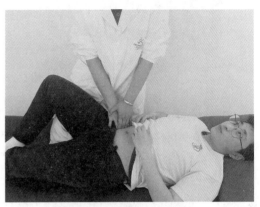

图9-27 髂腰肌手法松解

因此,该治疗的目的主要是解除髂腰肌扳机点、痉挛和/或疼痛问题。使患者处于仰卧位,治疗师将自己的腿放于治疗床上,并将患者治疗侧膝关节放在治疗师大腿上方,给予稳定支撑。将患者的髋关节放置于轻微屈曲、外展、外旋位。从髂前上棘与肚脐连线的外1/3处找到腰大肌的位置;或从髂骨边缘深入髂骨内侧面,找到髂肌的位置。进行深透且持久的按压,直到患者疼痛减弱或手下发现的肌肉紧张感缓解。

（二）躯干力量、耐力和协调性训练

腰椎的协调性、力量及耐力训练是针对腰痛患者的常见治疗方法。通常这些训练也可能成为运动控制训练、腹横肌训练、多裂肌训练或腰椎动态稳定性训练等。这些方法通常会用于产后腰痛伴协调性障碍这一产后腰痛常见问题的治疗中,以帮助产后腰痛女性提升核心肌肉激活、肌肉力量与耐力及腰椎动态稳定性。下面将介绍一个常用的训练方法,但治疗人员仍需根据患者的个体能力进行有效进、退阶,以保证患者能以恰当的动作质量安全地完成练习。

1. 腹横肌激活（图9-28） 患者仰卧于床面,屈膝屈髋。治疗师指导患者找到骨盆中立位,然后指导患者使用腹式呼吸,在呼气时腹横肌发力。正确的腹横肌发力的感觉可通过多种语言引导、触觉引导或动作想象来实现,如"想象你在吐气时肚脐轻轻收向脊柱,但肚子两侧却微微绷紧""想象你在咳嗽,所有力量来自腹部""轻轻咬住牙,发嘶的音,尽可能大声且持续更长的时间"。在腹横肌收紧时,还可提示患者想象会阴部位轻轻上提的感觉,使盆底肌协同收缩。

2. 下腹部耐力与协调性练习（图9-29） 在患者找到腹横肌激活感觉后,可开始此练习。要求患者仰卧床面,屈膝屈髋,找到骨盆中立位,激活腹横肌,开始不同等级的下肢动作。1级:缓慢抬起一条腿至90°屈髋屈膝,然后是另一侧腿;2级:在90-90体位（仰卧位屈膝屈髋90°）,患者轻轻放下一侧腿,足跟点地,再回到原位,双侧交替进行;3级:在90-90体位,患者轻轻放下一侧腿,足跟离地2cm时,缓慢将腿伸直滑出,再回到原位,双侧交替进行;4级:

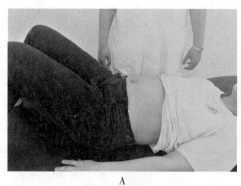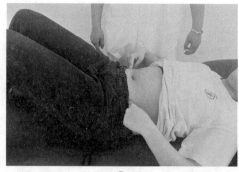

图 9-28　腹横肌激活

在 90-90 体位,患者将两腿缓慢向下放,足跟离地 2cm 时,缓慢将腿伸直滑出,再回到原位;5 级:在 90-90 体位,患者将双腿伸直,缓缓落下,到不能控制位置时返回。每一级动作的练习均需保证骨盆能维持中立位,无胸椎过度伸展、肋骨外翻等代偿出现。每一级练习可重复 15~20 次为 1 组,根据需要进行多组练习。

3. 侧桥(图 9-30)　该练习可以很好地促进侧腹部的力量及耐力。可以先从膝关节和前臂支撑开始,再进阶至足支撑,并可选择抬起上方腿等不同的方式增加练习难度。但在整个动作完成过程中,应该鼓励患者尽可能保持躯干中立位,切勿出现骨盆旋转、腰椎侧凸等代偿动作。每一次练习可静态支撑 30s,根据需要重复多组练习。

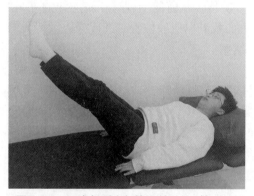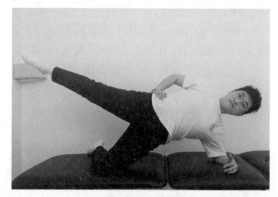

图 9-29　下腹部耐力与协调性练习(第 5 级)　　　　　图 9-30　侧桥

4. 臀桥(图 9-31)　该练习可以很好地促进伸髋肌及多裂肌激活。可先从双腿臀桥开始,然后过渡到一侧腿架在对侧腿上,再进阶为单腿臀桥及加阻力臀桥等。但很多患者在练习过程中可能很难感受到臀肌的激活,或许会主诉腿部后侧或腰部酸。此时应该在臀桥开始前,先引导患者通过骨盆后倾,率先激活腹部和臀肌,可使训练动作精准性增加。每侧臀桥完成 15 个为 1 组,根据需要重复多组练习。

5. 腹桥(图 9-32)　是激活腹部肌肉,提升腹肌力量和耐力的有效练习。可先选择从双膝支撑的腹桥开始,逐步过渡进阶到膝支撑单腿、双足支撑、脚支撑单腿、非支撑侧上下左右摆动等多种不同难度的练习。在练习过程中,同样需要关注的是骨盆腰椎的中立位,切勿塌腰、臀部翘起、骨盆旋转等代偿模式。保持该动作 30s 至 1min,可根据需要重复多组练习。

需要注意的是,在这一部分的练习中,提升力量和耐力是一方面,患者对自身姿态控制

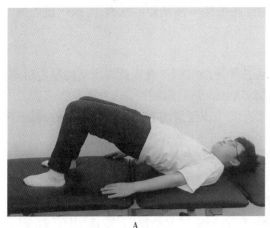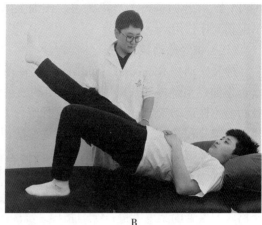

图 9-31 臀桥

A. 双腿臀桥；B. 单腿臀桥。

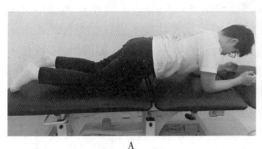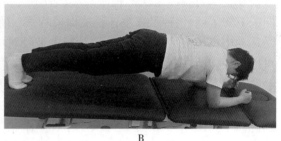

图 9-32 腹桥

A. 肘膝支撑；B. 肘足支撑。

的意识也是训练的重要环节。练习过程中,骨盆和腰椎中立位的维持是提升腰椎动态稳定性的关键。此外,使腰痛患者学会如何在功能性体位下学会使用核心力量也是非常重要的,外加产后女性需要持抱婴儿等。因此,在进行上述一些基础核心激活及力量耐力练习以后,可指导患者开始蹲、弓箭步、硬拉、站立位下弹力带旋转及抗旋转等多种功能性体位下的练习,以增加对生活场景的应对能力和信心。

(三)症状中心化训练

症状中心化训练也有一个大家比较熟知的名字——麦肯基治疗(McKenzie therapy),主要适用于椎间盘源性损伤导致的腰痛伴下肢牵涉痛或腰痛伴下肢放射痛。已有诸多研究证实了麦肯基治疗的效果。在治疗椎间盘源性疼痛问题时,如患者在治疗过程中出现症状中心化,可能临床结局良好,反之则可能预后较差。

症状中心化训练有相对严格的步骤,并且需结合患者对练习的反应和表现来进行训练的进阶或退阶。该训练的起始开始于站立位,通常你在检查的过程中已经可以判断患者激惹度。如果患者有骨盆侧移姿态,则应先在站立位进行骨盆侧移纠正,并询问患者症状变化。如患者无明显骨盆侧移问题,则可进行重复性伸展,并询问患者是否有症状变化。在这两个操作中,患者可能会出现症状的中心化或外周化反应。如出现中心化,则此治疗是好的选择,可继续进行操作。如症状出现外周化,则说明该练习对患者当前情况来说难度过大,需要退阶为俯卧位练习。通常症状中心化练习在找到适合患者的方式以后,可作为家庭练习,每组

10~15 个,每小时进行 1~2 组练习。该训练以帮助腰椎逐步恢复伸展能力,对椎间盘后侧突出起到治疗作用。

(四)神经松动技术

神经松动技术(neural mobilization)是一种通过使神经组织本身或其周围结构发生运动,以重建神经系统内部或周围组织平衡的一种治疗方法,可通过治疗师的手法操作或患者本身的治疗性运动实现。研究显示,这种练习方式有助于神经损伤后减轻神经内水肿,促进神经内液体分布,减轻温度和机械性痛觉过敏,并可逆转过度的免疫反应。

该治疗方法适用于腰痛伴下肢放射痛患者。现神经症状最关键的原因来自椎间孔狭窄造成的神经根卡压,因此在实施该技术时,应同时配合可解除神经根卡压的体位、运动练习或手法治疗技术,以达到更好的治疗效果。此外,受损的神经组织的易激惹性较高,治疗师应严格匹配患者的激惹度进行练习指导。高激惹度患者,可选择先从健侧开始使用神经滑动技术,或在患侧的无痛范围内使用神经滑动技术。如不当使用,很可能加重患者神经症状。

神经松动技术可分为神经滑动技术(sliders)和神经张力技术(tensioners)两种类型。神经滑动技术对神经组织的刺激较小,适用于急性神经疼痛及术后管理。滑动技术会结合不同关节的运动,使神经束整体长度保持均衡。研究显示,神经滑动技术通过促进神经组织耐受运动中机械应力的作用,可达到减少神经对机械力敏感的作用。此外,如前所述,该技术可以增加神经内液体分布,可促使神经内肿胀消除,更快恢复神经组织的健康与功能。而神经张力技术则是一个相对对神经组织刺激更大的练习,适用于激惹度较低的慢性问题患者。它会通过对神经提供牵伸过程中的"泵"作用,来减少神经内压力并促进循环以此帮助神经功能修复。图 9-33 和图 9-34 演示了在直腿抬高体位及 Slump 体位如何进行神经滑动及神经张力技术。通常,应该要求患者在门诊进行 2 组,每组 15 次的练习,如患者症状不加重,才可安全地将该练习作为家庭作业使用,并尝试更多的重复次数。

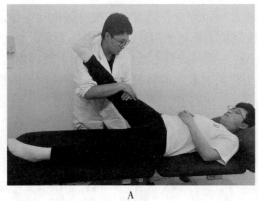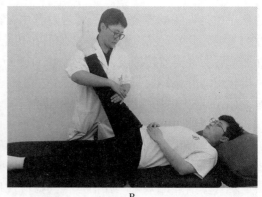

A　　　　　　　　　　　　　　　　　　　　B

图 9-33　神经滑动技术

(五)患者教育与咨询

语言是一种非常有利的工具,尤其在临床工作中,与患者正确地沟通交流与其疾病相关的信息,是临床工作者的一项必备技能。美国物理治疗协会腰痛临床实践指南推荐,患者教育的内容中不应直接/间接地增加与腰痛相关的恐惧或威胁感,包括:①延长卧床时间;②提供针对患者腰痛问题非常深入的病理解剖学解释。但应该在与患者的沟通交流中强调:①人体脊柱结构的坚固性。②使用神经科学理论向患者合理解释疼痛感知的产生,

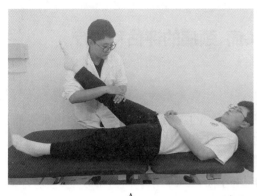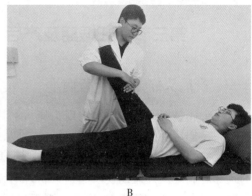

图 9-34 神经张力技术

以及组织愈合和疼痛之间的恰当关系。在治疗性神经科学教育（therapeutic neuroscience education）的工作框架下，临床工作者应该回答患者的 4 个常见问题分别为"我怎么了""这要花费多长时间""我可以做什么""治疗师可以做什么"。③强调整体良好的腰痛预后。④使用积极的疼痛应对策略来减少恐惧和疼痛灾难化。⑤即使在仍然能体验到疼痛的时候，也鼓励患者早日重返正常生活。⑥提升体力活动水平的重要性，不仅有关疼痛缓解。

（六）其他治疗方法

1. 牵引　目前有关间歇性牵引是否对腰痛治疗有效依然没有定论。但研究者在具体使用过程中应该明确，应基于患者的临床表现和功能受限来做出是否提供牵引治疗的判断。前期研究显示，患者有神经根压迫症状，且在椎间盘中心化的操作过程中患者出现症状外周化。同时，健侧直腿抬高检查阳性的患者可能从俯卧位的间歇性腰椎牵引中获益。但不应该向在急性、亚急性的无神经根性症状腰痛的患者或慢性腰痛的患者中提供间歇牵引治疗。

牵引方法：俯卧位。调整牵引床使得患者的症状在开始牵引前就达到最大中心化。牵引力度在 40%~60% 受试者体重，并根据受试者的耐受度和症状进行调整。3min 的牵引后，如果治疗床的初始摆位是屈曲或侧屈/旋转的，那么根据患者耐受度，逐步放到中立及伸展位。完成牵引后，受试者保持俯卧位至少 2min，然后进行一系列可耐受的伸展性练习。治疗持续 6 周，最多 12 次治疗（前 1~2 周，每周 4 次；后 3~6 周，每周 1 次）。

2. 贴扎　肌内效贴布（kinesiotape）是一种临床常用于解决骨骼肌肉系统疼痛、损伤、功能受限等问题的贴扎材料。其大体的功能可分为支持受损的肌肉和关节，提升筋膜组织的功能，增加关节的节段稳定性，激活血液及淋巴液回流，降低来自伤害性感受的疼痛传入等。研究者针对 65 名受试者进行了肌内效贴布治疗妊娠相关腰痛的临床随机对照研究。结果显示，肌内效贴布组在使用 5d 后的疼痛强度及主观功能评价问卷得分均要显著优于对照组。

贴扎方法如下：将腰椎放在屈曲位，并且剪下 4 条 I 形肌内效贴布，2 条水平贴于腰部，另外 2 条沿腰部两侧垂直进行抑制技术贴扎。具体贴布拉力方向见图 9-35。

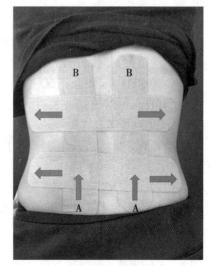

图 9-35 贴扎

第三节 妊娠期及产后头痛、颈痛的评估和治疗

一、产后头痛、颈痛流行病学

产后头痛是指产后 6 周内出现头痛、颈肩痛。39% 的产妇在产后第一周会出现头痛,妊娠期头痛是产后头痛的高危因素,约 50% 产妇在妊娠后头痛持续恶化。产后抑郁产妇的头痛是非抑郁产妇的 2.62 倍。女性颈肩疼痛非常普遍,22%~70% 的人在生命中会出现一段时间的颈部疼痛。在妊娠期及产后这一特殊时期,由于激素水平和生物力学改变,颈肩疼痛问题也更为突出。产后颈痛、头痛危险因素包括抑郁、妊娠期头痛、疲劳、睡眠不足等。

二、鉴别诊断

除骨骼肌肉系统外,其他严重损伤也会造成产后头痛或颈痛等症状,需要进行临床鉴别诊断。

(一)子痫前期和子痫

子痫前期常伴头痛症状。当头痛与高血压、尿频或两者同时发生时,应考虑子痫前期。头痛通常是双侧的,可主诉搏动感,并因体育活动而加重。11%~44% 的产妇在产后首次出现子痫。

(二)硬脊膜穿刺后头痛

头痛通常发生在硬脑膜穿刺后 72h 内,表现为额部或枕部头痛,久坐或站立、咳嗽或紧张时疼痛明显,躺下后症状改善。

(三)脑静脉血栓形成

在发达国家,每 10 万例分娩中有 10~20 例出现(在发展中国家更高)。临床表现为非特异性头痛常伴有局灶性神经病和癫痫。

(四)蛛网膜下腔出血

蛛网膜下腔出血在妊娠期间常见,典型表现为急性发作的剧烈单侧头痛,伴有恶心、颈部僵硬和意识不清。

(五)可逆性后部脑白质综合征

可逆性后部脑白质综合征表现为急性或逐渐发作的严重弥漫性头痛,偶尔伴有局灶性神经功能缺损,如视力丧失、癫痫发作等意识水平的改变。

(六)脑肿瘤、硬膜下血肿

脑肿瘤、硬膜下血肿表现为钝性头痛并伴有恶心、呕吐等症状。

(七)脑梗死 / 缺血

脑梗死 / 缺血是妊娠期脑卒中原因之一,可发生在围生期,表现为突发头痛、呕吐、癫痫和局部病灶神经功能障碍。

(八)鼻窦炎

鼻窦炎引发的头痛发生在额部,尤其鼻窦上方,晨起严重。

(九)脑膜炎

严重脑膜炎头痛可在产后最初几天出现,并伴随颈部僵硬、畏光和发热。

（十）癌症

癌症可引起颈部疼痛,表现为夜间出现颈椎区域疼痛,近期体重下降。

（十一）动脉供血不足

椎-基底动脉供血不足会导致间歇性颈痛、头痛以及相关神经功能障碍。

（十二）上颈部韧带不全

上颈部韧带不全可造成寰枢椎失稳,造成头颈部活动受限等症状。

三、颈痛分类及相关功能损伤

（一）颈痛分类及临床表现

ICF 基于身体功能的受限将颈痛分为颈痛伴随活动范围受限、颈痛伴随头痛、颈痛伴随活动协调性受损和颈痛伴随放射痛四大类。

1. 颈痛伴随活动范围受限（ICD:颈痛,胸椎疼痛） 坐位哺乳喂养（图 9-36）时需长时间头部屈曲侧屈旋转,导致单侧颈椎关节突关节压力过大,产生活动受限,引起疼痛。产妇通常表现为单侧或双侧颈痛,持续的颈部活动受限,某个特定动作或姿势（如旋转、侧屈、后伸）时疼痛加重,可伴或不伴上肢症状。

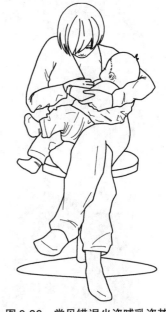

2. 颈痛伴随头痛（ICD:头痛,颈颅综合征） 产后颈痛伴随头痛的诊断中,头痛分型为紧张性（非特异性）头痛和偏头痛。由于哺乳、照料孩子需要长时间颈部前伸伴屈曲,引起上颈段深层伸肌过度离心收缩,肌肉紧张疲劳产生;同时,产后人群长时间高频率头部偏向一侧哺乳,导致单侧症状明显。产妇表现出间断的单侧颈痛或头痛,颈部长时间保持一个姿势时头痛出现或加重。

3. 颈痛伴随活动协调性受损（ICD:颈椎扭伤或拉伤、挥鞭样损伤） 发病机制与加速损伤或挥鞭样损伤相关,表现为颈部疼痛和/或上肢疼痛,通常在机械创伤或挥鞭样损伤

图 9-36 常见错误坐姿哺乳姿势

后出现并持续一段时间。严重时急性期可合并非特异性脑震荡体征和症状,头晕、恶心、头痛等。妊娠期及产后人群相对少见。

4. 颈痛伴随放射痛（ICD:椎关节强硬伴神经根症状,椎间盘紊乱合并神经症状） 产后人群低头哺乳,容易造成颈椎间盘问题,从而引起神经根型颈痛伴上肢症状。产妇抱孩子时由于核心不稳定,肩胛带肌群力量不足,常出现肩胛骨前倾内旋,胸小肌、斜角肌代偿,同时第 1 肋上移,从而压迫臂丛神经,造成周围神经卡压,引起上肢症状,常表现为颈椎疼痛伴受累侧上肢窄条状刺痛,严重者可出现上肢感觉异常、麻木或肌力下降。

（二）相关身体功能损伤

1. 颈痛伴随活动范围受限相关身体功能损伤

（1）颈椎活动范围受限:测试方法见图 9-37。全部的颈部活动度测量在直立的坐姿下完成。患者在整个测量过程中以及后续的测量时都要始终保持直立的坐姿。

1）颈屈/伸:测量颈屈曲角度时,倾角仪放置在头顶部与外耳道平行（这时是 0°）,患者尽可能向前屈曲头部,下颌贴向胸腔,屈曲角度记录在倾角仪上。测量颈伸展角度时,倾角

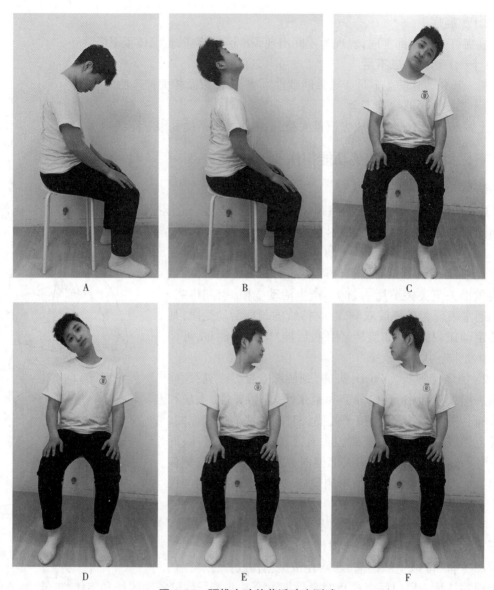

图 9-37　颈椎主动关节活动度测试
A. 屈曲；B. 后伸；C. 右侧屈；D. 左侧屈；E. 右侧旋；F. 左侧旋。

仪放置在头顶部与外耳道平行，患者尽可能向后伸展头部，伸展角度记录在倾角仪上。

2）颈部侧屈：倾角仪放置在患者的头顶与外耳道呈直线（额状面上）。测量右侧屈时，患者将右耳靠近右肩，侧屈的角度记录在倾角仪上。反向可测量左侧屈的角度。注意避免侧屈运动时伴随颈部旋转或屈曲。

3）颈部旋转：利用一把普通的／标准的量角器测量旋转角度。患者取坐姿，双眼平视前方，颈部保持中立位。量角器的轴心在头顶，固定臂与肩峰呈直线，移动臂位于鼻子中间位置。患者尽可能向一侧转动头部。

（2）在主动／被动活动范围末端出现颈部疼痛。

（3）颈椎和胸椎的节段性运动受限：测试方法见图 9-38。患者取俯卧位，头部保持中立位于床面空洞内。治疗师要垂直接触触诊区域，并保持肘部伸直，利用躯干上部的重力，沿着棘突施加一个由后向前的有振幅的力。如此逐一推动每个颈椎。之后改变触诊部位,治疗师使用一只手的小鱼际(豌豆骨处)按压每节胸椎的棘突,并且沿着棘突施加一个由后向前的有振幅的力。如果患者表示疼痛再次出现,表明这个测试呈阳性。各椎体活动度分为正常、高可动性、低可动性。对于某一块椎体活动度的评价基于治疗师对每一块椎体活动度的感觉,并与此节段上下的椎体活动度有关。这种评价基于治疗师的经验和对正常活动度的感知。

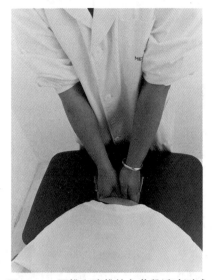

图 9-38　颈椎和胸椎的各节段活动测试

　　体表定位:枕骨粗隆下有一凹陷,向下推摸可触及一骨性凸起,即为 C_2 棘突,再向下可触及 C_3 棘突。C_7 棘突为颈椎最突出骨性标志,沿 C_7 向上可触及 C_5、C_6 棘突,向下可触及 T_1、T_2 棘突。肩胛冈内侧缘连线中点为 T_4 棘突,T_7 胸椎为肩胛骨下角连线中点。关节突关节在棘突两侧,旁开一指左右。

　　(4)受累的颈椎或胸椎节段和肌肉受到刺激时,会诱发颈部和上肢疼痛。

　　(5)亚急性或慢性患者的颈 - 胸 - 肩胛带力量和运动控制可能不足。

　　2. 颈痛伴随头痛相关身体功能损伤

　　(1)颅颈段部屈曲旋转试验(图 9-39)阳性:患者取仰卧位,头部伸至床外,治疗师使患者颈部被动处于最大限度屈曲,用腹部抵住患者头部使颈部保持屈曲,用双手于患者耳侧施加颈椎轴向压力以固定下颈段活动。治疗师将患者头部轻柔地向一侧旋转(保持轴向压力,无轴向偏移)至最大角度,如患者报告出现单侧疼痛或治疗师感知强大末端阻力,测试结束。旋转角度正常为 39°~45°,旋转角度 <32° 为阳性。

　　(2)颈椎上段受到刺激时引发头痛:上颈段在节段性触诊测试中,触及相关肌肉、软组织和关节突关节时引发头痛为阳性。

　　(3)颈椎上段节段性活动受限:颈椎活动度节段性触诊时可发现上颈段关节活动受限。临床上多表现为单侧受限明显。

　　(4)颈深屈肌肌肉的力量、耐力和协调性不足(图 9-40):患者取仰卧位,双腿屈膝置于床上,下颌最大限度地向回收并保持等长收缩。患者抬起头颈直到头离开床面 2.5cm,同时保持下颌回收,贴向胸腔。治疗师注意患者颈部皮肤的褶皱并在患者枕骨下放一只手。在皮肤褶皱分散或患者枕骨碰到治疗师手时给予言语的命令(如"收紧下颌"或"保持头上抬")。当患者颈部皮肤褶皱消散,下颌无法保持收紧或头接触治疗师的手超过 1s 时,测试终止。

　　3. 颈痛伴随活动协调性受损相关身体功能损伤

　　(1)颅颈屈曲试验(图 9-41)阳性:患者取仰卧位,双膝屈曲,头部与颈部保持在中立位(假设额头和下颌之间有一条线,耳屏和颈部纵轴之间有一条线,要保持两条线平行并与治疗床平行)。可能需要在枕骨下垫一个毛巾,以保持这个中立位。用一个充气压力设备,如压力生物反馈装置,充 20mmHg 的压力填补颈椎生理前凸曲线与治疗床床面之间的空隙(在枕骨后面,不在下颈椎的下面)。在保持头后 / 枕骨部稳定(不抬起,也不下压)的同时,患者分五级逐渐增压(22、24、26、28、30mmHg)进行颅颈屈曲测试,每级的姿势保持 10s,每级之

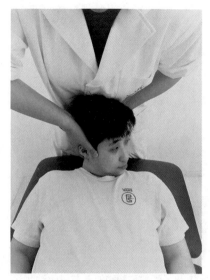

图 9-39　颅颈屈曲旋转试验

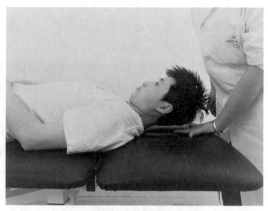

图 9-40　颈部屈肌耐力测试

间休息 10s。测试时,患者被要求柔和地点头。这个动作会使颈前凸变平,由此改变充气压力设备的压力。在进行测试时,治疗师触诊患者颈部,保证他不要激活颈部浅层肌肉,比如胸锁乳突肌。患者可以将舌头顶到口腔的上部,上下嘴唇合拢,牙齿微微分开,有助于减少颈阔肌和舌肌的激活。这个测试通过患者完成向心收缩和精确的等长收缩时达到的压力值进行分级。当压力减小超过 20% 或患者无法在不代偿的情况下完成测试时,测试终止。正常的反应情况是压力增长至 26~30mmHg,并且不需要利用颈部浅层肌肉的代偿保持 10s。异常的反应:患者无法完成 6mmHg 的压力增长;无法保持 10s;利用颈浅层肌肉完成颅颈屈曲测试,或下颌突然运动或颈部后伸抵抗压力设备。

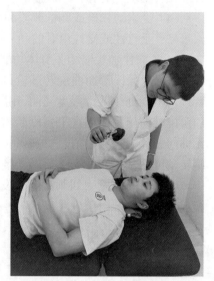

图 9-41　颅颈屈曲试验

（2）颈部屈肌的耐力测试阳性。

（3）压痛觉测试阳性。

（4）颈部肌肉力量、耐力不足。

（5）颈部在活动范围中段较末端疼痛更重。

（6）压痛点包括肌肉扳机点。

（7）感觉运动障碍可能包括肌肉激活模式改变、本体感觉缺失、姿势平衡后控制改变。

（8）受累颈椎阶段被刺激时,会诱发颈痛和相关牵涉痛。

4. 颈痛伴随放射痛相关身体功能损伤　颈痛或相关放射痛会在以下神经根测试中被激惹或缓解:上肢神经张力测试、Spurling 试验（颈部挤压试验）、颈部牵引、颈椎活动度测试。

（1）上肢神经张力测试

1）正中神经测试（图 9-42）:患者取仰卧位。治疗师对患者施加一个斜向作用的力对正中神经进行牵拉,观察患者的反应。治疗师依次引导患者完成以下动作,诱发上肢症状:肩

胛骨下降 - 肩外展 90°，同时肘屈曲、前臂旋后、手腕后伸、手指伸直 - 肩外旋 - 伸肘 - 颈部先向对侧侧屈，然后向同侧侧屈。当患者出现以下现象之一时，测试为阳性：全部或部分症状重新出现；当伸肘或伸腕时，两侧的感觉不同，肘伸角度差距超过 10°；相对于有症状的一侧，向对侧侧屈颈部时症状加重，向同侧侧屈时症状减轻。

2）尺神经测试（图 9-43）：患者取仰卧位。治疗师对患者施加拉力，对尺神经进行牵拉，观察患者的反应。治疗师依次引导患者完成以下动作，诱发上肢出现症状：肩胛骨下降 - 肩外展 90°，同时肘屈曲 90°，前臂旋前，手腕后伸、手指伸直 - 屈肘、伸腕，同时下压环指及小指 - 颈部先向对侧侧屈，然后向同侧侧屈。当患者出现以下现象之一时，测试为阳性：全部或部分症状重新出现；当屈肘或伸腕或下压环指时，小指两侧感觉不同，屈肘角度明显差别；相对于有症状的一侧，向对侧侧屈颈部患者的症状加重，向同侧侧屈患者症状减轻。

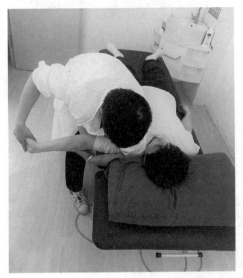

图 9-42　上肢神经张力测试—正中神经

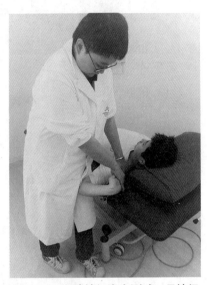

图 9-43　上肢神经张力测试—尺神经

3）桡神经测试（图 9-44）：患者取仰卧位。治疗师对患者施加拉力，对桡神经进行牵拉，观察患者反应。治疗师依次引导患者完成以下动作，诱发上肢出现症状：肩胛骨下降 - 肩外展约 60°，同时屈肘，屈腕、掌指关节屈曲 - 肩内旋、伸肘、前臂旋前 - 颈部先向对侧侧屈，然后向同侧侧屈。当患者出现以下现象之一时，测试为阳性：全部或部分症状重新出现；当伸肘、前臂旋前时，两侧感觉不同，伸肘角度明显差别；相对于有症状的一侧，向对侧侧屈颈部时症状加重，向同侧侧屈时症状减轻。

（2）椎间孔挤压试验（Spurling 试验）（图 9-45）：患者取坐位，向患侧侧屈并轻轻旋转头部。治疗师由患者头顶施加向下压力，使椎间孔进一步变窄。当患者症状再次出现时，为阳性。

（3）颈部分离试验（图 9-46）：用于检查颈神经根。患者取仰卧位。治疗师从下方握住患者下颌及枕骨，将颈部屈曲至舒适的位置，逐渐施加牵引力。患者上肢和肩胛症状减轻或消除为阳性。

（4）压迫神经时，受累神经支配的上肢的感觉（表 9-9）、力量（表 9-10）、反射（表 9-11）可能会下降。

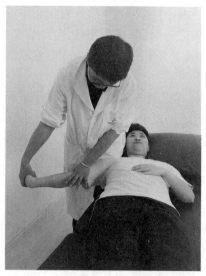

图 9-44　上肢神经张力测试—桡神经

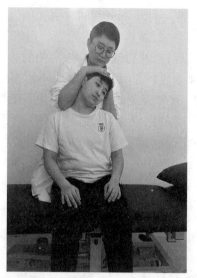

图 9-45　椎间孔挤压试验

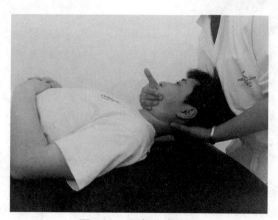

图 9-46　颈部分离试验

表 9-9　感觉检查

神经	感觉部位
C_5	肘前外侧
C_6	拇指
C_7	中指
C_8	小指

表 9-10　力量检查

神经（动作）	肌肉
C_5（屈肘）	肱二头肌
C_6（伸腕）	桡侧腕长、短伸肌
C_7（伸肘）	肱三头肌

续表

神经（动作）	肌肉
C_8（中指屈指）	指深屈肌
T_1（小指外展）	小指展肌

表 9-11　反射检查

反射	神经
肱二头肌腱反射	$C_5 \sim C_6$
肱三头肌反射	$C_6 \sim C_7$

除客观体格检查外,临床治疗师还应使用有效的自我报告问卷,如颈部功能障碍指数调查量表(neck disability index,NDI)(附录14)用于颈痛患者。这些问卷在确定患者基准状态、疼痛、功能损伤方面很有价值,并可在整个治疗过程中监测患者状态变化。

四、颈痛、头痛康复治疗

判定产妇激惹度对颈痛康复治疗非常重要。治疗时应采取相对应的手法强度对患者进行治疗。通常患者在急性期处于高激惹度(疼痛出现在静息或关节活动度初始阶段,疼痛出现早于组织阻力之前),在亚急性期处于中激惹度(疼痛出现在关节活动度中段,并在活动度末端随组织阻力加大而逐渐加重),在慢性期处于低激惹度(疼痛在亚关节活动度末端加重,超过组织阻力出现之后)。

(一)颈痛伴随活动范围受限

1. 急性期

(1)胸椎快速手法(图9-47):患者取仰卧位,双手环抱于胸前,治疗师身体抵住患者肘部,一手锁定受累胸椎节段并旋转患者皮肤以锁死关节,一手环抱患者头部并逐节抬离床面,感觉到压力已施加到受累节段后快速下压身体,产生快速猛推作用,促进关节活动。

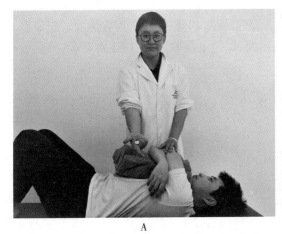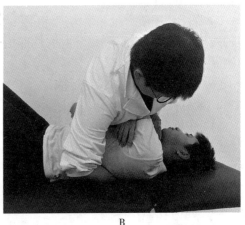

A　　　　　　　　　　　　　　B

图 9-47　胸椎快速手法(仰卧位)

(2)颈椎关节松动或快速手法:沿关节突关节运动平面,对关节突关节进行从后向前、向上滑动的关节松动。

1）从后向前（图 9-48）：患者取俯卧位，治疗师锁定受累节段棘突 / 关节突关节，施加有节奏的从后向前压力。注意治疗师手肘伸直，借助身体重力进行治疗。处理关节突关节时，建议从棘突锁定一些皮肤，最后压力可以很好地锁定到关节突关节。

2）向上滑动（图 9-49）：患者取仰卧位，治疗师示指外侧面定位到受累关节突关节面，向患者眼睛方向施加斜向上的拉力。关节松动深度取决于患者激惹度：高激惹度使用 1~2 级松动术，中激惹度使用 2~3 级松动术，低激惹度使用 3~4 级松动术。

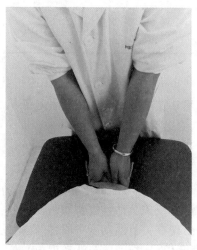

图 9-48　颈椎关节松动—从后向前

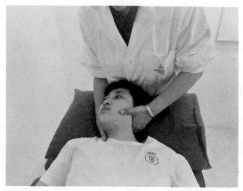

图 9-49　颈椎关节松动—向上滑动

（3）颈椎关节活动度、拉伸和等长力量训练。

（4）建议保持活跃，进行居家颈椎活动度及等长力量训练。

（5）监督下训练

1）颈 - 胸 - 肩胛带（图 9-50）：半蹲位，下颌微收，躯干前倾，重心落于两脚之间，核心收紧。双上肢自头上向下画 "Y" "T" "W" "L" 字下拉手臂至体侧，感受上背部肌肉发力。

2）上肢拉伸。

3）深层颈屈肌力量和耐力训练（图 9-51）：取仰卧位，屈髋屈膝，脚踩在床面。想象有一根轴线贯穿两耳，头部沿轴线屈曲，枕部抬离床面，保持下颌收紧，维持正常呼吸，感受颈部前侧深层肌群发力。

（6）一般身体训练（保持运动）。

2. 亚急性期

（1）颈椎关节松动或快速手法。

（2）胸椎快速手法。

（3）颈椎 - 胸椎 - 肩胛带耐力训练。

3. 慢性期

（1）胸椎快速手法。

（2）颈椎关节松动。

（3）关节松动或快速手法结合颈椎 - 胸椎 - 肩胛带训练。

（4）多种颈椎 - 胸椎 - 肩胛带训练结合：协调性训练、本体感觉训练、姿势训练、牵拉、力

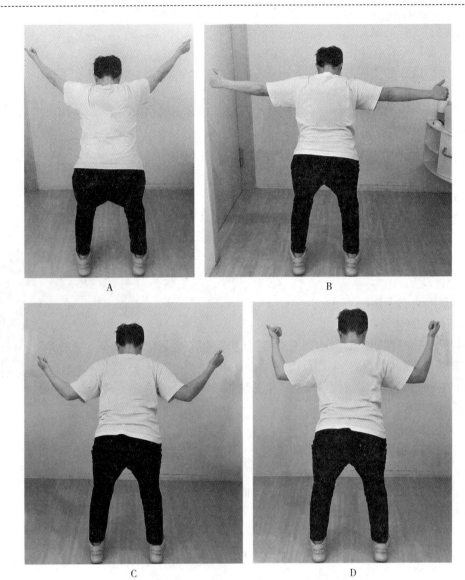

A

B

C

D

图 9-50 颈 - 胸 - 肩胛带训练

A. Y 字训练；B. T 字训练；C. W 字训练；D. L 字训练。

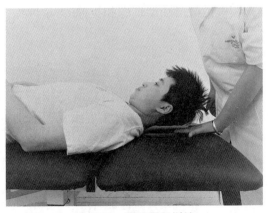

图 9-51 颈深屈肌训练

量训练、耐力训练、有氧训练。

（5）监督下个性化训练。

（6）保持活跃的生活方式。

（二）颈痛伴随头痛

1. 急性期 $C_1 \sim C_2$ 自我持续性小关节面滑动（图9-52）：上颈椎持续性自我小关节滑动。患者端坐，用一无弹力窄带固定于受累节段，双手分别拉住对侧窄带两端，下端手固定，上端手随头部转动在末端施加辅助拉力，促进关节末端运动。

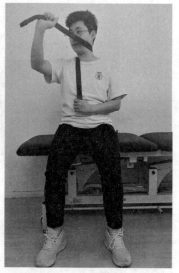

2. 亚急性期

（1）颈椎关节松动或快速手法。

（2）$C_1 \sim C_2$ 节段自我持续性小关节面滑动。

3. 慢性期

（1）颈椎快速手法。

（2）颈椎、胸椎快速手法。

（3）颈部和肩胛胸廓的主动训练：神经肌肉控制的力量和耐力训练，包括动作控制、生物反馈。

（4）主动运动（力量、耐力、牵拉）和手法（关节松动或快速手法）相结合。

图9-52 $C_1 \sim C_2$ 自我持续性小关节面滑动

（三）颈痛伴随活动协调性受损

1. 急性期（如果预后很快或早期康复）

（1）患者教育：建议像平时一样活动。

（2）家庭作业：无痛情况下颈部活动度训练。

（3）监控可耐受下的康复进程。

（4）最小化颈托使用。

2. 亚急性期（如果预后需要更长康复周期）

（1）患者教育：保持活动，咨询。

（2）结合运动：主动颈椎活动度训练、低强度等长力量训练、颈椎关节松动或快速手法、理疗（冰敷、热疗、经皮神经电刺激）。

（3）监督下训练：主动颈椎关节活动度训练和拉伸、力量训练、耐力训练、协调性训练、稳定性训练。

3. 慢性期

（1）教育：内容包括愈后情况，给予患者鼓励、安慰，疼痛管理。

（2）颈椎关节松动结合个性化进阶训练：使用认知行为治疗原则，进行低负荷颈椎 - 胸椎 - 肩胛带力量、耐力、灵活性、功能性训练，以及前庭康复训练、眼 - 头 - 颈协调性训练、神经肌肉协调性训练。

（3）经皮神经电刺激。

（四）颈痛伴随放射痛

1. 急性期

（1）训练：关节松动、稳定性训练。

（2）低强度激光。

（3）可能需要短期佩戴颈托。

2. 慢性期

（1）牵拉、力量训练结合颈椎、胸椎关节松动或快速手法。

（2）患者教育：鼓励回归职业和主动运动。

（3）间歇牵引。

（五）哺乳姿势教育

常见哺乳姿势有很多种，主要分为坐姿哺乳和侧卧哺乳。坐姿哺乳时，除常规生物力学建议外，嘱产妇躯干微向后倾斜 20°~30° 且颈部、头部有支持物支撑，颈部放松，双肩舒展微向后靠拢，可以缓解哺乳造成的颈痛问题。侧卧哺乳时，产妇枕高度合适枕头，下侧手臂屈肘置于头侧，可缓解哺乳造成的颈痛问题（图 9-53）。

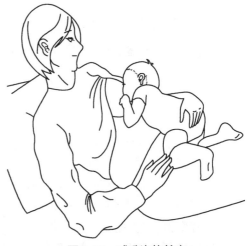

图 9-53　哺乳姿势教育

第四节　产后骨盆旋移综合征的评估和治疗

一、产后骨盆旋移综合征的概述和定义

人体骨盆由骶骨、尾骨及左、右两块髋骨组成一个坚固的整体。其中，髋骨包括髂骨、坐骨和耻骨。它是躯干的座基，人体直立时上身负荷直接作用于骶骨，再由骶骨经骶髂关节传递到双髋关节及下肢。骶髂关节一般在垂直面上十分贴合，且拥有自我加固机制，如运动前机体腰椎骨盆区域局部肌肉系统会预激活，骨盆韧带将进行连续张力调整，胸、腰筋膜张力伴随出现，使骶髂关节保持紧密贴合便于横向分散压力，构成了一个"自锁系统"。急、慢性损伤可通过各种轴向冲击力破坏骨盆"自锁系统"并使之发生移位，就会出现相应力学改变，临床称为骨盆旋移综合征，也称骨盆紊乱或骨盆功能障碍，中医称为骶髂关节错缝症。骨盆旋移综合征主要表现为骶髂关节紊乱、耻骨联合分离、尾骨痛等。它是由各种原因引起身体重力线移位、骨盆侧倾、脊柱力学失衡而产生一系列复杂临床病症。骨盆旋移综合征发生后，如果脊柱周围肌肉韧带力量薄弱，容易使颈、胸椎体发生移动，产生一系列复杂的临床病症。成人骨盆由 4 个关节组成，分别是左、右骶髂关节、骶尾关节和耻骨联合关节。骨盆具有传导重力和支持的作用，一旦骨盆发生旋移，出现功能障碍，则构成骨盆的 4 个关节都会受到影响（图 9-54）。

产后骨盆旋移综合征是指女性在生产后由于身体姿势、妊娠期生物力线的改变等原因造成骨盆"自锁系统"发生移位，从而引起一系列复杂的临床病症，主要包括产后骶髂关节紊乱、

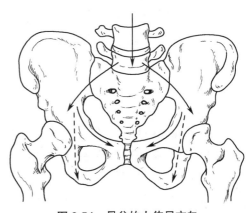

图 9-54　骨盆的力传导方向

产后耻骨联合分离、尾骨痛等。骶髂关节功能紊乱是指骶骨与髂骨的耳状关节面在外力和其他致病因素的作用下,其周围的韧带、肌肉损伤和超出生理活动范围,使耳状关节面产生微小移动(微小者只有 1.0~2.0mm 的错移)而不能自行复位,从而导致该关节力学环境失衡和相关软组织损伤,并出现相应临床症状。

二、产后骨盆旋移综合征的病因及发病机制

骨盆"自锁系统"因不良习惯的工作姿势、剧烈运动、外伤、先天性关节不对称及下肢不等长可以破坏脊柱内外平衡,出现相应的力学改变。这是引起骨盆旋移综合征的主要原因。产后骨盆旋移综合征的主要原因:

1. 走路、抱孩子、哺乳时等日常行为姿势不正确。

2. 搬重物时单腿负重或者使用腰部受力。

3. 轻微外伤史、腰部受寒、卧床较久等。

4. 激素影响 女性在妊娠期间由于卵巢分泌的松弛素使骶髂关节和耻骨间纤维软骨及其韧带变得松弛,更易发生骶髂关节的旋移。孕妇骨盆旋移综合征是一种自身力学失衡而导致的骶髂关节紊乱。松弛素的分泌还会导致骨盆韧带松弛,腰、腹及臀肌力减弱,从而加重骨盆紊乱的程度。

5. 生理结构影响 从骨盆生理结构上来说,女性骨盆较为宽大,其骶髂关节的应力也就更大,加上松弛素的影响,故在受到牵拉、碰撞、扭转时就易发生旋移。

6. 妊娠晚期骨盆生物力线改变的姿势在产后没有进行及时纠正和调整。

骨盆旋移主要与骶髂关节及腰骶关节错位有关,骨盆各关节角度偏转均可引起下肢关节变长或缩短、内翻或外翻而出现长短腿症状,表现为功能性下肢长度不等。其长度改变主要是因为骶髂关节功能紊乱和骨盆对位不良,进而引起隐匿扭转力改变并促使股骨头位移或髋部屈、伸肌力失衡。脊柱与骨盆的生物力学关系具有协同性,而骨盆旋移会使这种协调关系发生代偿,容易引起腰椎、胸椎甚至颈椎出现代偿性侧凸,并诱发一系列复杂临床症状。另外,骨盆旋移综合征患者骨盆及骶髂关节周围韧带、肌肉因急慢性损伤导致骶髂关节松弛无力,维持骶髂关节稳定的静力性及动力性稳定系统作用减弱,致使错开移位的关节无法自行复位。基于上述病理机制,要想彻底治疗骨盆旋移综合征,既要恢复骶髂关节正常生理位置,又要结合运动疗法训练骨盆带及躯干核心肌群,以加强针对脊柱、骨盆的固定、保护作用,促其恢复平衡状态。

三、产后骨盆旋移综合征的检查评估和治疗方法

(一)产后骨盆旋移综合征的检查评估

1. 临床表现

(1)因产后引起骨盆向健侧倾斜,脊柱侧凸,出现有保护性的"歪臀跛行"步态,不能挺胸直腰。

(2)下腰痛,伴有一侧腰臀或两侧腰臀部疼痛,弯腰、转身、仰卧等使疼痛加剧;咳嗽或打喷嚏时可引起患侧疼痛,或伴有下肢放射痛。

(3)双下肢不等长,有长短腿现象。长短腿是指一条腿比另一条腿短的情况。在临床中,必须明确是否有"实际"(或"真性")解剖性长短腿或"假性"长短腿,因为长短腿与步态和跑步力学的缺陷相关。长短腿还与姿势性功能障碍有关,会增加脊柱侧凸的发生率,引起

腰痛、骶髂关节功能障碍,以及脊柱、髋关节和膝关节的骨关节炎等。而且,髋部、脊柱和下肢的应力性骨折都与腿部长度的变化有关。实际(真性)腿长度测量是使用卷尺由骨盆上的一个点(即髂前上棘)量到内踝(胫骨的远端部分)来确定其长度。在进行测量之前,最好先分别测量左、右髂前上棘到脐之间的距离,来鉴别是否有骨盆旋转的现象。如果发现两侧的测量值有差异,需要纠正骨盆的旋转后再重新测量。如果测量两侧髂前上棘到内踝的长度结果相同,就可以假设两侧下肢的长度相同。另一方面,如果测量长度不同,可以假设患者存在实际(真性)长短腿。从仰卧位到长坐位的长短腿测试,通常被用来确定骶髂关节造成的假性长短腿。在患者处于仰卧位时,治疗师比较患者两侧内踝的相对位置,如果存在差异性,则让患者坐起来,保持腿的伸展,再比较一次两侧内踝的位置,看是否有变化,若此时不存在差异性,则为假性长短腿。

(4)有盆腔脏器功能紊乱症状,如下腹部胀闷不适,肛门坠胀感;排便习惯改变,排便次数增加;尿频、尿急、排尿困难;会阴部不适、阳痿、痛经等。

(5)腰骶部酸软乏力,常用手支撑患侧或经常更换坐姿。产后女性可发生耻骨联合处疼痛。

2. 临床体征

(1)患侧骶髂关节较健侧隆起;双侧对比触摸髂后上棘时,患侧髂后上棘有凸起或凹陷;触诊髂后上棘下缘,患侧较健侧偏下者为后错位,反之为前错位。

(2)髂后上棘等骨性标志出现不对称,局部可有压痛、叩击痛等。有时可以触摸到条索状物。

(3)腰部前屈、后伸活动受限,患侧侧弯明显;腰臀部肌肉紧张,臀上皮神经、臀中肌压痛明显。

(4)两侧下肢有"阴阳足"。"阴阳足":患者取仰卧位,双下肢自然伸直略分开,放松双足,出现一侧外旋(称为阳脚),是髂骨后旋错位使髋关节后移所致,另一侧相对内旋(称为阴脚),是髂骨前旋错位使髋关节前移所致(按中医定位法,内为阴,外为阳)。

3. 特殊检查

(1) Gaenslen 试验(图 9-55):即床边试验。患者取仰卧位,靠近床沿一侧。患者在指导下屈曲另一侧髋关节,使膝尽量靠近胸部,此时该侧髂骨向后旋转,靠近床沿一侧髂骨向前旋转。这一特定动作还具有锁住骶髂关节的作用。治疗师让患者靠近床沿的一侧滑向床沿下,并使其伸展,伸展时逐步向下施加压力,同时让患者在另一侧腿上施力(通过患者手部)促使其屈曲髋关节,如果出现骶髂关节疼痛,则床边试验阳性。

(2) Thigh Thrust 试验(图 9-56):患者取仰卧位,一侧下肢屈曲 90°,治疗师站在患者屈曲腿的同侧,通过在对侧髂前上棘施加压

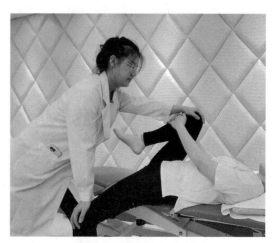

图 9-55　Gaenslen 试验

力使骨盆固定。接下来,沿股骨轴线方向逐渐增大压力,确定骶髂关节是否有疼痛表现,如出现骶髂关节疼痛,则 Thigh Thrust 试验阳性。

（3）骨盆挤压试验（图 9-57）：患者采取侧卧位，背对治疗师，双膝之间垫软枕头以放松，治疗师双手放在患者髋骨前方股骨大转子和髂骨翼之间部位，逐步施加向下的压力，检查相对应的骶髂关节是否有疼痛表现，如出现骶髂关节位置疼痛，则骨盆挤压试验阳性。

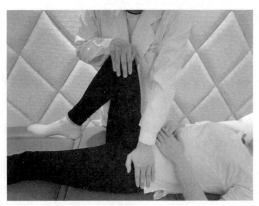

图 9-56　Thigh Thrust 试验

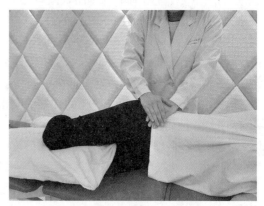

图 9-57　骨盆挤压试验

（4）骨盆分离试验（图 9-58）：多用于检查骨盆骨折及骶髂关节病变。患者仰卧位，双膝下垫软枕支撑。治疗师上肢交叉，双肘相对伸直，将双手放两侧髂前上棘内侧位置，两手同时向外推按髂骨翼，使之向两侧分开，按压 2~3 下。如患者出现骶髂关节疼痛，则为骨盆分离试验阳性。且哪侧疼痛，该侧即为阳性。

（5）FABER 试验（图 9-59）：即 4 字试验。治疗师将患者的髋关节置于屈曲、外展和外旋位。首先，患者仰卧于检查床上，一只腿呈外展外旋置于对侧膝上，治疗师一手放在对侧髂前上棘位置，另一手放在屈腿膝关节上，轻轻按压 2~3 次，如患者表示疼痛，即 FABER 试验阳性。如果一侧髋关节受限或疼痛（在腹股沟区或髋关节外侧疼痛），则可能是由于髋关节病变引起的，如果产生一侧下背部或骶髂区域疼痛，则提示骶髂关节可能存在病变或功能障碍。

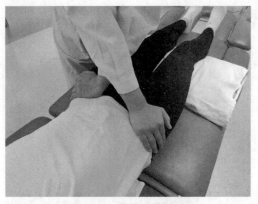

图 9-58　骨盆分离试验

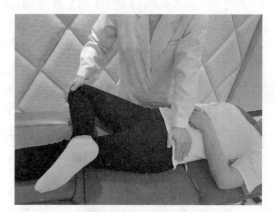

图 9-59　FABER 试验

以上 5 个试验是为了确定疼痛和功能障碍是否存在于骶髂关节内部，如何确定是骶髂关节中骶骨问题还是髂骨的问题，则需要进一步对骨盆进行评估。

（6）站立位体前屈试验（图 9-60）：嘱患者自然站立，身体重心均匀分布在双足。治疗师站或下蹲在患者身后,将双手拇指指腹轻放在患者髂后上棘下方,视线与髂后上棘同一水平。然后,治疗师要求患者尽可能伸直膝关节,在不引起疼痛的情况下,向前缓慢屈曲躯干。治疗师的拇指指腹始终位于患者髂后上棘下方,注意不要拉动皮肤和筋膜。脊柱向前屈曲引起骶骨的基部向前,从而导致骶髂关节的运动。髋骨向前旋转前有一个自然的停顿,此时可感到左、右髂后上棘缓慢向上(头部方向)抬高。在脊柱屈曲时,如果看到一侧拇指向上移动(头部方向)的幅度大于另一侧,表示髋骨固定在该侧的骶骨上,称为髂骶关节功能障碍(髋骨相对于骶骨运动时产生功能障碍)。另一种说法是,髂骶关节在该侧过早锁定,导致该侧髂后上棘位置高于另一侧。站立位体前屈试验并不能确定引起功能障碍的具体性状,如旋转、外倾或滑动,而仅说明髋骨固定于骶骨。

(7)坐位体前屈试验(图9-61):嘱患者坐在治疗床的边缘,双足平放于地面,或以较放松的姿势坐在治疗床上。治疗师将手置于患者髋骨处,拇指指腹轻轻地放在髂后上棘下方。治疗师要求患者的躯干缓慢向前屈曲,尽量将下颌靠近胸前,双手放于膝上作为支撑。治疗师观察髋骨的运动,重点关注髂后上棘的运动。若患者前屈时,位于髂后上棘下的一侧拇指比另一侧向上移动更多,则认为骶骨固定于该侧髋骨上,称为单侧骶髂关节功能障碍(骶骨相对于髋骨运动时产生功能障碍)。坐位体前屈试验并不能确定骶髂关节障碍的具体类型,仅能辨别相对哪一侧骶骨固定于髋骨上。试验采用坐姿,因此消除了腿部和骨盆活动对骶骨的影响,有助于辨别骶髂关节的固定情况。

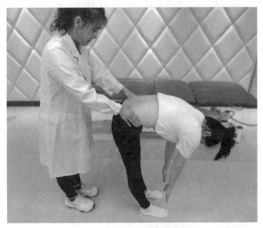
图9-60　站立位体前屈试验

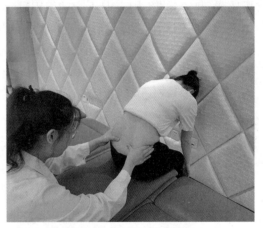
图9-61　坐位体前屈试验

在站立位体前屈试验和坐位体前屈试验中,治疗师将大拇指置于髂后上棘下方,若右手拇指移动的幅度大于左手拇指,即左手拇指的位置低于右手拇指,表明右侧同时存在髂骶关节功能障碍和骶髂关节功能障碍。若仅在站立位体前屈试验中发现右手拇指移动的幅度高于左手拇指,则存在右侧髂骶关节功能障碍。若仅在坐位体前屈试验中发现右手拇指移动的幅度高于左手拇指,则存在右侧骶髂关节功能障碍。

(8)骶骨的运动:骶骨的运动轴线(图9-62)主要有水平轴和斜轴,骶骨在水平轴的运动主要包括骶骨的前屈(点头)和后伸(仰头);斜轴主要包括左斜轴和右斜轴。左斜轴是贯穿于左侧骶骨基底部和右侧骶骨下角的轴线;右斜轴是贯穿于右侧骶骨基底部和左侧骶骨下角的轴线。骶骨在左斜轴和右斜轴上的两种运动模式,就是我们常说的骶骨经典运动:在左斜轴上向左旋转,即"左-左"旋转;在右斜轴上向右旋转,即"右-右"旋转。当然,除了这两种常见的生理运动外，骶骨也存在两种非正常生理运动模式：在右斜轴上向左旋转，即"左 -右"旋转；在左斜轴上向右旋转，即"右 - 左"旋转。

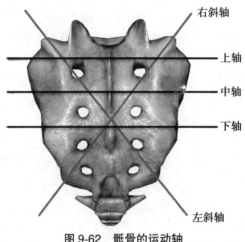

图 9-62　骶骨的运动轴

（9）Spring 试验（图 9-63）：患者俯卧于床上，治疗师面向患者。治疗师将其惯用手置于第 5 腰椎棘突处，向床面方向施加柔和且稳定的压力。阳性表现为在第 5 腰椎处施加压力时，可感受到坚实的阻力感，且下方的组织没有弹力。这种阻力感提示第 5 腰椎固定于前屈位。结果提示两侧骶骨都处于后伸或存在一侧骶骨向后扭转（左侧骶骨在右斜轴上扭转也称为"左 - 右"或右侧骶骨在左斜轴上扭转也称为"右 - 左"）。如果 Spring 试验结果为阴性（在试验中可能会出现的运动，如弹起）且腰椎前凸增加（曲度增加），提示存在双侧骶骨前屈或单侧骶骨向前扭转（左侧骶骨在左斜轴上扭转也称为"左 - 左"或右侧骶骨在右斜轴上扭转也称为"右 - 右"）。

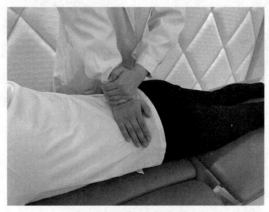

图 9-63　Spring 试验

在前面的内容中，我们已经确定了髂骶关节还是髂骶功能障碍，但是如何确定是哪一种的具体类型。则要进行触诊评估（图 9-64）。根据髂前上棘、髂后上棘、骶髂沟、骶骨外侧角、骶骨基底部、内踝等骨性标志的相对位置确诊其具体的功能障碍类型（表 9-12、表 9-13）。

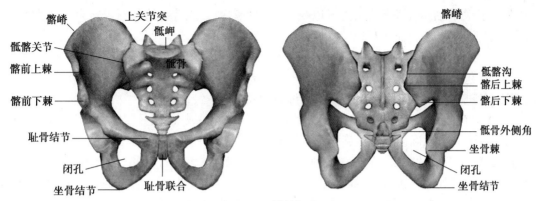

图 9-64　骨性标志

表 9-12　髂骶关节功能障碍评估（以右侧为例）

站立位体前屈试验	髂前上棘位置	髂后上棘位置	假性长短腿	髂前上棘到中线的距离	诊断
右侧(+)	左高右低	左高右低	左短右长	无	右侧髋骨下滑移
右侧(+)	左低右高	左低右高	左长右短	无	右侧髋骨上滑移
右侧(+)	左高右低	左低右高	左短右长	无	右侧髋骨旋前
右侧(+)	左低右高	左高右低	左长右短	无	右侧髋骨旋后
右侧(+)	无	无	无	左短右长	右侧髋骨外旋
右侧(+)	无	无	无	左长右短	右侧髋骨内旋

表 9-13　骶髂关节功能障碍评估

坐位体前屈试验	Spring 试验	骶髂沟变深	骶骨外侧角变浅	诊断
右侧	阴性	右侧	左侧	左 - 左
右侧	阳性	左侧	右侧	右 - 左
左侧	阴性	左侧	右侧	右 - 右
左侧	阳性	右侧	左侧	左 - 右
右侧	阴性	右侧	右侧	右侧单侧前屈偏移
左侧	阴性	左侧	左侧	左侧单侧前屈偏移
右侧	阳性	左侧	左侧	右侧单侧后伸偏移
左侧	阳性	右侧	右侧	左侧单侧后伸偏移
双侧	阴性	双侧	双侧	双侧前屈
双侧	阳性	都无	都无	双侧后伸

以上具体的功能障碍分型很多时候都不是单独存在某一个类型，所以需要把评估出来的具体功能障碍逐一调整，然后再次评估。

4. 辅助检查　临床研究表明，骶髂关节的疼痛有多种损伤机制，可以是关节的直接外伤(如骶髂关节创伤性关节炎),也可以是单侧的骨盆剪力或持续的骨盆扭转力造成骶髂关节半脱位,还可以是炎症或其他特发性的因素(如骶髂关节结核及化脓性炎症、类风湿性骶髂关节炎等)造成的。因此,对有骶髂关节疼痛的患者,一般都建议进行必要的实验室和影像学检查,包括脊柱疾病的常规检查、免疫学和传染病学检查等。这些检查结果结合详细询问病史,是进行骶髂关节疼痛诊断和鉴别诊断的关键。

X线检查:腰椎正侧位、骨盆正位X线片为常规检查,观察、测量腰骶关节和骶髂关节,与上述检诊结合,以确诊其骨盆旋移综合征的类型(均会在X线片上显示位置异常)。另外,也可进行侧位X线片观察。若存在多种异常,诊断"混合式错位"。腰骶、骶髂关节错位不同,致使耻骨联合错动方向各异。若骨盆正位X线片未能显示,可改用骨盆矢状位:患者半坐位于床上,使骨盆上口与床面平行,即耻骨联合上缘和L_5棘突与床面成等距离。如果仍未明确诊断,应进一步做CT、MRI和实验室检查。

(二)产后骨盆旋移综合征的治疗方法

1. 骨盆手法调整(利用肌肉能量技术进行)

(1)髋骨旋后(图9-65):患者沿治疗床对角线仰卧,患侧骶髂关节置于床边,治疗师立于患者患侧。治疗师头侧手置于患者健侧髂前上棘处,以固定;尾侧手置于患者患侧膝关节上方,使患者被动伸展患侧髋关节,患侧髋骨旋前,直至运动受限点。嘱患者向天花板方向上抬患侧下肢,治疗师同时给予其同等力量的反作用力。嘱患者保持上述等长收缩3~5s,然后放松。当患者完全放松后,治疗师可使患者右侧髋关节伸展至新的运动受限点。重复3~5次。重新进行功能障碍评估,判断此技术的疗效。

(2)髋骨旋前(图9-66):患者取仰卧位,治疗师面向患者,坐于治疗床边。治疗师将患者患侧足跟置于治疗师的肩部,使患者的患侧髋关节和膝关节被动屈曲,患侧髋骨旋后,直至运动受限点。嘱患者用力将患侧膝关节推向治疗师的双手,伸展右侧髋关节,同时治疗师给予同等力量的反作用力,嘱患者保持上述等长收缩3~5s,然后放松。当患者完全放松后,治疗师可使患者患侧髋关节屈曲至新的运动受限点。重复3~5次。重新进行功能障碍评估,判断此技术的疗效。

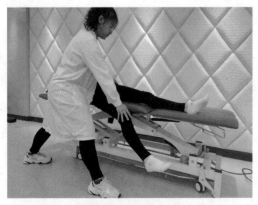

图9-65　髋骨旋后

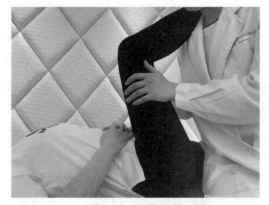

图9-66　髋骨旋前

(3)髋骨上滑移(图9-67):患者取仰卧或俯卧位,双足置于治疗床外,治疗师立于治疗床尾部。治疗师抓握住患者患侧踝关节上部的胫腓骨,使患者患侧下肢内旋以收紧髋关节,将股骨头锁定在髋臼中,然后将患侧下肢外展5°~9°,使骶髂韧带放松。治疗师身体后倾,持续牵引患者患侧下肢,同时嘱患者吸气和呼气,伴随每次呼气,增强牵引力,重复 5~7 次。当最后一次呼气时,让患者咳嗽的同时用力牵拉下肢。重新进行功能障碍评估,判断此技术的疗效。

(4)髋骨下滑移(图 9-68):患者取仰卧位,双足置于治疗床外,治疗师立于治疗床尾部。治疗师抓握住患者健侧踝关节上部的胫腓骨,抬离床面 15~25cm 高,向足侧轻力牵引以固定。治疗师的一侧股骨抵住患者患侧足部,同时向髋关节施加挤压力,直至运动受限点。嘱患者用力将足部推向治疗师,同时治疗师给予其同等力量的反作用力,嘱患者保持上述等长收缩 3~5s,然后放松。当患者完全放松后,治疗师可继续挤压髋关节至新的运动受限点。重复 3~5 次。重新进行功能障碍评估,判断此技术的疗效。

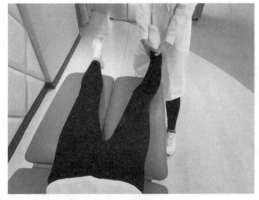

图 9-67 髋骨上滑移

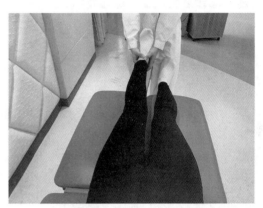

图 9-68 髋骨下滑移

(5)髋骨外旋(图 9-69):患者取仰卧位,治疗师立于患者健侧。患者患侧髋关节和膝关节屈曲约 90°,患侧足置于健膝关节外侧。治疗师的头侧手置于患者患侧骶髂关节下方,抓握患者髂后上棘的内侧;尾侧手内收患者患侧膝关节,至出现运动受限点,让患者用力外展屈曲的髋关节,同时治疗师给予其同等力量的反作用力。让患者保持上述等长收缩 3~5s,然后放松。当患者完全放松后,进一步内收患者膝关节至新的运动受限点,同时向外牵拉髂后上棘。重复 3~5 次。重新进行功能障碍评估,判断此技术的疗效。

(6)髋骨内旋(图 9-70):患者取仰卧位,治疗师在患侧。患者患侧腿呈 4 字状,踝部置于对侧膝部上方。治疗师一只手置于患者患侧膝部,另一只手置于患者对侧(健侧)髂前上棘。治疗师鼓励患者患侧髋关节外旋,直至达到功能受限点,等长收缩 3~5s,然后放松。当患者完全放松后,进一步达到新的运动受限点。重复 3~5 次。重新进行功能障碍评估,判断此技术的疗效。

(7)骶骨单侧前屈(图 9-71):患者俯卧,治疗师立于患侧。患者的腿在治疗中保持处于外展内旋位。治疗师一只手掌根部放在患者患侧的骶骨外侧角,另一手重叠其上,用于强化作用力。治疗师双手施力,患者深吸气,以保证骶骨后伸;患者慢慢呼气时,治疗师依然施力以阻止骶骨屈曲。重复 5~7 次呼吸。重新进行功能障碍评估,判断此技术的疗效。

(8)骶骨双侧前屈:治疗方法同单侧前屈一致,只需把掌根部放在骶骨底。

(9)骶骨单侧后伸(图 9-72):患者肘支撑,治疗师立于患侧。患者的腿在治疗中保持外展内旋位。治疗师一只手掌根部放在患者患侧的骶髂沟,另一手重叠其上,用于强化作用力,力的方向是向前向下。治疗师双手施力,患者深呼吸。患者呼气时,治疗师施加向前向下的

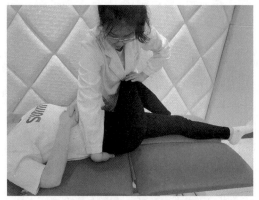

图 9-69　髋骨外旋

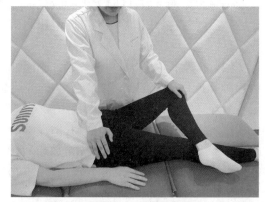

图 9-70　髋骨内旋

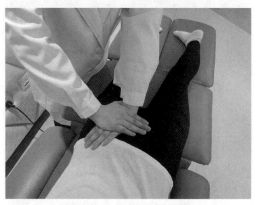

图 9-71　骶骨单侧前屈

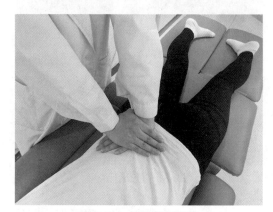

图 9-72　骶骨单侧后伸

力,以增加骶骨屈曲;患者吸气时,治疗师依然施力以阻止骶骨后伸。重复 5~7 次呼吸。重新进行功能障碍评估,判断此技术的疗效。

(10) 骶骨双侧后伸:治疗方法同单侧后伸一致,只需把掌根部放在尾骨底。

(11) 左-左前(向前)骶骨扭转(图 9-73):患者取 Sims 体位(半俯卧位,也称侧俯卧位),面向一边侧躺,下面的上肢置于身后 / 体前。下面的腿伸直,上面的腿屈曲,并用一两个枕头垫起来,身体就像一个转轴,不完全地转向前方。在此类型功能障碍中,骶骨在左斜轴上向左旋转(向右侧弯),右侧骶骨基底向前旋转。患者俯卧于治疗床上,治疗师立于患者右侧,屈曲其膝关节至 90°。治疗师旋转患者的左侧髋关节至 Sims 体位。注意,患者的左臂置于身后,右臂置于身前。患者的膝关节置于治疗师左腿上,治疗师以左手触诊其腰骶关节,引导患者躯干向左旋转,直至感觉到 L_5 向左旋转。在该体位,治疗师以右手触诊患者的腰骶关节和右侧骶骨基底,并以患者的大腿作为杠杆来诱发腰部的屈曲,直至到达运动受限点。患者对抗治疗师阻力并尽力上抬大腿(激活右侧梨状肌),嘱患者保持上述等长收缩 3~5s,然后放松。当患者完全放松后,治疗师可继续至新的运动受限点。重复 3~5 次。重新进行功能障碍评估,判断此技术的疗效。

(12) 右-右前(向前)骶骨扭转(图 9-74):此类型功能障碍中,骶骨在右斜轴上向右旋转(向左侧弯),左侧骶骨基底向前旋转。患者俯卧于治疗床上,治疗师立于患者左侧,屈曲其膝关节至 90°。治疗师旋转患者的右侧髋关节至 Sims 体位(患者左臂置于身前,右臂置于身后)。患者膝关节置于治疗师的右侧大腿上,治疗师以右手触诊患者的腰骶关节,直至感觉到 L_5 向右旋转,并引发患者躯干向右旋转。在该体位,治疗师以左手触诊患者的腰骶关节和右侧骶骨基底,并用患者大腿作为杠杆引导腰部的屈曲,直至到达运动受限点。患者对抗治疗师阻力并尽力上抬大腿(激活左侧梨状肌)。嘱患者保持上述等长收缩 3~5s,然后放松。当患者完全放松后,治疗师可继续至新的运动受限点。重复 3~5 次。重新进行功能障碍评估,判断此技术的疗效。

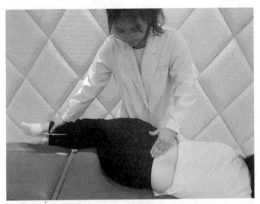
图 9-73 左-左前(向前)骶骨扭转

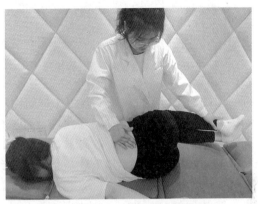
图 9-74 右-右前(向前)骶骨扭转

(13)左-右后(向后)骶骨扭转(图 9-75):在此类型功能障碍中,骶骨在右斜轴上向左旋转(向右侧弯),左侧骶骨基底向后反向旋转。患者取右侧卧位,屈膝 45°,治疗师面对患者站立。治疗师以右手触诊患者的腰骶关节,并向尾端缓慢地牵拉患者的右上肢(这将引发腰椎的伸展、右侧屈和左侧旋转)直至感受到 L_5 向左旋转。在该体位,治疗师以右手伸展患者的右下肢,以左手控制患者的左侧骶骨基底,直至感受到其骶骨向前运动。接着,治疗师保持接触 L_5,并将患者的左(上侧)腿从治疗床的一侧放下以朝向地面,向其股骨远端施加压力。患者对抗治疗师的阻力并尽力上抬左(上侧)腿。嘱患者保持上述等长收缩 3~5s,然后放松。当患者完全放松后,治疗师可继续至新的运动受限点。重复 3~5 次。重新进行功能障碍评估,判断此技术的疗效。

(14)右-左后(向后)骶骨扭转(图 9-76):在此类型功能障碍中,骶骨在左斜轴上向右旋转(向左侧弯),右侧骶骨基底向后反向旋转。患者取左侧卧位,屈膝 45°,治疗师面对患者站立。治疗师以左手触诊患者的腰骶关节,并向尾端缓慢地牵拉患者的左上肢(引发腰椎的伸展、左侧屈和右侧旋转)直至感受到 L_5 向右旋转。在该体位,治疗师以左手伸展患者的左下肢,以右手控制患者的右侧骶骨基底,直至感受到其骶骨向前运动。接着,治疗师保持接触 L_5,并将患者的右(上侧)腿从治疗床的一侧放下以朝向地面,向其股骨远端施加压力。患者对抗治疗师的阻力并尽力上抬右(上侧)腿。嘱患者保持上述等长收缩 3~5s,然后放松。当患者完全放松后,治疗师可继续至新的运动受限点。重复 3~5 次。重新进行功能障碍评估,判断此技术的疗效。

注意:①每次都要达到关节活动的受限位置再施力;②对抗力的大小要适度,过大会导致其他关节活动参与进来;③充分固定;④对抗前患者完全放松;⑤每次治疗之后都要再次评估。

2. 骨盆稳定性训练 是以局部脊椎稳定运动为基础,加入更多核心肌群力量功能性训

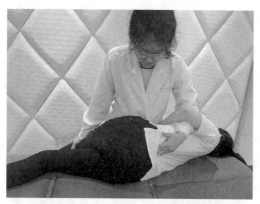

图 9-75 左 - 右后(向后)骶骨扭转

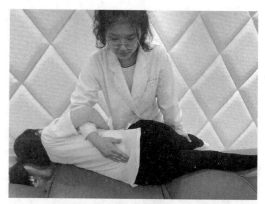

图 9-76 右 - 左后(向后)骶骨扭转

练。通过骨盆稳定性训练能改善患部肌肉运动功能及代谢水平,增加肌肉毛细血管数量,从而提高脊柱及骨盆带的动力稳定性,帮助机体恢复核心保护机制。主要训练内容包括桥式训练、平衡软垫站立训练、单腿蹲立、平衡球上跪位训练、仰卧位屈髋、屈膝左右摆动训练、骨盆前后左右抗阻训练等。上述项目每天训练 1 次,每次训练持续 30min,每周训练 7d,连续训练 4 周。

3. 中医综合疗法 采用中医综合疗法进行治疗不仅可以松解肌肉痉挛,使错位的骶髂关节复位,还可以促进血液循环,加快损伤肌肉的修复。骨盆周围的韧带和肌肉对维持骨盆的稳定,起着非常重要的作用。中医综合疗法结合骨盆稳定性训练有助于重建骶髂关节解剖学稳定和生物力学稳定系统,提高近、远期疗效,值得进一步总结、推广应用。

四、产后耻骨联合分离的评估和治疗

产后耻骨联合分离是指骨盆前方两侧耻骨纤维软骨联合处,因外力发生微小的错移,表现为耻骨联合距离增宽或上下错动、扭转等,出现局部疼痛和下肢抬举困难等功能障碍的软组织损伤性疾病,也称耻骨联合错缝。产后耻骨联合分离是产后常见且严重的并发症,也是引起产后骨盆带痛的一个主要因素。主要临床表现是耻骨联合区域疼痛及翻身、坐起、行走及穿裤子等功能障碍,可以单独发生,也可伴有骶髂关节功能障碍。耻骨联合分离的类型主要包括耻骨上下错位、耻骨联合间距增宽、耻骨扭转。

(一)导致耻骨联合分离症的原因

1. 与自身耻骨联合构造薄弱、解剖关系变异等有关。

2. 分娩时用力过猛,特别是当胎儿过大、宫缩过强或不合作、过分躁动。

3. 阴道助产中不适当的强力牵拉,如在产钳或臀位牵引后出头困难时。

4. 孕酮(黄体酮)分泌过多,致使韧带过度松弛,产时两侧骶髂关节及耻骨联合易发生分离。

5. 因产程过长,产时用力不当或姿势不正,以及腰骶部受寒等多种因素,造成产时或产后骨盆收缩力平衡失调,可能使骶髂关节软骨面发生错位,致使耻骨联合面不能恢复到正常位置。

(二)耻骨联合分离的诊断评估

1. 特殊检查 骨盆分离、骨盆挤压试验出现阳性体征;站立位体前屈试验出现阳性体征。

2. 触诊　耻骨局部有压痛,可触摸到分离的间隙,以此来判断耻骨联合的左右分离;也可以触诊到左右耻骨结节的高低,以此来判断左右耻骨的上下滑移。

3. 影像学检查　正常人耻骨间隙为 4~6mm,妊娠期可增宽 2~3mm。X 线片可显示耻骨联合分离患者耻骨联合间距离明显增宽。一般认为,耻骨联合间隙超过 9mm 可确诊。

（三）耻骨联合分离的康复治疗

1. 骨盆带制动　主要是限制耻骨联合的受力和活动。骨盆带的松紧度以骨盆能承受为标准,同时不影响下肢血液循环。

2. 物理因子治疗

（1）超短波治疗:耻骨处给予超短波治疗,将两片电极于耻骨处对置,微热量,15min/次,1 次 /d。

（2）红光治疗:超短波治疗结束后即进行红光治疗,灯距 20cm,垂直照射耻骨联合区,照射 20min/ 次,1 次 /d。

（3）电磁波治疗:照射耻骨联合,20min/ 次,2 次 /d,有助于局部水肿的消除,改善血液循环,加速损伤愈合,并可缓解疼痛。注意:调整好灯距 30~50cm,防止发生烫伤。

3. 手法调整

（1）耻骨联合挤压（图 9-77）:患者取仰卧位,治疗师立于治疗床边。患者双腿屈髋屈膝,双足平置于治疗床上。治疗师将一只手的前臂置于患者双侧膝关节之间,以分开患者双膝,嘱患者内收双侧膝关节,同时治疗师给予其同等力量的反作用力。保持上述等长收缩 3~5s,然后放松。当患者完全放松后,治疗师再进一步轻轻分离患者双膝。重复 3~7 次。重新进行功能障碍评估,判断此技术的疗效。

（2）耻骨联合分离（图 9-78）:患者取仰卧位,治疗师立于治疗床边。患者双下肢屈髋屈膝,双足平置于治疗床上,双侧膝关节分开约 46cm。治疗师用腹部和双手分别置于患者双侧膝关节外侧,嘱患者外展双侧膝关节,同时治疗师给予其同等力量的反作用力。保持上述等长收缩 3~5s,然后放松。当患者完全放松后,治疗师缩小患者双膝间距 7~9cm。重复 3~7 次。重新进行功能障碍评估,判断此技术的疗效。

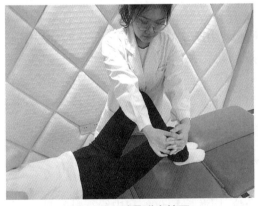

图 9-77　耻骨联合挤压

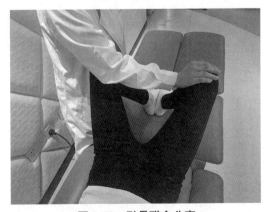

图 9-78　耻骨联合分离

（3）耻骨向上功能障碍（图 9-79）:患者取仰卧位,患侧肢体靠近治疗床边,治疗师立于患侧。治疗师头侧手置于患者健侧髂前上棘以稳定骨盆,尾侧手外展患侧下肢,使其悬挂于治疗床外。治疗师将手置于患者患侧膝关节上方,并对患侧膝关节向下施加压力,直至出现运动受限点。嘱患者向上向内抬起膝关节,同时治疗师给予其同等力量的反作用力。保持上述等长收缩3~5s,然后放松。当患者完全放松后,治疗师进一步下压患者下肢至新的运动受限点。重复3~5次。重新进行功能障碍评估,判断此技术的疗效。

(4)耻骨向下功能障碍(图9-80):患者取仰卧位,患侧靠近治疗床床边,治疗师立于健侧。治疗师一只手屈曲和内旋患者患侧髋关节,另一只手大鱼际置于患者患侧坐骨结节之下,作为支点。然后,治疗师将患者膝关节置于躯干下固定,屈曲患侧髋关节,直至出现运动受限点。让患者将膝关节推向治疗师,同时治疗师给予其同等力量的反作用力,让患者保持上述等长收缩3~5s,然后放松。当患者完全放松后,治疗师屈曲患者髋关节至新的运动受限点。同时治疗师放在坐骨结节下方的手可以再向头侧调整,以保证杠杆的效果。重复3~5次。重新进行功能障碍评估,判断此技术的疗效。

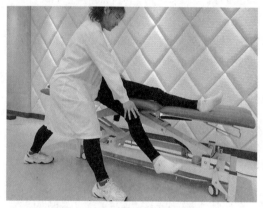

图9-79　耻骨向上功能障碍

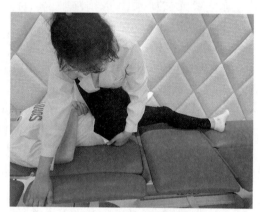

图9-80　耻骨向下功能障碍

4. 康复训练　主要包括盆底肌训练、腹横肌训练、腹式呼吸、其他核心激活训练及稳定性训练等。

五、产后尾骨痛的评估和治疗

尾骨游离于盆腔,为人体退化骨,不负重。成人尾骨一般由3~5块退化的尾骨组成。尾骨痛是以症状命名的常见病,它是骶骨下部、尾骨及其周围部位疼痛的综合征。致病原因很多,主要是尾骨本身及尾骨周围软组织的渗出、水肿、机化、变性、痉挛等变化引起疼痛。尾骨痛常见于女性。女性的尾骨较男性尾骨低,骶尾关节生理的向后突出较大,易受伤或发生慢性劳损,特别是生产困难时阴道分娩中对骶尾部的损伤,引起尾骨生理弧度改变而致痛。其次,尾骨周围由尾骨肌附着,前方有肛门括约肌和肛提肌附着,这些肌肉均是附着尾骨前方和侧方的牵拉要素。当有外伤、劳损及分娩时,附着在尾骨周围的肌肉发生失衡性挛缩缺血,波及周围韧带、筋膜而发生无菌性炎症,影响其间的血管神经,产生疼痛。

(一)尾骨痛的评估

1. 压痛是尾骨痛的标志性体征　患者取侧卧位,屈髋屈膝90°,在中线行骶骨触诊,由骶骨岬开始向下到骶尾关节。最大压痛区可以由向内上方向的触诊引出(朝向脐部)。

2. 通过直肠指诊确定尾骨的角度和活动度　用直肠内的示指和外部的拇指抓住尾骨,小心地活动尾骨。注意,这种操作可能引起患者的不适。任何向前成角畸形都应该记录。

3. 单纯尾骨痛患者的骶骨检查是正常的。

4. X线检查　必须结合临床,因尾骨本身可有前屈畸形。X线正位片上主要观察有无骨折线及侧方移位,侧位片可发现尾骨骨折或骶尾关节或尾骨本身呈锐角弯曲或脱位状。动态X线和磁共振成像可以帮助诊断骶尾部关节过度活动或活动不足。

(二)尾骨痛的治疗

1. 避免所有的直接压迫和不必要的就坐。

2. 建议使用软枕、垫子、痔疮垫圈减少压力。

3. 药物注射治疗来缓解疼痛。

4. 对附着在尾骨上的肌肉进行触诊,对有压痛的部位进行肌肉筋膜松解放松。

5. 进行腹式呼吸进行放松,当疼痛缓解时进行盆底肌训练。

6. 如果保守治疗失败,尾骨痛症状持续,特别是骶尾关节骨折或正常骶骨弧形的其他改变,则可以进行尾骨切除的手术治疗。

第五节　其他骨骼肌肉系统功能障碍的评估和治疗

一、其他骨骼肌肉系统功能障碍概述

妊娠期体重增加、身体重心改变、激素变化、体液潴留等问题使得妊娠期骨骼肌肉系统负荷增加并产生相应改变,增加了妊娠期骨骼肌肉系统的疼痛风险。有些改变并不能在产后快速恢复,并且产妇照料婴儿,对身体及心理都提出了严峻考验,一部分产妇妊娠期的疼痛延续并加重,并产生新的疼痛问题。

本节讨论妊娠期及产后除腰痛、颈肩痛、头痛、骨盆带疼痛、性生活疼痛以外的其他骨骼肌肉系统常见疼痛,包括妊娠期腕管综合征、桡骨茎突狭窄性腱鞘炎、妊娠期及产后髋关节问题、产后足跟痛的评估与治疗方法。妊娠期急性呼吸窘迫综合征虽不是骨骼肌肉系统问题,但死亡率很高,也在本节中予以介绍。

二、腕管综合征

(一)损伤机制和流行病学

妊娠期激素水平变化导致液体潴留,水肿增加,使腕管内压力增加压迫正中神经,产生腕管综合征(图9-81)。腕管综合征是妊娠期常见并发症,在妊娠初、中和晚期的发病率分别为11%、26%和63%。大约47%的女性患有双侧腕管综合征。腕管综合征一般在产后数天到数周内缓解或消失,43%~95%的产妇在产后2周内症状消失。妊娠糖尿病、子痫前期、甲状腺功能减退或肥胖是相关危险因素。

(二)临床表现

1. 正中神经分布部位(拇指、示指、中指、环指桡侧)的疼痛、刺痛和麻木。

2. 在夜间或反复屈伸腕关节时加重。

3. 感觉异常可从近端延伸至前臂。

4. 严重时可导致运动障碍、握力减弱、鱼际肌肉萎缩。

(三)评估诊断

1. 正中神经叩击试验(Tinel)　叩击腕部正中神经,引发正中神经分布区域症状为阳性。

2. 腕管压迫　治疗师直接用拇指按压腕管正中神经,30s后出现异常为阳性。

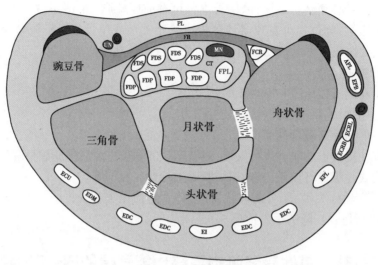

图 9-81　腕管解剖

APL:拇长展肌;EPB:拇短伸肌;ECRL:桡侧腕长伸肌;ECRB:桡侧腕短伸肌;EPL:拇长伸肌;EI:示指伸肌;EDC:指总伸肌;EDM:小指伸肌;ECU:尺侧腕伸肌;PL:掌长肌;FCR:桡侧腕屈肌;FDS:指浅屈肌;FDP:指深屈肌;FPL:拇长屈肌;MN:正中神经;FR:屈肌支持带;CT:腕管;UN:尺神经。

3. 腕关节过屈试验　被动腕关节过屈,60s 内出现神经症状为阳性。

4. 大拇指外展无力。

5. 神经传导试验　存在争议。有研究表明,有临床症状的患者神经传导检查呈阴性,而一部分无临床症状者神经传导呈阳性。

(四) 治疗

1. 功能受限严重者或疼痛明显者,腕关节中立位夹板固定至少 2 周。症状较轻患者可使用肌贴缓解症状,操作如下(图 9-82):取 2 条同手掌到肘关节等长的肌贴,并分别在远端 1cm 处剪开两个同中指、无名指等粗的圆孔。保持腕关节伸展位,取 1 条肌贴自远端掌侧套于中指及无名指,无张力自远端向近端粘贴;保持腕关节屈曲位,取另 1 条肌贴自远端背侧套于中指及无名指,无张力自远端向近端粘贴;再取 1 条长短略短的肌贴,保持腕关节伸展位,自腕管中心,20% 张力向两端粘贴,肌贴止点无张力。贴完肌贴后,确保患者腕关节正常屈伸活动不受限。

2. 患者教育　在职业、婴儿护理活动时,手腕中立位使用,减少手腕或手部重复性运动。

3. 封闭注射。

三、桡骨茎突狭窄性腱鞘炎

(一) 损伤机制和流行病学

桡骨茎突的凹面上有一坚强的韧带(伸肌支持带)附着,形成一鞘管,其中有拇长展肌及拇短伸肌肌腱通过。在护理婴儿过程中,产妇大拇指反复用力过度,洗衣服、拧毛巾或抱婴儿时手腕过度弯曲,大拇指过度外展,拇长展肌和拇短伸肌肌腱运动过度而使伸肌支持带炎性增厚,产生疼痛,通常也称“妈妈手”。目前并没有确定的发病率统计,但普遍认为产后育儿活动会加重发病率(图 9-83)。

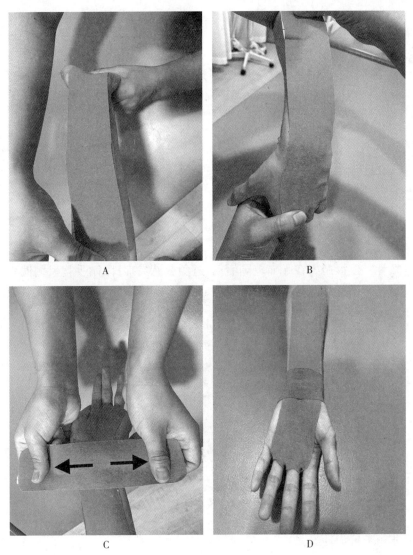

图 9-82　肌贴—腕管综合征

（二）临床表现

1. 腕部桡侧疼痛。

2. 手部钳状抓握或拇指外展等动作时常会引起疼痛。

3. 疼痛可能辐射到拇指、前臂或肩部。

4. 由于疼痛和虚弱表现出握力差。

（三）评估诊断

1. 桡骨茎突远端局部压痛　在桡骨茎突远端按压，产生熟悉疼痛为阳性（图 9-84）。

2. 握拳尺偏试验（Finkelstein 试验）　拇指在闭合性拳头内屈曲伴内收，手腕尺侧偏移，产生熟悉疼痛为阳性（图 9-85）。

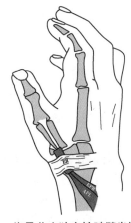

图 9-83　桡骨茎突狭窄性腱鞘炎损伤机制

EPB：拇短伸肌；APL：拇长展肌；ER：伸肌支持带。

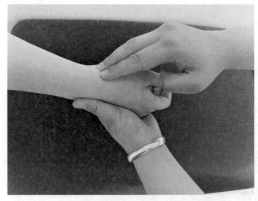

图 9-84 桡骨茎突远端压痛试验

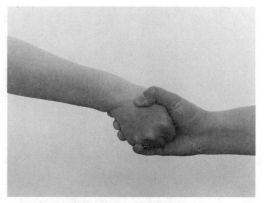

图 9-85 握拳尺偏试验

（四）治疗

1. 患者教育 建议产妇在无痛范围活动，避免激惹炎症；限制手腕尺侧偏移。

2. 支具固定 用支具固定拇指于外展位，以减少疼痛激惹（图 9-86），尤其夜间。

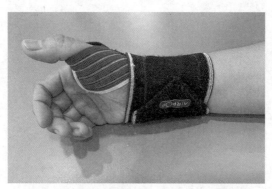

图 9-86 桡骨茎突狭窄性腱鞘炎支具固定

3. 口服非甾类抗炎药。

4. 封闭注射。

四、髋关节疼痛

髋关节疼痛和腰痛、骨盆区域的疼痛在症状上有很大重叠。本节讨论的是排除腰部、骨盆等问题后，妊娠期出现的髋关节问题。

（一）圆韧带牵涉痛

圆韧带牵涉痛是常见妊娠期并发症，是指妊娠期间下腹或臀部感到剧烈疼痛或刺痛，疼痛可能是单侧也可能是双侧，并延伸至腹股沟。圆韧带牵涉痛是自我限制性疾病，一旦身体适应了圆韧带的拉伸或婴儿娩出后，疼痛完全消失。

（二）髋关节暂时性骨质疏松

髋关节暂时性骨质疏松是一种罕见情况，通常发生在孕晚期，表现为负重时髋部疼痛，休息缓解，以急性疼痛出现为先兆。有任何步态障碍的孕妇，应考虑骨质疏松或股骨头坏死。妊娠期治疗以早期诊断、控制体重、减少髋关节压力为主，如果妊娠前无骨质疏松，妊娠期出现暂时性骨质疏松，一般预后良好，无长期后遗症。

（三）髋关节撞击综合征

1. 损伤机制及临床表现　髋关节撞击综合征（femoroacetabular impingement，FAI）通常表现为屈髋内收内旋位腹股沟出现疼痛。有 FAI 的女性在阴道分娩后更容易出现产后症状。FAI 也会出现在孕晚期，由于激素波动，重心重新分布和关节松弛度增加，导致生物力学改变，骨盆前倾，加重髋部负担。妊娠期 FAI 发病隐匿缓慢，疼痛多呈间歇性，随身体活动改变，尤其涉及重复髋关节屈曲内旋的动作。

2. 评估诊断

（1）髋关节撞击试验（FADIR 试验）：髋关节被动屈曲至最大角度后伴内收内旋，出现熟悉髋关节疼痛为阳性（图 9-87）。

（2）4 字试验（FABER 试验）：髋关节被动屈曲外展外旋至最大角度后，轻轻下压膝关节内侧，增加髋关节外旋角度，出现熟悉髋关节疼痛为阳性（图 9-88）。

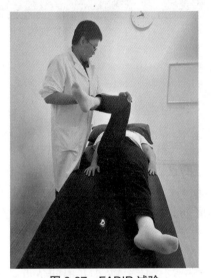

图 9-87　FADIR 试验

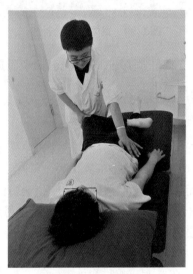

图 9-88　4 字试验

（3）影像学检查：包括 X 线、CT、MRI 检查。妊娠期不建议进行影像学检查，以免影响胎儿发育。

3. 治疗

（1）患者教育：行为矫正，避免过大髋关节内收内旋动作，指导患者无痛生活。

（2）强化臀大肌力量：上身支撑在固定物上，下肢屈膝踩于地面，利用臀大肌收缩，快速伸髋至大腿与地面平行（图 9-89）。可于骨盆处施加阻力或延长伸髋时间，增加运动负荷。

（3）强化臀中肌力量：侧卧肘膝支撑，肘关节与肩关节正下方，利用臀中肌收缩，快速将躯干抬离地面，使肩、髋、膝在同一直线（图 9-90）。可延长发力时间或抬起上侧下肢，增加运动负荷。

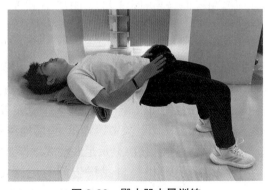

图 9-89　臀大肌力量训练

（4）强化核心稳定：仰卧位，双侧肩关节屈曲90°，髋关节膝关节屈曲90°。保持腹部收紧的同时，同时移动对侧上下肢，呈肩关节屈曲180°，对侧伸髋至0°，保持呼吸（图9-91）。双侧交替进行。如需增加难度，可在背部下放置博苏球，利用不稳定平面增加肌肉激活和收缩程度。

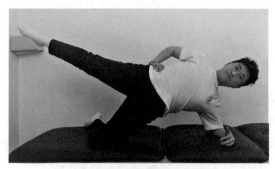

图9-90　臀中肌力量训练

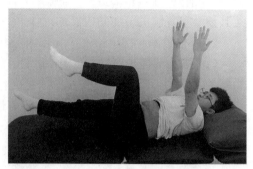

图9-91　核心稳定训练

（5）防止髋部过伸，防止髋臼负重旋转。

五、足底筋膜炎

（一）损伤机制

妊娠期及产后人群足部疼痛发生率明显多于一般人群。妊娠期体重增加20%，人体负重关节的负荷增加50%~100%。研究表明，随着妊娠的进展，足体积增加、内翻增多、足弓下降。而妊娠期足弓结构上的变化会持续到产后，这使得产后出现腿部和足部疼痛的可能性是未产妇的2倍。足底负重增加、足弓塌陷使得足底筋膜被动过度牵拉，是妊娠期及产后足底筋膜炎的损伤机制。

（二）临床表现

1. 在早上或长时间休息后第一次走路时感到疼痛，活动后缓解，但长时间负重后加重。
2. 跟骨内侧及足底筋膜压痛。

（三）评估诊断

1. 触诊　足跟偏内侧触诊引发熟悉疼痛（图9-92）。
2. 主动及被动踝关节背屈活动度受限　患者面对墙壁呈弓箭步，前侧膝关节触碰墙壁，在足跟不离开地面的前提下，移动足向后至最远距离。测量前足跗趾距墙壁的距离及胫骨前缘与墙面夹角（图9-93）。距离小于9cm或胫骨与墙面夹角小于35°，说明踝关节背屈活动受限。
3. 步态评估　正常步态需要第一跖趾关节背伸角度65°，膝关节伸直0°，屈曲60°，踝关节背屈10°，髋关节后伸10°；胫骨后肌的力量及运动协调、腓骨长肌的力量和运动协调；躯干、臀肌的力量和运动协调。因为妊娠期骨骼肌肉系统变化，常会导致患者踝关节背屈不足、伸髋受限、胫骨后肌及腓骨长肌力量下降及控制不足等现象，从而出现步幅小、步宽变大、足跟离地过早、第一跖趾关节蹬地不足、落地声音大等异常步态。
4. 肌骨超声　超声显示足底筋膜增厚。
5. 使用足部相关自我报告问卷记录疼痛相关功能障碍程度　足部功能指数（foot function index，FFI）（附录15）与足部和踝关节能力测试（foot and ankle ability measure，FAAM）

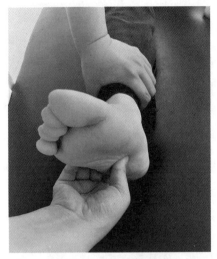

图 9-92　足跟内侧触诊

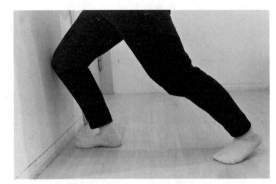

图 9-93　弓箭步测试

（附录 16）。

（四）治疗

1. 患者教育　穿有足弓支撑的鞋；减少疼痛激惹的频率；体重管理。

2. 手法治疗

（1）足底筋膜松解（图 9-94）：患者取仰卧位。治疗师一只手固定患者足趾背伸以拉长足底筋膜，另一只手沿足底筋膜纵向松动，疼痛控制在 VAS 4~6。

（2）距上关节松动术（图 9-95）：患者取仰卧位，踝关节露于床外。治疗师抵住患者足底，使其踝关节呈背屈，一只手固定胫腓骨远端，另一只手固定距骨，并施加距骨向后滑动的力。注意保持肘关节伸直，借助身体力量施力。

（3）距下关节松动术（图 9-96）：患者取患侧卧位，患侧下肢屈髋屈膝，踝关节于床边。治疗师身体抵住患者足底或用松动带固定，使患者踝关节呈背屈位，一只手固定距骨，另一只手于跟骨内侧面向外侧施加压力，促进距下关节松动。注意保持肘关节伸直，借助身体力量施力。

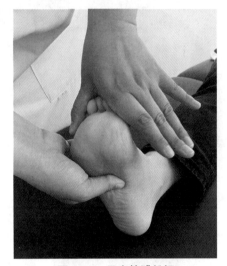

图 9-94　足底筋膜松解

（4）小腿软组织松解。

（5）膝关节松动术。

（6）第一跖趾关节松动术（图 9-97）：患者取仰卧位或坐位。分离：一手固定第一跖骨远端，另一手固定第一趾骨近端并向远端牵引。滑动：治疗师一只手固定患者第一跖骨远端，另一只手于第一趾骨近端并沿关节面向下向上滑动。

3. 牵拉　足底筋膜牵拉、腓肠肌牵拉、比目鱼肌牵拉。

4. 贴扎　减少足底筋膜牵拉，抑制过度中足旋前，重建足弓。

（1）白贴：取两条长度适中的白贴，作为锚点自足外侧绕足跟粘贴止于足内侧；取另一

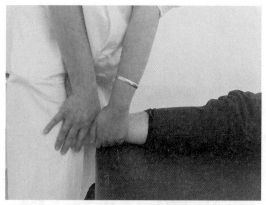

图 9-95　距上关节松动术

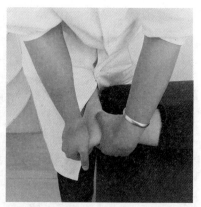

图 9-96　距下关节松动术

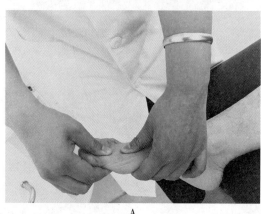

图 9-97　第一跖趾关节松动术

A. 分离；B. 滑动。

条长度适中白贴，自足外侧绕足底、足内侧贴扎止于小腿前侧，以重建足弓（图 9-98）。注意：贴扎时保持第一跖趾关节下压，以更好地重建足弓功能。

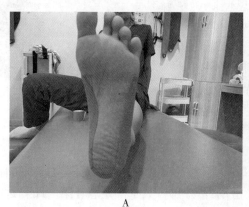

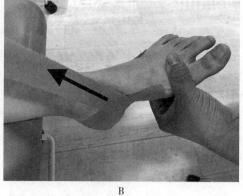

图 9-98　贴扎 1

（2）肌贴：取一条同跟腱至足趾近端等长的肌贴，并于后 1/2 剪成 4 小条。保持踝关节中立位，自跟腱下部无张力贴向足底，4 小条均匀分布贴于足底筋膜远端，以减轻足底筋膜张力;取另一长度适中肌贴,自足外侧绕过足底至足内侧,保持 10%~20% 张力,止于小腿前侧,以重建足弓(图 9-99)。

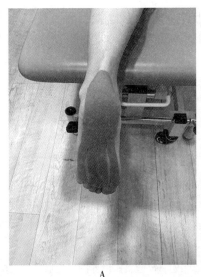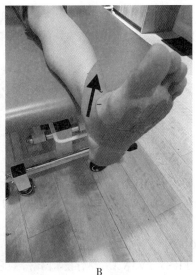

图 9-99　贴扎 2

5. 夜间夹板固定　症状持续超过 6 个月,建议佩戴夜间夹板固定,佩戴夹板时间为 1~3个月。

6. 物理因子治疗　电疗、激光、超声酮洛芬透入疗法。

7. 运动疗法　加强力量训练,尤其负重时足弓控制的相关肌群(胫骨后肌、腓骨短肌)。

8. 冲击波治疗。

9. 封闭治疗。

六、急性呼吸窘迫综合征

(一)发病率

急性呼吸窘迫综合征(acute respiratory distress syndrome,ARDS)是指各种肺内和肺外致病因素导致的急性弥漫性肺损伤,可发展为急性呼吸衰竭,是妊娠期急性缺氧呼吸衰竭的重要病因。虽然妊娠期 ARDS 发生很少见,发病率 1/10 000~1/6 000,但它往往是致命的,孕妇死亡率 40%~60%,是已报道的导致妊娠死亡的主要因素。多数情况下,死亡缘于多器官衰竭,而不是单纯的呼吸衰竭。

(二)发病机制

ARDS 是一种急性、弥漫性、炎性肺损伤,其病因可总结为直接肺损伤和间接肺损伤。病理生产可能是引起 ARDS 的原因,包括羊水栓塞、子痫前期、宫缩抑制剂的应用、流产后感染、胎死宫内、子宫内膜炎引起的感染性休克等。

(三)临床表现

大多数于原发病起病后 72h 内发生,几乎不超过 7d。除表现原发病的症状和体征外,最早出现的症状是呼吸加快(呼吸频率 >28 次 /min,孕妇呼吸频率 >25 次 /min,需警惕),并呈进行性加重的呼吸困难、发绀,表现为顽固低氧血症,常伴有烦躁不安。呼吸困难的特点是呼吸深快,通常的吸氧疗法无法改善症状。影像学典型表现为弥漫性肺泡损伤和透明膜形成。

(四)妊娠期 ARDS 的处理

妊娠期 ARDS 的处理非常棘手,因母亲和胎儿的死亡风险特别高而具有挑战性。ARDS的治疗原则是解除病因,加强对孕妇的监护和支持治疗,同时监测胎儿宫内情况,一旦出现宫内窘迫征象及时终止妊娠。

(孙　扬　赵　倩　程慧云)

参考文献

[1] JOHNSON JC. Postural Assessment. USA:Human Kinetics,2011.

[2] IRION JM,GLENN I. Women's Health in Physical Therapy. USA:Lippincott Williams & Wilkins,2010.

[3] GIBBONS J. 骨盆和骶髂关节功能解剖手法操作指南. 朱毅,王雪强,李长江,译. 北京:北京解放技术出版社,2018.

[4] ALEXANDER SN,EVAN AN. 整骨技术图谱. 3 版. 张宏,译. 上海:世界图书出版公司,2019.

[5] World Health Organazation. Infant and young child feeding. Switzerland:WHO Press,2009.

[6] VICO PFJ,LÓPEZ DAMO,PARDO RM,et al. Changes in foot posture during pregnancy and their relation with musculoskeletal pain:A longitudinal cohort study. Women Birth,2018,31(2):e84-e88.

[7] ZHOOLIDEH P,FARIBA G,ZAHRA S. Are there any relations between posture and pelvic floor disorders? A literature review. Crescent J Med Biol Sci 4,2017:153-159.

[8] DELITTO A,GEORGE SZ,VAN DILLEN L,et al. Low back pain. J Orthop Sports Phys Ther,2012,42(4):A1-57.

[9] BASSON A,OLIVIER B,ELLIS R,et al. The effectiveness of neural mobilizations in the treatment of musculoskeletal conditions:a systematic review protocol. JBI Database System Rev Implement Rep,2015,13(1):65-75.

[10] HENSLEY CP,COURTNEY CA. Management of a patient with chronic low back pain and multiple health conditions using a pain mechanisms-based classification approach. J Orthop Sports Phys Ther,2014,44(6):403-403C2.

[11] BONIE LB,CHARLES JL. Musculoskeletal changes and pain during pregnancy and postpartum. UpToDate,2017.

[12] NEGRO A,DELARUELLE Z,IVANOVA TA,et al. Headache and pregnancy:a systematic review. J Headache Pain,2017,18(1):106.

[13] PETER RB,ANITA RGS,JAMES ME,et al. Neck pain:Revision 2017 clinical practice guidelines linked to the international classification of functioning,disability and health from the orthopaedic section of the American physical therapy association. J Orthop Sports Phys Ther,2017,47(7):A1.

[14] 李红. 体位拉伸治疗骨盆旋移综合征的临床研究. 中国伤残医学,2017,25(15):49-50.

[15] BHARDWAJ A,NAGANDLA K. Musculoskeletal symptoms and orthopaedic complications in pregnancy:pathophysiology,diagnostic approaches and modern management. Postgrad Med J,2014,90(1066):450-460.

[16] FITZGERALD CM,SEGAL NA. Musculoskeletal health in pregnancy and postpartum. Kansas:Springer,

2015.

[17] ERICKSON M,LAWRENCE M,JANSEN C,et al. Hand pain and sensory deficits：Carpal tunnel syndrome. J Orthop Sports Phys Ther,2019,49(5):CPG1-CPG85.

[18] MARTIN RL,DAVENPORT TE,REISCHL SF,et al. Heel pain-plantar fasciitis：revision 2014. J Orthop Sports Phys Ther,2014,44(11):A1-33.

[19] 贺梦雅,马玉燕.妊娠期急性呼吸窘迫综合征诊治.中华产科急救电子杂志,2016,5(2):86-91.

[20] 罗演铮.脊柱(骨盆)微调手法治疗骨盆旋移症的临床观察//中华中医药学会第十五次中医推拿学术年会论文集.北京:中华中医药学会,2014.

第十章

产后腹直肌分离

第一节　腹直肌分离的概述和流行病学

腹直肌分离（diastasis recti abdominis，DRA），顾名思义，就是腹白线两侧原本紧连的腹直肌发生了分离。

腹直肌为多组带状腹肌，位于腹前壁正中线两侧，呈上宽下窄，包裹在腹直肌鞘内，肌肉起点位于耻骨上缘的耻骨联合和耻骨棘处，止于第5~7肋骨和剑突胸剑联合处，为腹部核心肌群之一。核心肌群指的是位于腹部前后环绕着身躯、负责保护脊椎稳定的重要肌肉群，而腹部的浅层核心肌群主要包括腹直肌、腹外斜肌、腹内斜肌；深层核心肌群主要是指腹横肌、膈肌、盆底肌。

腹直肌在上固定时，两侧收缩，使骨盆后倾；下固定时，一侧收缩，使脊柱向同侧屈；两侧收缩，使脊柱屈；还可以降肋助呼吸。

腹直肌还与其他腹部肌肉一起共同保护腹腔脏器，维持正常腹内压，并协助排便、呼吸、分娩等重要生理功能，对脊柱及盆腔的稳定性与活动度起到重要作用。具体来讲，在咳嗽、大笑、排尿、排便或分娩时，腹部肌肉横向和对角线方向均缩短，会使腹压增高。躯体做屈曲动作时，腹直肌、腹内外斜肌、腹横肌均需要协同，在做抵抗运动时，腹直肌的作用尤其明显；当侧弯时，腹斜肌少量协同同侧的腹直肌运动；当躯干旋转时，腹外斜肌和对侧腹内斜肌协同作用。这些腹部肌肉在呼气时收缩，引起膈肌抬高，帮助完成呼吸的动作。

腹直肌鞘前鞘是非常重要的解剖结构，绝大多数肌筋膜折叠术都和该组织有关。构成腹外侧壁的3种成分（腹外斜肌、腹内斜肌、腹横肌）在中线附近移行成腱膜，形成腹直肌的前后鞘（图10-1）。在弓状线以上，腹外斜肌腱膜和腹内斜肌腱膜的一半构成前鞘。腹内斜肌腱膜在弓状线以上前后包绕腹直肌，在腹正中处重新汇合，形成腹白线。在弓状线以下，腹横肌腱膜转至腹直肌前与腹外斜肌腱膜和腹内斜肌腱膜一起构成前鞘，这一部分腹直肌的后方紧贴着腹膜。

腹部深层结构包括所有腹壁肌肉及其筋膜。如果把腹部浅层结构去掉，就可以看清腹直肌的内侧及腹外斜肌的外侧。腹直肌筋膜恒定较厚，弓状线以上，由腹外斜肌腱膜和腹内斜肌腱膜前叶构成。弓状线以下，腹外斜肌、腹内斜肌、腹横肌的腱膜一起形成腹直肌的前鞘。绝大多数腹壁整形手术都包括肌肉折叠术，肌肉折叠术一般指腹直肌折叠，尽管腹直肌的松弛多少都有，但事实上是腹壁整体筋膜的球形松弛，通过紧缩前鞘、缩窄腹白线、紧缩半月线等肌肉筋膜的折叠来改善腹壁松弛。

腹白线从胸骨剑突向下一直延续到耻骨上韧带。从机械角度来看，腹白线在维持腹壁稳定性上扮演着重要的角色，其张力是由耻骨联合上方腹直肌前的锥形肌维持的。腹白线内有3类纤维，从腹侧向背侧走行，有薄层斜行纤维、薄层横行纤维、小的薄层不规则纤维。

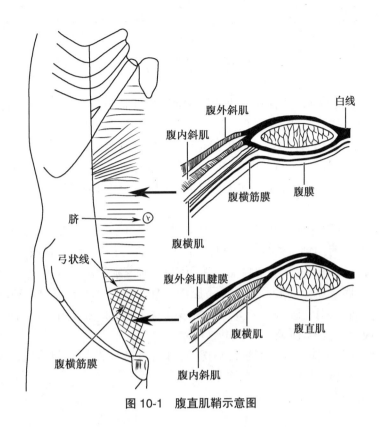

图 10-1　腹直肌鞘示意图

横行纤维维持腹腔内压力,斜行纤维主要与躯干运动关联,并且在纤维结构上,存在性别差异。女性,相较其脐下的斜行纤维而言,其横行纤维较为粗大,并且可以观察到,腹白线在脐下区域稍有增厚增宽。这种不同可能与适应女性在妊娠期间腹压增大有关。

腹直肌分离其实是指因为腹内压力持续性增加,而引起的腹直肌间距增大、白线增宽,导致部分弹力纤维发生断裂,出现不同程度的分离。通过腹部肌肉筋膜的解剖描述,腹直肌分离并不是指"腹直肌松弛",而是指腹直肌间的"白线松弛",其实也就是腹横肌筋膜、腹外斜肌腱膜和腹内斜肌腱膜的松弛。人体腹部软组织体表标志包括腹白线、半月线、横行的腹直肌腱划。而腹直肌分离的患者常体表标志不清,腹壁整体呈球形松弛;而体脂特别低的患者可以在腹壁看到增宽的白线。

腹直肌分离男女均可发生,但在妊娠女性和产后女性人群中发生率较高。周碧华报道的中国国内盆底筛查结果显示,1 462 例产后 6~8 周的产妇、阴道分娩者、≥2 次剖宫产者的腹直肌分离发生率分别为 60.3%、70.8% 和 90.8%,35%~62% 产妇产后 6~8 周后仍存在分离。国外相关报道数据不尽统一。Mota 等对 84 例健康初产妇腹直肌分离距离进行测量发现,腹直肌分离的发生率为 39.4%~53%,也有报道提示为 24%~70%,甚至有报道 100% 的产妇在腹白线的不同部位存在腹直肌分离。在巴西的一项相关研究观察了经阴道分娩的产妇产后腹直肌分离情况,发现有 68% 发生在脐上,有 32% 发生在脐下;并且,初产妇和经产妇脐上部腹直肌分离的发生率相同,都为 68%,但脐下部的腹直肌分离,经产妇的发生率(29.2%)远高于初产妇(19.8%)。

腹直肌分离产后修复的时间个体差异较大,通常来讲大约在产后 8 周。有研究观察了84 名孕产妇在孕 35 周、产后 6~8 周、产后 12~14 周、产后 6 个月腹直肌分离的情况,发现两侧腹直肌的距离从 64.6mm 降低到 15.3mm,腹直肌分离发生率从 100% 降至 39.3%。

第二节 腹直肌分离的影响和危害

轻度腹直肌分离并无较大影响,而较为严重的腹直肌分离会让腹部外凸,呈球状畸形,出现腰背痛、腰肌劳损等症状;盆底肌功能障碍,如尿失禁等;同时因腹盆腔力学改变诱发椎间盘突出;有些患者会因腹压减小,产生消化系统问题;有些腹壁特别薄弱的患者会出现腹壁疝等。腹直肌分离所致的腹直肌间隙变宽,会使得腹壁肌肉组织整体强度下降。在运动时,如果腹压增高,腹壁会出现明显的典型膨出。所以需要对腹直肌分离、腹壁疝及脐疝进行鉴别诊断。

腹部肌肉有维持躯体姿势和参与各种躯体活动的功能,因此,研究结果显示如果存在腹直肌分离的情况,就有可能会影响躯干和骨盆的稳定性,导致姿势不良或者运动受限,有的还会出现腰椎骨盆疼痛或者髋关节疼痛。然而,有些研究则否定了这种观点。Sperstad 研究结果显示,是否有腹直肌分离和产妇产后下腰部疼痛的概率无明显影响。Mota 和 Parker 的研究结果类似。同样,对于腹直肌分离是否会影响盆底肌肉的强度和功能,而导致内脏器官移位、下垂,出现尿失禁等,研究结果也不尽相同。

而腹直肌分离对于体形的影响是很确切的,可引起腹部呈球形,且难以恢复。

总结腹直肌分离对身体可能产生的影响:

1. 腹壁松弛,当咳嗽、大笑或做其他腹压升高的动作时,会在腹白线处出现膨出。但因不形成疝囊和疝环,不会对腹腔脏器形成卡压,所以在病理机制上和疝气有所区别,必要时需要进行鉴别诊断。

2. 下腰背部和 / 或髋关节疼痛可能和骨盆前倾和盆底肌松弛腹盆腔脏器下垂有关。是否和腹直肌分离直接相关,并不明确。但自身有严重骨盆前倾的女性更容易出现腹直肌分离。

3. 腹直肌分离导致腹腔容积变大,腹腔内脏器的相对位置发生变化,可能会出现一些消化道症状,严重的会出现恶心、呕吐、严重便秘等。但便秘的出现常为综合因素,包括腹部肌肉力量下降难以发力,盆底肌肉松弛或功能紊乱等。

4. 关于腹直肌分离和盆底肌松弛功能紊乱是否相关并且互相作用,并无定论。但确实有很多孕产妇同时出现腹直肌分离、盆底肌肌肉薄弱和功能紊乱的问题,出现尿失禁、便秘、脏器脱垂等。

5. 腹壁松弛,腹部呈球形改变,并且通过减肥等方法难以纠正。

第三节 腹直肌分离的病因、病理

腹直肌分离最常见的还是孕产妇。因为妊娠期激素变化,会使得子宫体积增大、骨盆前倾(伴或不伴腰椎前凸)、腹腔压力变大。在妊娠期间,腹部肌肉被拉伸发生形状改变,但还要维持其功能。不断增大的子宫影响腹部形状和脊柱的位置(加重脊柱前凸),使得腹直肌间距离增宽,腹直肌变长。而在功能上,主要表现为腹直肌强度减弱。除了腹直肌长度增加,妊娠期增大的子宫还可能导致腹白线过度的拉伸和松弛,从而使得肌肉之间的筋膜间距变宽。

每个个体腹壁情况有所不同,腹直肌强度力量各有不同,前腹壁中央的腹白线的宽度和强度也各不相同。腹直肌相对薄弱、腹白线强度低和腹白线宽度大的女性产后较易发生腹直肌分离。如果伴胎儿过大、妊娠期体重增加过快、经产妇、多胞胎、一年内再次妊娠、高龄产妇、骨盆先天过度前倾者更易出现腹直肌分离,且严重程度较普通孕妇更甚。同时,非产妇若有先天性腹壁缺陷(如胶原蛋白Ⅲ/胶原蛋白Ⅰ比例失调)或因过度肥胖行袖状胃手术,也易发生腹直肌分离。而报道显示,与腹直肌分离的无关因素包括妊娠前的体重指数(BMI)、妊娠期体重增加、婴儿出生体重及腹围、负重、怀抱婴儿以及常规运动。

正常情况下,等到产后,腹壁会逐渐恢复,腹直肌会再向中线靠拢,通常半年到1年有些能恢复到初始的位置。产后半年腹直肌仍不能回复到原先位置的则很难再自行恢复。

新生儿和婴儿腹部活动较少,因此也可以见到腹直肌分离的情况,但随后会逐渐消失。但如果是先天腹白线解剖异常,则有可能在婴幼儿时期发展为疝,主要表现为位于剑突和脐之间躯体中线上的无痛性包块。腹直肌分离在男性中也可以见到,通常认为和年龄增加、体重波动、举重、做仰卧起坐、家族性腹部肌肉薄弱有关。男性的腹直肌分离最常见的是五六十岁者脐上部的腹直肌分离。而女性的腹直肌分离大多是发生在平脐的位置,可以扩展到脐上或脐下区域。

第四节　腹直肌分离的临床表现

一、产后腹壁松弛膨隆,长期不能恢复

由于腹直肌分离、腹白线变宽,腹白线上的脐孔处最为薄弱,所以脐孔常会隆起,外观如同脐疝。患者平卧做仰卧起坐动作时可触及两侧腹直肌之间有纵向的凹陷深"沟"存在,感觉手指可以插入腹腔。同时,产后腹壁脂肪增厚,形成很形象的"青蛙肚":腹部膨隆、增厚,形成悬垂腹,状如"麻袋裹腹",严重者可呈鼓状,腰围增粗,腹性肥胖。

二、引起腰背骨盆带疼痛

腰背痛指腰部或下背部疼痛。腹壁肌肉功能减退,增加内脏下垂和盆底松弛的风险。同时,盆底肌群功能障碍,盆底支撑面减少,会导致大小便失禁、盆腔器官脱垂等并发症。

三、诱发不良姿势

妊娠后由于腹壁的张力和弹性大不如前,盆底肌与膈肌托撑的腹腔与盆腔空间发生较大的改变,腰骶椎会承受更大的压力。久而久之,腹直肌分离患者会出现骨盆严重前倾,腰椎前凸的不良姿势。

四、影响呼吸与消化

由于产后腹直肌分离症,腹壁核心肌力减退,会造成前腹壁肌肉屏障功能减弱甚至缺失,导致腹腔内脏膨出、膈肌下降,使呼吸功能减弱、肺活量减少,胃下垂、肠蠕动减少,容易发生呃逆、嗳气、便秘等情况。

第五节 腹直肌分离的评估和辅助检查

一、腹直肌分离的检查

部分女性产后往往没有意识到腹直肌分离的存在,而采用仰卧起坐等不正确的锻炼方法,最终导致分离进一步加重,所以在开始训练之前,进行腹直肌分离的检查非常重要。

(一)自查方法

患者仰卧,两腿弯曲,露出腹部,左手在头后支撑,右手示指和中指,垂直探入腹部,身体放松。将上身抬起,感觉到两侧腹肌向中间挤压手指,如果感觉不到挤压,那么就把手指向两边挪动,直到找到紧张的肌肉,测量两侧肌肉的距离(图 10-2)。通常认为,腹直肌分离 2 指及 2 指以内为正常,分离 2~3 指则需改善,如果分离超过 3 指,则有可能引起症状,需就医诊治。

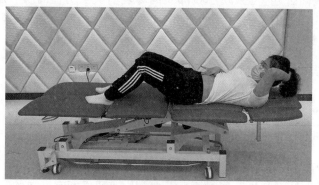

图 10-2 腹直肌分离自查

在国内,一般认为两侧腹直肌腹白线处距离应 <2cm,如间距大于此距离且伴随不适症状,可诊断为腹直肌分离症。

(二)检查方法

1. 视诊 静息状态下腹壁松弛呈球状(图 10-3),体脂较低的患者可以直接见到腹直肌间呈"凹陷"状。患者平卧做类似仰卧起坐动作时,腹直肌紧张,可见剑突到脐有纵行隆起。

2. 触诊 腹直肌紧张收缩时,腹直肌左右侧半的内界可以扪及。患者仰卧,屈膝 90°,将头离开床,颏部向胸前靠近(类似于仰卧起坐)。此时,腹直肌维持在肌肉紧张状态,治疗师手指可触及腹直肌左右侧半内隆起的内侧界。用手指测量内侧界之间的距离,成人如超过 2cm(3 个指头以上),可以诊断为腹直肌分离(图 10-4)。

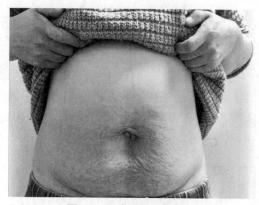

图 10-3 腹壁松弛呈球状

3. 测量 触诊确定脐水平连线与两侧腹直肌的内侧缘的交点,使用软尺或者游标卡尺测量两点之间的距离,>2cm 者即诊断为腹直肌分离(图 10-5)。

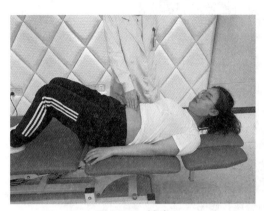

图 10-4　触诊

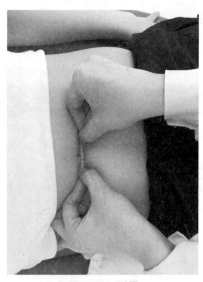

图 10-5　测量

在既往的研究中,对测量定位的量化标准主要有 2 种。Beer 的定量分类法中,病理性腹直肌分离的界定值为剑突处 >1.5cm,脐上 3cm 处 >2.2cm,脐下 2cm 处 >1.6cm(表 10-1);Rath 的方法增加了测量对象的年龄分类,分为大于或小于 45 岁两类,再进行具体的数值界定(表 10-2)。

表 10-1　Beer 定量分类法

位置	腹直肌分离界定值
脐上 3cm	22mm
脐下 2cm	16mm
剑突处	15mm

表 10-2　Rath 定量分类法

位置	腹直肌分离界定值	
	<45 岁	>45 岁
脐上(剑突和脐连线的中点)	10mm	15mm
平脐	27mm	27mm
脐下(脐和耻骨连线的中点)	9mm	14mm

临床上会使用不同的测量方法,主要包括手测法、尺测法(卷尺和游标卡尺)、B 超测法。测量时均要求患者仰卧,保持卷腹运动姿态,测量人员分别在上中下 3 处测量腹直肌边缘腹白线两端距离。

（三）辅助检查

B 超测法,选取浅表探头、仪器设置为肌骨条件。如果患者需要外科手术治疗,则术前需要进行腹部 CT 或 MRI 进行诊断和评估。在这些辅助检查中,B 超常为首选方法,因为便捷、性价比高,且可以观察到患者腹部运动时腹直肌间距离的变化,可以用作鉴别诊断(图 10-6)。

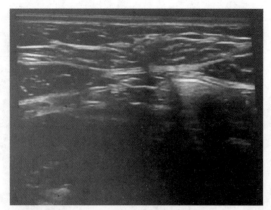

图 10-6　腹直肌分离 B 超图示

二、腹直肌分离的分型

(一) 常规分型

腹直肌分离主要根据腹直肌分离和脐的相对位置来进行分型(图 10-7)。①脐周型:腹直肌分离范围主要是在脐周;②脐下型:腹直肌分离范围主要是在脐下,脐上未出现腹白线变宽;③脐上型:腹直肌分离范围主要是在脐上,脐下未出现腹白线变宽;④开放型:腹直肌分离范围从剑突到耻骨联合,腹白线广泛松弛。

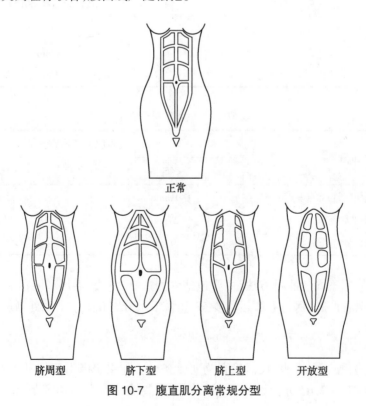

图 10-7　腹直肌分离常规分型

（二）Nahas 分型法

此法将腹直肌分离分成 4 型。A 型（占 74%）：是最常见典型的腹直肌分离；B 型（占16%）：腹直肌分离矫正后肌筋膜松弛；C 型（占 8%）：先天性腹直肌分离，腹直肌在肋缘处斜向外侧；D 型（占 2%）：无明显的腰围界限（肥胖）。超声检查有助于该类分型。

三、鉴别诊断

（一）腹直肌分离

腹直肌分离是指腹直肌沿腹白线从中线向两侧分开，多见于新生儿（发育问题）和妊娠期及分娩后的女性。腹壁缺损相对较长，贯穿脐上下，因此不容易发生脏器的嵌顿。但也有学者报道，可在腹直肌分离的患者身上同时见到腹白线疝。

（二）腹白线疝

腹白线疝指在腹白线部位附近发生的疝，常见于上腹，也可在脐部或下腹正中。重要的是此疝有疝的基本结构，即疝环和疝囊的存在，甚至可以出现疝内容的嵌顿和绞窄。腹白线疝一般缺损较小，局限。

第六节 康复目标和治疗方案的制订

妊娠是女性人生中的一件大事，而分娩除了诞生新生命之外，产妇的身体问题也随之而来，如腹直肌分离、盆底肌及阴道松弛、性生活恢复等。因此产后康复越来越受到重视。

轻度腹直肌分离并无大的影响；较为严重的腹直肌分离不仅影响产妇的身材恢复，还会产生症状影响产妇正常生活。

无论是顺产还是剖宫产，妊娠本身会使得腹直肌产生不同程度的损伤。而产后腹直肌康复可以有效减少女性妊娠和分娩过程对身体的伤害，促进产后女性的身体结构及体态的恢复，提高生活质量。

腹直肌康复治疗是指在整体理论的指导下，施行对腹直肌的训练，加强其功能恢复。产后腹直肌康复治疗是指在产后这个特殊时间段针对腹直肌所做的一系列康复治疗，一般包括束腹、自主训练及物理治疗等，对于病理性的腹直肌分离应及时手术治疗。

目前，国内在产后康复方面更侧重于盆底功能障碍，往往忽略了腹直肌分离，使得该类患者得不到正确的康复指导，甚至采用了错误的方法使情况恶化。因此，我们应该在各大医院妇产科、康复科、整形外科中正确普及相关知识，加强产后腹直肌康复治疗在产妇中的知晓度，做好产后腹直肌康复治疗，使产后女性能够得到正确的医疗处置，提高生活质量，同时促进产后康复治疗工作的发展。

一、康复目标

腹直肌修复的目的主要有两个：一是促进功能修复，二是改善外观。促进功能修复是指改善盆腔疼痛、压力性尿失禁、阴道松弛、盆腔脏器脱垂及产后性功能障碍，促进产后相关组织及肌肉群康复。治疗的同时帮助产后女性腹部美观的恢复，提高产后女性治疗的满意度和生活质量。

腹直肌分离男女均可发生，但在产后女性人群中发生率较高。女性和男性之间，腹直肌分离的病理生理学是不同的。产后女性腹直肌分离可能基于妊娠期间的生理反应，当胶原纤维在激素的影响下重塑以使中线变宽或拉长时,妊娠后无法完全恢复。在男性腹直肌分离类型中,遗传易感性或胶原蛋白Ⅲ/胶原蛋白Ⅰ比例失调可能具有更重要的作用。本书主要讨论产后女性的康复治疗。

二、治疗方案制订

腹直肌分离是存在于孕产妇中的一个普遍问题。目前除了整形外科领域外,其他领域对于腹直肌分离的首选治疗方法尚未达成共识。对于腹直肌分离的治疗,目前常用的方法包括自主训练、物理疗法和手术干预。

一般建议,自测产后腹直肌分离 <2cm 者,可以尝试自行修复;分离程度 >3cm 者,建议早日就诊。就诊科室可以为产科或者康复科,根据腹直肌分离的程度和患者的接受度制订个性化的治疗方案。

对于腹直肌分离的产妇,一般建议从保守治疗开始,包括束腹、医生指导下的自主康复训练、理疗等。频率为每周 1~5 次,1 周为 1 个疗程,建议疗程总数为 4~40 个疗程。由于锻炼部位、频率、时间以及其他用于评估腹直肌分离程度的手段差异很大,目前关于产后腹直肌的自主训练没有绝对统一的标准。

一般经过系统的康复训练和理疗,大部分腹直肌分离都能得到不同程度纠正和缓解。此时,如果患者对于治疗效果和恢复状态满意,则继续进行治疗。如腹直肌分离非常严重,保守治疗无效或效果甚微,或者产妇有明显的腹部松弛且对于外形要求较高,可以进行手术治疗。现在可用于腹直肌分离修复的手术技术主要基于筋膜折叠技术和疝气修复技术。基于筋膜折叠技术的手术包括前直肌筋膜或后直肌筋膜的开放式、腹腔镜式或混合式。研究表明,这些方法的术后并发症没有明显差异,术后复发率相对较低。

第七节　腹直肌分离的治疗方法

分娩对于女性的腹部以及盆底肌的肌肉、肌筋膜、韧带、神经均会造成不同程度的损伤,部分损伤可以自行恢复,但很多时候难以恢复到产前水平。病理性的腹直肌分离需要干预措施和纠正治疗。

一、家庭宣教

女性在妊娠期就应接受相关内容的宣教,医生应告知一些预防严重腹直肌分离的方法,如:注意身体力学,保持正确的站姿和坐姿,避免骨盆前倾等;学会激活盆底肌肉和让核心肌肉参与动作;学会和练习躯干动态控制(高跪位、四点支撑、桥式);学会呼气时用力等。

女性在分娩之后短期内应该避免提拿和环抱重物,避免做引起腹压增高的动作,如果有不可避免的情况,如严重的咳嗽或严重便秘等,应通过佩戴束缚带的方式给予腹部支撑。

如果产妇想自行进行运动,进行产后康复,应该在开始运动前先进行腹直肌分离的自我检测(检测方法前面已经介绍)。如果存在腹直肌分离,并且分离宽于 2 指(约 2cm)的情况,应该避免进行某些锻炼,如侧式仰卧起坐、侧向卷腹、仰卧起坐、卷腹、双腿抬高、平板支撑、普拉提需要头部离开地面的练习等。

二、束腹带以及自主训练

在产后早期,指导患者使用束腹带并进行腹部及下肢运动。按照现代医学观点,大多数女性可以从产后第 3 天开始(剖宫产视伤口恢复情况而定)在专业人士指导下进行相关腹肌锻炼。总体原则是先加强腹壁最深层肌肉——腹横肌的力量和功能控制,然后再锻炼腹直肌、腹内外斜肌等腹壁外侧肌肉。常见的自主训练动作包括站姿收腹、跪姿收腹、跪姿伸腿、仰卧抬腿、仰卧蹬腿、配合腹式呼吸,连续 10 次为 1 组,每天完成 3~4 组,可以拉伸腹横肌和腹直肌。具体方法如下:

1. 站姿收腹(图 10-8)

(1)准备动作:背对墙面站立,将上身靠在墙上(保持中立位,后脑勺、背部、臀部贴在墙面)双脚距离墙面大约 30cm。

(2)动作执行:吸气准备;呼气,腰椎贴墙面;之后,吸气还原。每组 10~15 次,重复 2~3 组。

(3)注意事项:避免手臂向后推墙,尽可能腹部向内收,主动靠近墙壁,想象肚脐向墙壁方向靠近的感觉。

2. 跪姿收腹(图 10-9)

(1)准备动作:四点跪姿,髋关节和膝关节垂直,肩关节和腕关节垂直,脊椎在中立位(胸椎自然后曲,腰椎自然前曲)。

(2)动作执行:吸气时,小腹自然放松;呼气时,用力将小腹向内收回。每组重复 10~15 次,做 2~3 组。

(3)注意事项:整个过程不要改变脊椎的中立位,只有腹部在活动,想象将肚脐拉向腰椎的感觉。

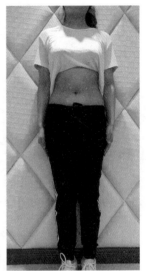

图 10-8 站姿收腹

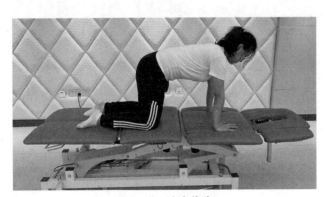

图 10-9 跪姿收腹

3. 跪姿伸腿(图 10-10)

(1)准备动作:四点跪姿,髋关节和膝关节垂直,肩关节和腕关节垂直,脊椎在中立位(胸椎自然后曲,腰椎自然前曲)。

(2)动作执行:吸气准备;呼气时右腿慢慢向后;吸气时不动,再呼气时慢慢把腿收回。完成 4~6 次,换另一侧重复。当可以很好地控制身体后,开始进行交替伸腿的练习,每条腿伸出 4~6 次,重复 2~3 组。

(3)注意事项:整个过程中保持躯干、骨盆的中立位,身体不要偏离中心线。想象骨盆上放了一瓶水,不能让瓶子倒掉。

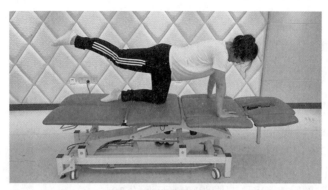

图 10-10　跪姿伸腿

4. 仰卧抬腿(图 10-11)

(1)准备动作:仰卧,下颌微收,双手扶住右腿小腿上方,腰椎压住垫子。

(2)动作执行:吸气,准备;呼气,右腿向远处蹬出,完成 6~8 次。换另一侧腿重复,完成 2~3 组。

(3)注意事项:用手扶腿的时候,尽量向胸口按压,令腰椎压向垫子。另一条腿尽量向远处伸,同时保持腰椎不要抬起。

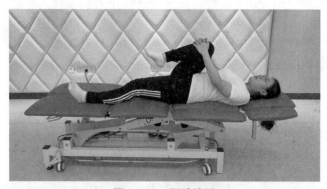

图 10-11　仰卧抬腿

5. 腹式呼吸(图 10-12)　以膈肌运动为主,配合腹部运动。主要是锻炼腹横肌,从内部收缩腹部。

(1)准备动作:仰卧或舒适的坐姿,松开腰带,全身放松。

(2)执行动作:将右手放在腹部肚脐,左手放在胸部。吸气时向外扩张腹部,呼气时向内收缩腹部,最大限度地将肚脐吸引向脊柱,略停 5~10s,此为 1 个循环。一般每次 5~10min,每天 3 次。

(3)注意事项:整个过程保护胸腔不动,保持呼吸节奏一致。

6. Pull-Ins(图 10-13)　主要锻炼腹横肌,以从内部收缩腹部为主。

(1)准备动作:仰卧,两膝弯曲约 90°,足掌放平(脚跟与坐骨对齐),全身放松。

(2)执行动作:将双手放在腹部肚脐两侧。吸气时向外扩张腹部;呼气时向内收缩腹部,同时双手向内下方推挤,努力闭合腹直肌之间的间隙,略停 5~10s,此为 1 个循环。每天 3 次。

（3）注意事项：保持呼吸节奏一致，一般每次 5~10min。

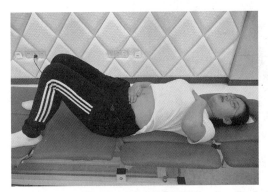

图 10-12　腹式呼吸

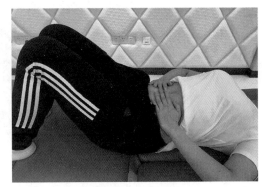

图 10-13　Pull-Ins

7. Splinted Curlups（图 10-14）　主要锻炼腹横肌以及腹直肌、腹内外斜肌。

（1）准备动作：仰卧，两膝弯曲约 90°，脚掌放平（脚跟与坐骨对齐），全身放松。

（2）执行动作：双臂交叉放于腹部，双手掌各抵住腹部一侧。吸气时向外扩张腹部，呼气时向内收缩腹部，同时将头和肩慢慢抬离床面（腹壁肌肉收缩），配合双手将两边的腹肌往中间推，略停 5~10s，慢慢将头和肩放回地面。

（3）注意事项：保持呼吸节奏一致。一般每次 3~5min，每天 3 次。运动量宜从小到大。

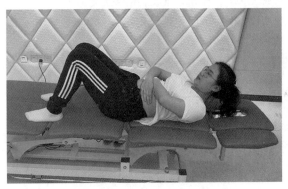

图 10-14　Splinted Curlups

8. 平板支撑（图 10-15）　腹直肌分离恢复至小于 2cm 才可做此治疗。

（1）准备动作：俯卧，双肘弯曲支撑在地面上，肩膀和肘关节垂直于地面。

（2）动作执行：调整呼吸，双脚踩地，身体离开地面，躯干伸直。保持均匀呼吸。

（3）注意事项：练习过程当中，应当注意头部至踝部始终保持在同一平面上，将下颌收紧，肩胛骨周围肌肉不放松，肩关节位置保持稳定；腹部、臀部要同时收紧，腰部尽可能放松，腿部绷直，保持均匀呼吸。但特别要注意姿势，尤其是初学者，如果没有指导，腰部动作不正确，很容易出现腰部疼痛，不仅没到达健身和修复的作用，反而还会造成损伤。

说明：练习时，既可以选取单一动作练习，也可以变换动作串联起来。可根据每组的重复次数和动作的多少适当调整。若坚持每天练习，2 周左右就可以明显改善腹直肌分离的情况。当腹直肌分离程度降低后，可以慢慢开始幅度不是很大的躯干弯曲练习，但在恢复到 2 指内之前，避免做负重躯干扭转的动作。

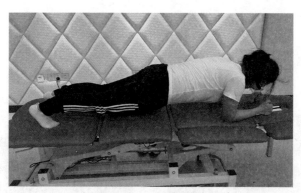

图 10-15 平板支撑

Sahrmann 腹部进阶练习

该练习是以华盛顿大学 Shirley Sahrmann 教授命名的一组训练腹部肌肉群的动作，可以在不增加腹部和背部压力的情况下，增强下腹部肌群的力量。

【步骤】从屈膝平躺位开始

步骤 1：向下滑动一侧腿，恢复后，进行下一次（20 次）。

步骤 2：一侧腿屈曲至 90°，向下伸直，然后恢复（20 次）。

步骤 3：两侧腿屈曲至 90°，向下触地，然后恢复（20 次）。

步骤 4：两侧腿屈曲至 90°，一侧腿伸展，然后恢复。

步骤 5：两侧腿屈曲至 90°，向上垂直于天花板，保持脊柱中立位，慢慢下落。

【注意事项】

（1）始终保持脊柱和骨盆的中立位，一旦不能维持，回到上一步进行练习。

（2）左右交替，并进行对比。

（3）过程中配合呼吸、滑动 - 伸展 - 触地时呼气，恢复时吸气。

（4）一些动作会加重腹直肌分离的程度（如卷腹动作），因此在刚开始训练时要避免。

（5）动作为循序渐进的模式，完成上一个动作后转入下一个动作，不能继续坚持就可以停止，不断提升自己动作的完成度。

此类方法需要患者有较强的依从性和配合度。临床研究显示，束腹及自主训练对患者的形体以及躯体柔韧性都有益处，但对于腹直肌分离的纠正程度个体差异较大，较为严重的腹直肌分离还是需要其他治疗方法的介入。

同时，需要指出的是，虽然大家普遍认为，正确的运动对于纠正腹直肌分离肯定有积极的作用，但对于系统运动的方案大家并没有达成一致。对于锻炼腹横肌和腹直肌哪个对纠正腹直肌效果更好也存在争论。有观点认为，宜锻炼和激活腹横肌，而应该避免锻炼腹直肌，因为后者有加重腹直肌分离的风险。但也有观点认为，仰卧位的仰卧起坐、卷腹等动作可以激活腹直肌，从而显著地纠正腹直肌分离。但是有研究显示，从静息体位到卷腹的动作，腹白线张力的畸变指数是增加的。而腹白线的适当张力是两侧腹直肌之间力量互相转化的必要条件，能较好地维持和控制腹腔容积，获得满意的腹部外观的修复。因此，综合来讲，可能联合腹横肌和腹直肌的锻炼和激活是目前自主运动治疗的最佳方案，但仍需要进一步的临床研究和论证。

三、物理治疗

物理治疗包括物理因子治疗和手法治疗。常见的物理因子治疗包括仿生物电刺激治疗、单纯电刺激治疗、使用电刺激治疗联合腹式呼吸治疗、电刺激治疗配合传统医学推拿按摩、电针取穴位等方法。电刺激治疗是将电极粘在两侧腹外斜肌、腹直肌、腹横肌，用电刺激引起肌肉收缩，每天1次，每次30min，10次为1个疗程。研究显示，理疗疗程结束后，效果均显示优于自然恢复的观察组，并且能明显缓解腰部、背部疼痛症状。

（一）仿生物电刺激治疗

临床常采用神经肌肉治疗仪，增加肌肉弹性和紧张度。

1. 电极位置　采用A1+、A1−、A2+、A2−、B1+、B1−、B2+、B2−通道，黏性电极，分别粘在腹部两侧对应的腹内外斜肌、腹直肌、腹横肌上。

2. 治疗方案　采用腹直肌分离程序（U8）。

3. 治疗时间　每天1次，每次30min，10次为1个疗程。

4. 电流强度指标

（1）达到引起肌肉震颤的强度，使肌肉收缩。

（2）患者舒适的麻刺感，但不引起疼痛。

（3）需达到患者能够耐受的最大水平，以保证疗效。

（二）手法治疗

手法治疗包括肌筋膜治疗手法和触发点治疗手法，在腹部施加机械性压力，缓解肌肉及筋膜紧张，唤醒失活的本体感受器，提高神经肌肉兴奋性，每周3次，每次20min，10次为1个疗程。

（三）结合中医治疗

常用的电针穴位包括中脘、下脘、气海、双侧天枢、关门、水道、大横、带脉、足三里、三阴交、太溪诸穴，配合推拿神阙环摩腹部，往返期门、天枢、中极，可有效增加患者腹部肌肉的弹性和紧张度，促进腹直肌恢复。

四、再生注射疗法

再生注射疗法属于再生医学的一种，是通过注射含有聚多卡醇、锰、锌、生长因子等物质溶液的方法刺激肌筋膜修复和再生，每2周注射1次，连续注射7次。这种方法目前使用并不普遍，仅见个案报道。

五、手术治疗

通常认为，对于保守治疗无效或外观和功能受到严重影响、存在疝的患者，需要通过外科手术介入。

国外报道，大约有87%的腹直肌分离患者保守治疗后，或因功能或外观恢复不佳，不能得到满意效果而转为求助外科手术治疗。患者术前除了进行常规的术前检查和准备外，还需要进行腹部CT检查和腹围测量。

关于腹直肌分离的手术指征和手术方法，现在全球都缺乏统一的标准和指南。普遍认为，如果患者对于功能、外观恢复不满意，而评估认为手术可以明显改善，排除手术禁忌证和完善术前准备之后就可以进行手术。

腹直肌分离纠正术属于腹壁整形术,手术方法主要包括经典的肌筋膜折叠术、疝修补技术,手术目的都是收紧松弛的肌筋膜,加强腹壁强度。随着腔镜技术的发展,折叠术和疝修补术也从传统的开放手术进一步发展为腔镜辅助下的手术,或者两者兼而有之的杂交术式,以求减少对患者的创伤。尽管美容效果很重要,但在腹直肌分离的常规外科手术中,大多数已发表文献(85% 患者)都涉及开放手术。后来开发的腹腔镜联合开放手术技术,是基于经典的开放式腹直肌修复技术的变体,其保证了腹侧腹壁的解剖肌筋膜连续性,仅遗留较小的瘢痕,并且由于腹腔未打开,所以没有发生疝的风险。但是由于目前的研究大多缺乏美学结果测量和评估,所以对术后外观的美容效果缺少循证医学的评价。

为了达到更好的术后外观,腹直肌分离的纠正手术常和吸脂手术以及对于腹壁多余的皮肤组织的切除处理需要同时进行。

(一)手术方式

1. 肌筋膜折叠术　可以通过腹直肌前鞘折叠和腹外斜肌腱膜瓣前内侧推进缝合术结合来改善腰部形态。

a 型:腹壁形态良好,腹壁张力正常,多见于女性在妊娠生育后腹直肌分离。针对 a 型主要采用腹直肌前鞘正中折叠术。

b 型:在排除 a 型腹直肌分离基础上,下腹部两侧的张力减退、膨隆。单纯的腹直肌正中折叠之后,腹壁两侧的松弛会变得更加明显,对于此类型的处理方法就是在腹直肌前鞘正中折叠的基础上,将腹外斜肌腱膜呈"I"形折叠,以此来增加腹壁的张力,从而改善腰部形态。

c 型:在先天性腹直肌的起点外移的患者中多见。针对此型,不能单纯采用腹直肌前鞘折叠术,而是要结合双侧腹直肌内移缝合术。

d 型:此类患者的腹直肌松弛分离,腰部曲线消失或呈反向凸出,需要采用腹直肌前鞘折叠和腹外斜肌腱膜瓣前内侧推进缝合术结合,以改善腰部形态。

2. 疝修补技术　术式并不固定,主要是用修补疝的理念和技术来加强腹壁功能,但因为需要置入较大面积的补片,接受度并不高。

手术效果基本可靠。欧美国家的临床观察结果显示:①比较腔镜下手术和开放性手术,术后的并发症和复发率并没有显著差异;②比较肌筋膜折叠术后疝修补技术,术后的并发症和复发率并没有显著差异。

(二)手术适应证

对于是否需要手术以及是选择开放术式还是腹腔镜下的手术,并没有定论。但国内有专家提出:腹直肌分离 <4cm 时,不需要手术治疗;腹直肌分离为 4~7cm 时,可以采用腔镜下手术或者开放手术;而分离程度 >7cm 时,则需进行开放手术治疗。同时,对于术前评估,Brauman 认为前凸比分离更重要。

在国内,进行腹直肌分离纠正术的患者并不多。最终接受腹直肌分离纠正术的患者大多是因为外形需求,如腹部有大量脂肪堆积,皮肤松弛,没有弹性;妊娠使得腹部肌肉和皮肤过度扩张,妊娠纹明显,皮肤极度松弛;剖宫产使腹部留下了瘢痕等。

(三)禁忌证

1. 有凝血功能障碍、严重肺源性疾病的患者。

2. 有再次妊娠计划的患者。

3. 病理性肥胖的患者。

（四）术后并发症

纠正腹直肌分离的手术并发症往往较轻,通常包括瘢痕形成、外侧猫耳畸形或缝线外露。较严重的并发症包括持续性血清肿、假囊形成、小面积缺血和切口愈合不良,最麻烦的是那些可能危及生命或严重影响最终腹壁美容效果的并发症,包括大面积血肿、严重感染、组织坏死和深静脉血栓/肺栓塞。因此,应对潜在并发症采取合适的预防措施。当出现并发症时,外科医生需要准确诊断病因并采取必要的措施,将并发症的影响减到最小。

1. 血清肿　是腹直肌分离矫正术(腹壁整形术)后愈合过程中不可避免的。作为并发症,血清肿更准确的定义为临床可探及的需要持续或反复引流的血清肿。血清液最常蓄积于脐部下方的正中线。检查时,血清肿区域饱满或伴有液体波动。关于血清肿的治疗,可在无菌操作下行经皮穿刺抽吸术,每周至少 2 次,直至液体停止蓄积。血清肿期间,应 24h 持续穿戴腹带。若出现任何可疑感染迹象,应将引流液送培养。

2. 血肿　腹壁整形术中大面积剥离以及术中离断较多穿支,都是血肿的成因。尽管腹直肌分离矫正手术面积大、切断许多穿支,但术后血肿的发生率比较低。血肿经常发生于术后第 1、2 天。血肿的征象包括迅速肿胀、局部不适、瘀斑。引流量和性状能帮助诊断血肿,但引流管容易被血凝块堵塞,此时会出现引流不畅,同时引流量也不准。规范的手术探查并清除血肿是最安全的操作,能加速愈合、提供最好的术后效果。尽管损伤任何皮下穿支都可能导致术后出血,但损伤腹壁下浅血管和旋髂浅血管最容易导致血肿。

3. 蜂窝织炎　早期的蜂窝织炎通常伴有皮温升高、红斑、局部不适和皮肤下软组织水肿加重。蜂窝织炎最常见于腹壁手术后第 1 周后期。此时,一般已经拔除引流管,并停止了抗生素使用。蜂窝织炎最常出现的部位在腹部横行切口上方的正中线。这个位置较容易积存血清液,并且距离腹部皮瓣血管最远。对于早期蜂窝织炎,需重新使用抗生素,重新进行引流。

4. 假囊形成　通常表现为位于中下或中上腹部的一个坚硬的包块。对于形态不规则的假囊,手术直接切除通常是最好的方法。

5. 猫耳畸形　外侧猫耳畸形通常是可以避免的。其成因主要是手术切口设计不合理。即使切口设计合理,在逐层关闭切口时,如果切口上方的组织没有充分地向中线方向推进,也会留下很小的猫耳畸形。术后的猫耳畸形会持续存在,尤其是在脂肪组织堆积时更是这样。术后随着时间推移,腹部中线部的皱褶或折叠的组织常会慢慢变平。

6. 局部瘢痕　设计横行切口时需要考虑患者的体形和希望得到的美学效果。切口的理想位置应靠近耻骨联合或位于其上。

7. 脐部并发症　脐部是腹部正中的焦点。一旦发生脐移位、变形、缺血、坏死、脐缺失,医患双方都会感到不满意。减少该类并发症最好的办法是术前仔细设计、术中精细操作。

8. 缺血　腹部软组织接受多重血供,在常规腹直肌前鞘折叠术和疝修补技术中很少发生缺血。在全腹壁整形术、扩大腹壁整形术和 360° 腹壁整形术中,由于广泛离断腹部深层动脉弓的穿支血管及浅层血管,术后腹壁软组织主要由双侧肋间和肋下血管的穿支血管供血。缝合张力过大(尤其是皮肤)、吸烟、脱水、不正确穿戴腹带和术前的伴随疾病,都会破坏腹部组织瓣灌注和代谢平衡。

9. 皮下脂肪坏死　腹壁整形术中剥离软组织后,其供血主要靠肋间血管和肋下血管的穿支血管。术后,横行瘢痕上方正中的皮瓣离血供最远,因此最容易发生缺血或坏死。脂肪缺血或坏死有很多表现,常见得有下腹部中部变硬和出现肿块,但术后数天内常不被注意。

如果病变区域较大,彻底清除未成活的脂肪是最安全的方式。建议彻底清创、充分冲洗,使用抗生素,缝合创面,放置引流。

10. 感染　在这类手术中,感染并不多见,但如果术中置入补片,则感染率变高;术中注意消灭死腔、术中放置引流,可以降低感染率。感染常继发于血清肿或未成活组织。如发现感染,需要进行培养,使用抗生素。若发生反复性或持续性感染,需要进行手术探查。

11. 缝线外露　术中有可能使用大量缝线,特别是腹直肌前鞘折叠术,一些缝线可能会被排出,特别是真皮深层的缝线。缝线外露常表现为切口附近的局限的线状排列的小脓肿。处理原则为清除缝线。缝线的材料、医师的手术技术、患者皮肤质量和愈合能力都是出现缝线外漏的影响因素。一些缝合方式可能更容易出现问题,如带倒刺的缝线缝合,若有一部分缝线外露,则需要清除整根缝线。

12. 深静脉血栓/肺栓塞　在腹部相关手术中,最严重的并发症是深静脉血栓形成(deep venous thrombosis,DVT)和肺栓塞(pulmonary embolism,PE),可危及生命。一旦发现产妇出现气促、眩晕、心率增快、下肢肿胀疼痛等症状,要提高警惕,高度重视,立即做好急救措施。治疗过程中会使用到抗凝药物,这不仅会导致血肿或延长血清肿吸收时间,还会加大脑出血等意外的风险。外科医生一定要尽可能预防深静脉血栓和肺栓塞,包括摆放合适的体位、使用阶梯序贯加压的小腿压迫装置、充分补液、提高手术效率、鼓励患者术后早期下床活动。围术期降低深静脉血栓和肺栓塞发生率的措施见表10-3。

表 10-3　围术期降低深静脉血栓和肺栓塞发生率的措施

项目	措施
术中体位	屈曲膝盖,枕头垫在膝盖下方
阶梯序贯加压的小腿压迫装置(特别同时进行大面积吸脂的患者)	全身麻醉前安装并激活该装置
血容量	建立静脉输液通道,通过观察尿量保持血容量
围术期用药	应用依诺肝素
术后活动	术后数小时后下床活动,鼓励经常多活动

任何手术都会出现并发症。幸运的是,如果医师的水平、术式选择、术前设计、手术技术都较好的话,很多腹部整形术的并发症都可以避免。如果出现并发症,外科医师就需要应用手术或药物治疗,防止进一步损伤并促进患者早日康复。要特别注意经历过并发症的患者,因为她们会有较重的心理负担,对手术过程和预后心存疑虑。

（常　毅）

▎参考文献

[1] FERNANDES DA MOTA PG PA, CARITA AI. Prevalence and risk factors of diastasis recti abdominis from late pregnancy to 6 months postpartum, and relationship with lumbo-pelvic pain. Man Ther, 2015, 20(1):200-205.

［2］ CHEESBOROUGH JE,DUMANIAN GA. Simultaneous prosthetic mesh abdominal wall reconstruction with abdominoplasty for ventral hernia and severe rectus diastasis repairs. Plast Reconstr Surg,2015,135（1）:268-276.

［3］ SPERSTAD JB,TENNFJORD MK,HILDE G,et al. Diastasis recti abdominis during pregnancy and 12 months after childbirth:prevalence,risk factors and report of lumbopelvic pain. Br J Sports Med,2016,50（17）:1092-1096.

［4］ Bø K HILDE G,TENNFJORD MK,et al. Pelvic floor muscle function,pelvic floor dysfunction and diastasis recti abdominis:Prospective cohort study. Neurourol Urodyn,2017,36（3）:716-721.

［5］ EMANUELSSON PGU,DAHLSTRAND U. Operative correction of abdominal rectus diastasis（ARD）reduces pain and improves abdominal wall muscle strength:A randomized,prospective trial comparing retromuscular mesh repair to double-row,self-retaining sutures. Surgery,2016,160（5）:1367-1375.

［6］ KESHWANI N HN,MCLEAN L. Inter-rectus distance measurement using ultrasound imaging:does the rater matter? . Physiother Can,2016,68（3）:223-229.

［7］ EMANUELSSON P DU,STRöMSTEN U. Analysis of the abdominal musculo-aponeurotic anatomy in rectus diastasis:comparison of CT scanning and preoperative clinical assessment with direct measurement intraoperatively. Hernia,2014,18（4）:465-467.

［8］ SBORDONE ACDDRC. Diastasis of rectus abdominis muscles:patterns of anatomical variation as demonstrated by ultrasound. Pol J Radiol,2019（84）:e542-e548.

［9］ GITTA S MZ,TARDI P. How to treat diastasis recti abdominis with physical therapy:A case report. J Diseases,2016,3（2）:16-20.

［10］ ACHARRY N KR. Abdominal exercise with bracing,a therapeutic efficacy in reducing diastasis recti among postpartal females. Int J Physiother Res,2015,3（2）:999-1005.

［11］ WALTON L CA,LAVANTURe D. The effects of a 6 week dynamic core stability plank exercise program compared to a traditional supine core stability strengthening program on diastasis recti abdominis closure,pain,oswestry disability index（ODI）and pelvic floor disability index sco-res（PFDI）. Phys Ther Rehabil,2016:3（1［JH1］）.

［12］ AWAD M MM,MOHAMED M. Efficacy of tupler technique on reducing post natal diastasis recti:A controlled study. Br J Appl Sci Technol,2016,12（1）:1-8.

［13］ KHANDALE SR HD. Effects of abdominal exercises on reduction of diastasis recti in postnatal women. Int J Health Sci Res,2016,6（6）:182-191.

［14］ KESHWANI N,MATHUR S,MCLEAN L. The impact of exercise therapy and abdominal binding in the management of diastasis recti abdominis in the early post-partum period:a pilot randomized controlled trial. Physiother Theory Pract,2019:1-16.

［15］ HAUSER RA,LACKNER JB,STEILEN-MATIAS D,et al. A systematic review of dextrose prolotherapy for chronic musculoskeletal pain. Clin Med Insights Arthritis Musculoskelet Disord,2016,9:139-159.

［16］ STRAUCHMAN M MM. Prolotherapy injections for diastasis recti:A case report. Case Reports Clinical Medicine［JH2］,2016,05（09）:345-346.

［17］ MOMMERS EHH,PONTEN JEH,AL OMAR AK,et al. The general surgeon's perspective of rectus diastasis. A systematic review of treatment options. Surg Endosc,2017,31（12）:4934-4949.

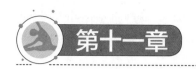

第十一章

妊娠期的体力活动

第一节　妊娠期的心肺耐力适应

孕妇因胎儿的成长会发生无数的生理变化。妊娠期间,这些变化基本上都是适应胎儿成长的过程。妊娠期间的生理适应有助于成功的妊娠。这些变化在妊娠早期出现,并持续整个妊娠期,在分娩后可以逆转。孕妇经历的解剖和生理的变化,不仅对妊娠中新陈代谢需求的增加很重要,对于满足胎儿的发育需求也具有重要意义。

一、妊娠期心血管系统的适应

（一）心输出量/血容量增加

妊娠期间,血容量增加,导致返回心脏的血液量增加。此外,由于产妇血管扩张,后负荷减少。妊娠期的每搏量增加20%~30%。妊娠初期,孕妇心率增加,妊娠晚期心率每分钟提高15~20次。妊娠期间心输出量增加30%~50%,从未妊娠时的4.6L/min上升到8.7L/min。妊娠期心输出量的增加对适应母亲基础氧消耗量的增加很重要。孕妇的心血管疾病与发绀、缺氧或低心输出量有关,这会减少流向发育中的胎儿的含氧血流量,增加胎儿并发症的发生率,如宫内胎儿生长受限、流产和早产。

（二）血压

妊娠期间收缩压仅有微小变化。舒张压在妊娠28周左右达到最低点。平均动脉血压与心输出量和全身血管阻力成正比。妊娠期间全身血管阻力下降,在妊娠20周左右达到最低点,然后逐渐上升直至分娩。

（三）体循环血管阻力

妊娠期间全身血管阻力下降,在妊娠14~24周时达到最低点,然后在分娩时上升到接近正常水平。

（四）肺循环血管阻力

妊娠期间,通过肺毛细血管楔压(pulmonary capillary wedge pressure,PCWP)测量,肺动脉压力几乎没有变化,而肺血管阻力降低。

（五）心脏的解剖结构

妊娠期间,孕妇心脏被向上推动并向前旋转,其左边界横向移位。另外,心室壁肌肉质量和心脏瓣膜环的直径增加。妊娠期舒张末期容积增加,收缩末期容积和舒张末期压力保持不变,反映心脏顺应性增加。尽管妊娠期间的心脏在生理上扩张,但射血分数并未降低。

二、妊娠期呼吸系统的适应

在妊娠期间,上呼吸道的解剖结构发生了许多变化。妊娠初期胸廓发生变化,胸部的横向直径和胸围增加。膈肌的高度大约增加 4cm。妊娠期子宫增大,膈肌的偏移增加。大约 37 周后,胸壁结构的变化达到峰值,并在分娩后缓慢恢复至正常。上呼吸道受妊娠血管扩张的影响,会导致黏膜水肿、鼻塞、分泌物增加和鼻出血。

(一)膈肌升高

由于子宫增大和腹压升高,膈肌升高约 4cm。另外,孕酮和松弛素引起韧带松弛。因此,肋骨的肋下角从 68.5° 增加到 103.5°。另外,由于胸廓前、后和横向直径各增加 2cm,所以胸围增加了 5~7cm。

(二)功能残气量

功能残气量减少 10%~25%。功能残气量包括呼气储备量和残气量,两者在妊娠期间都会减少。呼气储备量减少 15%~20%(200~300mL)。残气量,即最大呼气后残留在肺中的空气量,减少 20%~25%(200~400mL)。吸气量增加 5%~10%(200~350mL)。肺容量在分娩时最小,降低 5%。

(三)潮气量和呼吸频率

孕妇潮气量和呼吸频率增加。潮气量从 500mL 增加到 700mL,增加了 30%~50%,而呼吸频率每分钟增加 1~2 次。由于潮气量和呼吸频率的增加,每分通气量增加 20%~50%。在妊娠 30 周时,60%~70% 的正常孕妇会出现呼吸困难,劳累性呼吸困难更常见,尤其是在妊娠晚期,所以呼吸问题的诊断可能比非妊娠状态更困难。

(四)耗氧量增加

由于激素水平的变化和腹腔内体积增加,正常的妊娠对呼吸生理将产生很大影响。妊娠期间功能残气量和补呼气容积将减少,同时孕妇氧耗量将增加;氧耗量增加和功能残气量降低导致氧储备降低,并且大大增加了缺氧的敏感性。耗氧量增加 30%,新陈代谢率增加 15%。妊娠期,孕妇氧气消耗量的增加和功能残气量的降低意味着孕妇氧气储备较低,易患低氧症。

第二节　妊娠期的代谢及体温调节适应

一、妊娠期的代谢适应

母体的新陈代谢水平在妊娠期间有很大的变化。妊娠早期可视为一种合成代谢的状态:母体脂肪储备增加,以满足胎儿 - 胎盘和母亲的需求以及后期妊娠和哺乳。相比而言,妊娠晚期的特点是分解代谢状态:胰岛素敏感性降低(胰岛素抵抗增加)。

(一)基础代谢率

妊娠早期基础代谢率稍下降,于妊娠中期逐渐增高,至妊娠晚期可增加 15%~20%。妊娠期额外消耗的总能量约 80 000kcal(1kcal≈4.186 8kJ)。

(二)糖代谢

葡萄糖代谢在妊娠的过程中逐渐改变,以满足母亲和胎儿的营养需求。对糖耐量正常的女性进行的纵向研究表明,早在妊娠早期 3 个月时,葡萄糖代谢的各个方面都发生了显著的渐进变化。随着妊娠的推进,孕妇空腹血糖逐渐降低,空腹血糖的降低随着空腹时间的延长而进一步加剧,表明与非妊娠状态相比,内源性葡萄糖生产可能存在不完全补偿或一定程度的抑制。空腹血糖浓度降低可能是胰岛 B 细胞功能增强的继发性结果,导致空腹胰岛素浓度相对于周围血糖浓度升高。

　　妊娠期间肝脏的葡萄糖产量增加。随着空腹血糖的降低和肝脏葡萄糖产量的增加,空腹胰岛素也随之增加。虽然空腹胰岛素浓度增加,但是在正常情况下被胰岛素抑制的肝脏葡萄糖的产量也增加了,这表明母体肝脏胰岛素敏感性降低。总体来说,妊娠期间胰岛素敏感性下降。在妊娠中期至晚期,母体脂肪沉积增加也会导致胰岛素抵抗,胰岛素敏感性下降45%~70%。妊娠会降低外周胰岛素敏感性,增加促进糖尿病的激素,由此引起的激素连锁反应促进了母体血糖的升高、肝糖原的减少和肝葡萄糖的升高以及胰岛素的升高产生。这些妊娠期糖代谢的特点和变化可能导致妊娠期糖尿病的发生。有数据显示,全球大约15%的孕妇受妊娠期糖尿病的影响(表11-1)。

表 11-1　妊娠期糖代谢变化

指标	变化
空腹血糖	↓
肝脏葡萄糖产量	↑
空腹胰岛素	↑
胰岛素敏感性	↓

(三)脂肪代谢

　　葡萄糖代谢的改变通常被认为是妊娠期间主要的代谢适应,同时脂质代谢也会发生显著变化。从全身来看,非肥胖孕妇母体脂肪组织的增加仅次于全身水分的增加。非肥胖女性在正常妊娠期间大约会增加3.5kg的脂肪。脂肪的增加幅度在不同的种族和群体之间存在很大的差异。皮下脂肪在妊娠早期明显增加,主要集中分布于胸中部至大腿中部。有关内脏脂肪积累的数据很少。有研究显示,腹膜前脂肪和皮下脂肪的比例增加,提示妊娠时腹腔内脂肪增加,而内脏脂肪的增加可能与妊娠晚期胰岛素敏感性的降低有关。健康的孕妇在妊娠期的脂肪组织储备明显增加。脂肪不仅为妊娠期间母体增加的能量需求储存热量,同时脂肪细胞及其间质是细胞因子和炎症介质的丰富来源,作为一种活跃的代谢组织,脂肪在个体的代谢中起着关键作用。

　　在正常妊娠期间,总甘油三酯浓度增加2~4倍,总胆固醇浓度增加25%~50%。此外,在妊娠中期,低密度脂蛋白增加50%,高密度脂蛋白增加30%,随后高密度脂蛋白略有减少。

(四)蛋白质代谢

　　孕妇对蛋白质的需求量明显增加,呈正氮平衡。妊娠期体内需储备足够的蛋白质,除供给胎儿生长发育及子宫、乳房增大的需要外,还需为分娩期的消耗做准备。若蛋白质储备不足,血浆蛋白减少,组织间液增加,则会出现水肿现象。

二、妊娠期的体温调节适应

　　在妊娠期间,女性生殖激素的大幅波动与母体在整个妊娠期间体温的纵向变化有关:雌激素倾向于通过降低下丘脑体温调节部位的中心温度来降低体温;还可以通过直接影响一氧化氮依赖性血管舒张来促进外周血管舒张;孕激素往往会导致体温升高,并促进女性的外周血管收缩反应。当孕激素和雌激素同时升高时(如在月经周期的黄体中期),此时孕激素起主导作用,体温升高。

妊娠前 3 个月孕妇的核心体温处于最高水平,此后,核心体温在妊娠过程中逐渐下降,在分娩后 3 个月降至最低点,并且此段时间内产妇的核心体温水平仍低于非妊娠期时的水平,这种现象一直持续到产后 6 个月。之后,核心体温才逐渐恢复。出现这种体温变化的原因可能是妊娠期前 3 个月孕激素和雌激素水平的增加导致孕妇体温升高。而在妊娠中、晚期雌激素大量增加(孕激素水平相对较低)可有助于增加外周血流量和降低体温。产后哺乳期是一个低雌激素水平的阶段,有助于降低核心体温;特别是在母乳喂养最密集的时候(分娩后的前 3 个月),核心体温最低,同时流入乳房的血液总量增加,也会通过传导、对流和泌乳增加热量损失。其他可能导致产后核心体温较低的因素还包括激素环境的改变,如甲状腺功能、孕酮、催乳素均对基础代谢率和体温调节有影响。

第三节　妊娠期体力活动的有益效应

对于大多数女性来说,妊娠是一个独特的生命时期,在此期间会发生一系列生理和生物力学变化。《2008 年美国人体育锻炼指南》提出,建议在妊娠期间每周进行 150~300min 中等强度有氧运动。ACOG 在 2015 年提出建议,即妊娠期间和产后的女性在一周的 7d 或大部分天数,至少进行 20~30min/d 中等强度的体育锻炼。该建议在 2017 年得到再次确认。这些建议的提出旨在防止妊娠期可能发生的多种并发症,包括糖尿病、妊娠期高血压疾病和胎儿生长障碍。这些并发症与成人心血管疾病风险的增加以及孕妇及其后代的早期死亡有关。尽管相应的指南制订了促进妊娠期间进行体育锻炼的准则,但大多数孕妇仍未达到当前所建议的体育锻炼水平,许多孕妇在妊娠期间体力活动仍然不足。

在生活的各个阶段,包括妊娠在内,进行定期的体育锻炼都可以促进健康。对于妊娠期的女性,ACOG 提出以下建议:

1. 妊娠期间进行体育锻炼的风险很小,运动已被证明对大多数女性有利。但是由于正常的解剖与生理变化以及胎儿的需求,可能需要对锻炼流程进行一定的修改。

2. 在建议锻炼计划之前,应进行完整的临床评估,以确认孕妇是否存在无法参与锻炼的医学情况。

3. 对于非异常妊娠的女性,应鼓励在妊娠前、中及后期进行有氧和力量训练。

4. 妇产科医生和其他产科护理人员应在建议孕妇参加运动之前,对有医学或产科并发症的女性进行仔细评估。医生会为这些人群开具运动处方,但很少建议卧床休息,在大多数情况下,应考虑允许其下床行走。

5. 妊娠期间进行定期体育锻炼可以改善或保持身体健康,帮助管理体重,降低肥胖女性的妊娠糖尿病风险,并提高心理健康水平。

此外,还需要开展进一步研究,以确定运动对特定妊娠结局的影响,并阐明最有效的行为咨询方法以及最佳的运动强度和频率;需要进行相关工作来建立有关职业性运动对母婴健康影响的证据基础。2008 年,美国卫生与公共服务部发布了针对美国人的体育锻炼指南。对于健康的孕妇和产后女性,指南建议每周至少进行 150min 中等强度的有氧运动(相当于快走)。有氧运动应每周进行,并根据医学上的指示进行调整。该准则建议,习惯性地进行剧烈有氧运动(相当于跑步或慢跑)或高度活跃的孕妇,可以在妊娠和产后期间继续进行运动,但要保持健康并与卫生保健提供者讨论;卫生保健提供者应明确如何以及何时调整活动和活动的开始结束时间。世界卫生组织和美国运动医学学院发表了基于证据的建议：运动对大多数成年人的有益作用是无可争辩的，而且其益处远大于风险。缺乏身体活动是全球早期死亡的第四大危险因素。在妊娠期间，缺乏身体活动和过度体重增加被认为是产妇肥胖和相关妊娠并发症的独立危险因素，包括妊娠糖尿病（gestational diabetes mellitus，GDM）。

妊娠前久坐的孕妇应该逐步进行运动，妊娠前经常锻炼、妊娠期健康的女性应该能够参加高强度的锻炼项目，如慢跑和有氧运动，没有不良影响。高强度或长时间运动超过45min会导致血糖过低，因此，运动前充分摄取热量或限制运动时间，对于最大限度地降低这种风险至关重要。

研究显示，妊娠期的有氧运动可增加正常体重和超重孕妇的有氧运动能力。妊娠期有规律的有氧运动也已被证明可以改善或保持孕妇的身体健康。虽然随机对照试验的证据有限，但对妊娠期间进行运动的女性的观察性研究显示了一些益处，如减少GDM、缩短产后恢复时间。另有研究表明，妊娠期锻炼可以降低GDM患者的血糖水平，或有助于预防子痫前期。对那些患有腰痛的女性来说，水中锻炼是一个很好的选择。同时，在妊娠期间积极活动的女性在妊娠期体重的增长相对较轻，也较少发生产后体重过度增加、产后肥胖和娩出巨大儿的风险。与不活动的孕妇相比，参加运动的孕妇进行剖宫产的风险更低，早产的风险也更低。

第四节　妊娠期体力活动对胎儿的影响

一、运动对胎儿心脏的影响

在妊娠期间持续锻炼可能对胎儿心率的自主控制和变异有着有益的影响，带来长期的健康益处。

（一）有氧运动对胎儿心脏的影响

母亲规律的有氧运动可以影响胎儿心脏自主控制的成熟。研究指出，相对于妊娠期母亲不活动的胎儿，在妊娠期母亲有规律有氧运动的胎儿在妊娠36周时胎儿心率下降，胎儿心率变异性增加。在胎儿呼吸运动（fetal breathing movement）期间也可以观察到母亲定期运动的影响，这一时期胎儿迷走神经功能增强，但这种影响也扩展到交感神经功能。与成人对有氧运动训练的反应相似，相较于母亲不运动的胎儿，母亲进行有氧运动的胎儿心输出量也会增加。

（二）抗阻运动对胎儿心脏的影响

虽然很少有研究关注妊娠期间的抗阻运动，但尚没有由于孕妇抗阻运动而导致的不良妊娠结局的研究报道。有一项研究发现，母亲抗阻运动胎儿心率没有显著影响。也有研究发现，轻重量抗阻训练可使胎儿心率增加。同时，抗阻运动可能与胎儿并发症呈负相关的关系，例如增加阻力训练与降低妊娠期胎儿并发症的可能性有关。虽然现在还未有被普遍接受的抗阻力训练的指导方针或建议，但抗阻运动在妊娠期间是安全的。

（三）运动类型对胎儿的影响

在妊娠期间锻炼时，无论是进行连续性的有氧运动还是间歇性的抗阻训练，均与胎儿的心脏适应能力和心率变异性正相关，有规律的母亲体育活动可降低胎儿心率并增加心率变异性,而胎儿的心脏适应能力和心率变异性都是胎儿健康的重要特征。同时,有研究显示在没有并发症的前提下,短时间、1次最大运动量对孕妇运动后的胎盘血流量几乎没有影响,这证实了健康的胎儿即使在改变母体血流动力学的情况下也能保持体内平衡。因此,妊娠期间的体力活动不但不会对胎儿心脏发育产生不利影响,并且很可能是有益的。

二、运动对胎儿代谢的影响

在正常的妊娠中,胎儿受到多种适应性机制的良好保护。当母体血糖浓度降低时,胎盘利用母体乳酸进行糖异生,胎儿利用乳酸作为生长发育的替代底物来源。胎儿 - 胎盘是相当敏感的,能对间歇性的刺激做出反应,在母亲锻炼时,合理利用底物。有规律的有氧负重运动,如跑步和爬楼梯,已被证明可以刺激妊娠中期胎盘的生长。母体的锻炼可以增加胎盘表面积,母亲适度运动引起的剪切应力是改善胎盘血管功能的重要机制之一。通过胎盘和妊娠期间对氧气和营养物质的间歇性需求,决定了胎盘血管床的血流参数和生理适应,以满足代谢需求。维持胎盘循环的血管张力和血液供应对胎儿的生长发育起着至关重要的作用。

三、运动对胎儿体重的影响

研究显示,在妊娠期间进行有规律锻炼的女性分娩巨大儿的比例降低31%,而分娩低体重儿的概率没有变化。此外,运动对分娩时的孕龄也没有影响。由于母亲的锻炼,出生时巨大儿比例的减少可能会改善后代长期的健康状况,降低肥胖风险,并降低剖宫产率。

四、运动对胎儿大脑发育的影响

母亲在妊娠期间的锻炼对新生儿的大脑有显著的影响,在妊娠期间锻炼的母亲所生的婴儿,其大脑对声音辨别和听觉记忆的反应更为成熟。至少有两种机制可以解释妊娠期锻炼对新生儿大脑的影响。与久坐不动的孕妇相比,运动的孕妇血容量在总体上增加,因此,对于一个妊娠期活跃的女性,其胎儿可能获得更多的氧气和营养。另外,胎儿脑源性神经营养因子(brain-derived neurotrophic factor,BDNF)的供应增加。BDNF被认为是神经发生和大脑发育的重要分子。在人类体内,BDNF可以通过胎盘屏障,而运动的孕妇血液中含有更多的BDNF,从而能供给胎儿更多BDNF。因此,无论是通过提供更多的氧气,还是BDNF,或者两者兼而有之,母亲锻炼均可为胎儿带来好处。这些胎儿大脑对声音辨别和听觉记忆的反应更为成熟,而声音辨别和听觉记忆都是语言习得的重要组成部分,这可能是在妊娠期间锻炼对孩子语言发展的长期益处的前兆。

五、运动对胎儿体温的影响

胎儿的体温调节取决于母体温度、胎儿的新陈代谢和子宫的血流量。针对孕妇运动的研究报道,母亲核心体温在运动时升高小于1.5℃,核心温度的变化似乎为胚胎和胎儿提供了热保护。

第五节　妊娠期体力活动的指导与实施

随着生活水平的提高,妊娠期增重过多,会引发妊娠期合并症、胎儿生长过大和产后恢复困难等,并且巨大儿的发生率不断增长,严重威胁母亲产时安危和胎儿健康。妊娠期体力活动可以促进孕产妇、胎儿和新生儿的健康。

一、妊娠期体力活动

(一)体力活动和运动处方

体力活动(physical activity)是指任何由骨骼肌的运动引起的导致能量消耗的身体运动。体育锻炼(exercise)是指人们根据身体需要进行自我选择,运用各种体育手段,以发展身体、增进健康、增强体质、调节精神、丰富文化生活和支配余暇时间为目的的运动。体育锻炼是体力活动的一部分。

运动处方的概念最早是美国生理学家卡波维奇(Kapovich)在20世纪50年代提出的。20世纪60年代以来,随着康复医学的发展及对冠心病等的康复训练的开展,运动处方开始受到重视。1969年世界卫生组织开始使用运动处方术语,从而在国际上得到认可。运动处方的完整概念:康复医师或物理治疗师,对从事体育锻炼者或患者,根据医学检查资料(包括运动试验和体力测验),按其健康、体力以及心血管功能状况,用处方的形式规定运动种类、运动强度、运动时间及运动频率,提出运动中的注意事项。运动处方是指导人们有目的、有计划和科学地锻炼的一种方法。2000年后,健身专家又在运动处方的要素中增加了"能量消耗"这一因素。

(二)妊娠期体力活动推荐量

ACOG建议妊娠期间和产后的女性在一周的7d或大部分天数,至少进行20~30min中等强度运动。中等强度运动指运动锻炼时心率在125~146次/min的运动量。2019年加拿大《妊娠期体力活动指南》建议,没有禁忌证的女性在妊娠期间都应坚持进行中等强度的体力活动。孕妇每周至少进行150min,每周最少3d的中等强度的体力活动,以获得具有临床意义的健康益处和减少妊娠并发症。

有研究分析了我国866例孕妇的妊娠期体力活动情况:妊娠期平均每天走路步数达到5 000步,即可使妊娠结局受益,如降低剖宫产率等;若达到7 500步,则可使较多的妊娠结局得到改善,如新生儿出生体重降低、巨大儿发生率下降、剖宫产率下降等。妊娠期平均每天中度体力活动达到1.1h,即可使较多的妊娠结局产生有益的影响,如新生儿出生体重降低、巨大儿发生率下降、剖宫产率下降。如果中度活动强度增大,则活动时间可缩短。

在孕中期,孕妇平均每天走路步数达到7 500步,可以产生对妊娠结局有益的影响;在可以承受的情况下,平均每天走路步数达到10 000步将带来更多的妊娠结局受益。在孕晚期,如果每天走路步数超过5 000步,可以产生对妊娠结局有益的影响;若可以达到7 500步,则可能带来更多的妊娠结局受益。

(三)妊娠期体力活动的强度

运动强度是影响健身运动安全和效果最重要的因素。运动的安全性和效果是矛盾的两个方面,两者既对立又统一。在一定范围内,强度越大效果越好,然而过大强度的运动会影响安全性。所以,运动强度应根据个体的健康情况和运动能力来制订。运动中,最常反映运动强度的生理学指标是心率,即单位时间的心搏次数。对于身体健康状况良好的个体,安全、有效的运动强度一般为达到心率储备的60%,即目标心率=安静心率+(最高心率-安静心率)×60%,其中最高心率为220-年龄,心率储备=最高心率-安静心率。

母亲的心率是衡量身体运动强度的指标。表11-2为不同强度运动的靶心率目标区域。

表 11-2　孕妇心率范围

年龄 / 岁	运动强度	心率范围 /（次·min^{-1}）
<29	轻度	102~124
	中等	125~146
	剧烈	147~169[*]
≥30	轻度	101~120
	中等	121~141
	剧烈	142~162[*]

注：中等强度体力运动：40%~59% 的心率储备；剧烈运动：60%~80% 的心率储备。

靶心率范围是从医学筛查的低风险孕妇的峰值运动测试中得出的。关于在剧烈运动靶心率范围的上限进行运动的影响很少，想要在剧烈运动靶心率范围内（或更高）进行运动的女性应咨询专业的医生。

研究发现：与不进行体育锻炼的孕妇相比，每周至少 3d 或 3d 以上累积 150min 的中等强度体育锻炼的孕妇的妊娠糖尿病、先兆子痫和妊娠高血压患病率显著降低。在 1 周内累积体力活动越多，益处越大；低于建议的身体活动也会带来一些好处。在改善健康方面，妊娠期有氧运动和抗阻运动相结合比单纯的有氧运动更有效。因此，应该鼓励孕妇进行体育锻炼，即使无法做到建议的运动，只要运动也是有益的。然而，尚没有关于相关证据表明在明显高于建议水平上进行体育锻炼是否安全，是否有更多的益处。随机对照试验规定的最高体力活动强度为 7.0METs（相当于慢跑）。长期高强度运动对母亲、胎儿和新生儿的安全性和有效性尚不清楚。

二、妊娠期体力活动的形式

（一）有氧运动结合抗阻运动

有氧运动指人体在氧气充分供应的情况下进行的体育锻炼，即在运动过程中，人体吸入的氧气与需求相等，达到生理上的平衡态。简单来说，有氧运动是指强度低且富韵律性的运动，其运动时间较长（30min 或以上），运动强度在中等或中上等的程度（最大心率值的 60%~80%）。常见运动有游泳、慢跑、步行、快走、骑自行车、打太极拳、跳健身舞和韵律操等。

抗阻运动是指肌肉在克服外来阻力时进行的主动运动，能恢复和发展肌力，广泛用于各种原因所致的肌肉萎缩。阻力可由他人、自身的健肢或器械（如哑铃、沙袋、弹簧、橡皮筋等）施加。常见运动有杠铃弯举、直立提拉、卧推、过头推举和哑铃提踵等。

为了获得最大的益处，妊娠期应有选择有氧运动结合抗阻运动（强烈推荐，证据质量高）。增加一些瑜伽和 / 或温和的伸展运动也可能是有益的。有氧运动的目的在于增强心肺耐力。在运动时，由于肌肉收缩而需要大量能量和氧气，氧气的需求量增加，心脏的收缩次数、每次排出的血液量、呼吸次数、肺部的收张程度均增加。所以当运动持续，肌肉长时间收缩，心肺就必须努力地供应氧气给肌肉以及运走肌肉中的废物。而这持续性的需求，可提高心肺的耐力。抗阻运动对增肌、减脂、提高肌力、保持完美体态、促进钙沉积、睡眠质量和心肺功能的提高有很大的帮助。

（二）盆底肌肉训练

可以每天进行盆底肌肉训练（如凯格尔运动），以减少尿失禁的风险。建议进行适当的技术指导，以获得最佳效益。盆底肌肉训练目的在于借着伸展骨盆底的耻骨尾骨肌来增强肌肉张力，用来让骨盆底做好诸如妊娠后期和生产所造成之生理压力的准备。

三、注意事项

（一）运动流程

运动前必须做好充分的准备活动。运动前做准备活动可以降低肌肉的黏滞性，预防肌肉拉伤的发生；可提高肌细胞内代谢酶的活性，有利于运动中肌肉供能。

运动结束前逐渐降低运动强度，进行适宜的整理活动。整理活动是正式运动结束后所进行的各种身体练习，是不可缺少的。由于运动过程中骨骼肌血液供应量较为丰富，尤其是下肢的血液供应更为明显，运动中骨骼肌的舒缩活动促进血液回流到心脏，如果运动突然停止，下肢的血液难以顺利回流到心脏，可以造成脑供血不足，导致头晕、视物模糊，甚至晕厥。

此外，运动时应穿着运动装和运动鞋。

（二）妊娠期不宜进行的运动

一些运动在妊娠期间风险高，是禁忌的。如孕妇在妊娠期间不应潜水，以免导致胎儿减压病和气体栓塞；避免有身体碰撞、有跌倒危险的活动，包括但不限于骑马、滑雪、冰球、体操或举重等，以减少胎儿受伤的风险。建议孕妇避免不稳定的骑行，因为随着孕周的增加，由于身体力学和对环境（如交通、非稳定路面）的反应能力的变化，这种活动可能会增加跌倒风险。孕妇应避免在可能会跌倒的地方徒步旅行。同样重要的是，运动时应注意少量多次饮水，避免在高温下剧烈运动，尤其是在高湿度的环境中，避免发生脱水的情况（如热瑜伽）。

第六节 妊娠期体力活动的危险因素筛查

妊娠期女性会面临许多状况，如营养摄入减少、体力活动降低、睡眠质量的下降以及妊娠期合并症。这些将会对母亲和胎儿造成很大的影响。鼓励以前不运动的女性在妊娠期间开始进行运动，但需要循序渐进，以较低的运动强度开始，随着妊娠期逐渐增加持续时间和强度。值得注意的是，已确定的体力活动和妊娠结局之间的剂量-反应（频率、强度、持续时间和量）表明，更多的体力活动与更大的健康益处相关。但是，剂量-反应的上限并没有确定，应根据个体情况进行体力活动，不可过量以防造成不良后果。

一、运动负荷试验

进行运动锻炼时，必须了解本人的健康状况和运动能力，尤其了解心脏所能承受的运动强度范围，这样才能保证运动时的安全性。

运动负荷试验，又称心肺运动试验（cardiopulmonary exercise testing，CPET）是国际上普遍使用的衡量人体呼吸和循环功能水平的肺功能检查之一，可用于功能性运动容量的评价、疾病的诊断及判断治疗。心肺功能运动试验为一种诊察手段，在负荷递增的运动中反映人体的心肺功能指标，经过对各项参数的综合分析，了解心脏、肺脏和循环系统之间的相互作用与贮备能力。

常用的试验方法有运动平板、功率自行车、台阶试验等，但是无论采取何种试验方法，达到最大摄氧量的时间一般在 8~12min。进行运动试验是检测血压、心电图,并观察受试者表情,关注受试者主诉。但是目前未见报道运动负荷试验用于衡量孕妇的心肺功能检查。

二、妊娠期体力活动的量

体力活动不能过量,根据个体情况适当的体力活动有益。一项妊娠期体力活动对流产的影响研究显示,在妊娠 18 周前每星期锻炼次数大于 7 次者,流产的概率是不锻炼者的 3.7 倍,但妊娠 18 周以后锻炼对流产的影响差异无统计学意义。也有研究显示,妊娠期体力活动对流产无不良影响,妊娠期体力活动不会使流产的发生率增高。妊娠期母体运动与胎儿或子宫胎盘的不良心血管反应也无关。然而,在长期运动和接近最大运动容量的情况下,对这些变量的认识仍待研究。

三、妊娠期体力活动的禁忌证

所有女性在妊娠期间都可以参加体力活动,但有禁忌证(表 11-3)的女性除外。绝对禁忌证的女性可继续进行其日常生活的活动,但不应该参加较剧烈的活动;有相对禁忌证的女性应先咨询医生,再参加活动。鉴于妊娠期的特殊情况,一些运动(表 11-4)在妊娠期间有很大的风险,也是禁忌的。

表 11-3　妊娠期体力活动禁忌证

绝对禁忌证	相对禁忌证
羊膜破裂	反复流产
早产	妊娠高血压
不明原因的持续性阴道出血	自发性早产史
妊娠 28 周后出现前置胎盘	贫血
先兆子痫	营养不良
子宫颈内口松弛症	进食障碍
宫内生长受限	28 周后的双胎妊娠
高次多胎妊娠(如三胞胎)	轻度/中度心血管或呼吸系统疾病
未受控制的 1 型糖尿病	其他重大疾病
未受控制的高血压	
未受控制的甲状腺疾病	
其他严重的心血管、呼吸或全身疾病	

表 11-4　妊娠期不适宜的运动类型

安全防范	运动类型
避免过热、高湿的身体活动	热瑜伽等
避免涉及身体接触或坠落危险的活动	骑马、滑雪、冰球、体操、奥运会举重、不稳定的骑行、在地面不平的地方徒步旅行等
避免胎儿减压病	潜水
避免缺氧环境	生活在海拔 2 500m 以下的孕妇应避免在高海拔(>2 500m)的地方进行体育锻炼
避免缺水和营养不足	体育锻炼之前,期间和之后保持足够的营养和饮水

四、运动性疾病

运动性疾病是指在体育健身、运动训练或比赛过程中，由于机体对应激因子不适应，引起人体生理功能紊乱或病理变化，导致疾病和功能异常。其病因多种多样，通常是几种因素共同作用的结果。

（一）常见病因

1. 安全意识不足　随着我国国民生活条件不断提高，参加各类运动尤其是户外运动的人数也在迅速增加，但运动损伤也时有发生。业内专家指出，部分国人在参加一些具有较高危险性的体育运动时，缺少应有的安全意识，根源在于未能树立正确的体育运动观。孕妇在体育锻炼中，一定要提高安全意识。

2. 运动环境差或气候变化　体育场地和设施简陋、地面不平等，在过热或过冷的环境进行体育锻炼，都会造成运动性疾病的发生。

3. 缺乏充分的准备活动　运动前做准备活动是为了使身体里的酶活性和血液供氧量提高，达到运动水平，并能充分调动肌肉弹性和关节的灵活性，防止运动中的肌肉、关节和骨骼的损伤。准备活动应该循序渐进，局部到全身，动作由简到繁、由小到大、由慢到快、先大肌群再小肌群等。如果开始就剧烈运动，可能会导致运动性疾病，甚至晕厥。

4. 运动负荷过大　运动负荷又称生理负荷，是指做运动时所承受的生理负荷，包括运动量和运动强度。如果运动负荷过大，超过自身的生理极限，极易造成运动性疾病。此外，反复、长期的运动负荷过大，容易引起累伤，造成慢性劳损，如筋膜炎和肌腱炎等。

5. 其他因素　由于睡眠不足、休息不够、运动时不集中精神、反应迟钝等。

（二）常见运动性疾病

1. 肌肉痉挛　俗称抽筋，是一种肌肉自发的强直性收缩。发生在小腿和足趾的肌肉痉挛最常见，发作时疼痛难忍，可持续数秒到数十秒。肌肉痉挛在运动中较为常见，以腓肠肌最为常见，其次是足底趾屈肌。可做局部肌肉的热敷、按摩，加强局部的血液循环，如果还无改善，就应到医院检查治疗。

（1）常见病因

1）疲劳：身体疲劳时，肌肉的正常生理功能会改变，此时肌肉会有大量的乳酸堆积，而乳酸会不断地刺激肌肉导致痉挛。

2）电解质不平衡：在运动中大量出汗，特别在炎热的气候下，会有大量的电解质流失。汗的主要成分是水和盐，而盐和肌肉收缩有关，流失过多的盐会使肌肉兴奋造成抽筋。

3）寒冷的刺激：在寒冷的气候中，例如游泳时受到冷水的刺激，特别是热身运动没有准备充分，肌肉容易产生痉挛。主要原因是肌肉会因寒冷而兴奋性增高所致。

（2）预防：运动前做好充分的准备活动，尤其在寒冷天气时。加强体育锻炼，提高耐寒和持久运动能力。在高温下运动及时补充淡盐水，平时适当补充钙剂。

2. 运动性晕厥　是指在运动中或运动后由于脑部一时性血供不足或血液中化学物质的变化引起突发性、短暂性意识丧失、肌张力消失并伴跌倒的现象。包括血管减压性晕厥、重力性休克性晕厥、直立性低血压性晕厥、发作性肌无力、原发性意识丧失等类型。

（1）常见病因：人脑重量占体重的 2%~3%，脑血液供应占心输出量的 15%~20%，脑耗氧量占全身耗氧量的 20%，维持意识需要脑血流量至少 30mL/100g 脑组织。脑血流量骤减到阈值以下会引起晕厥，因此运动时凡导致脑血流量不足的，均能引起晕厥。

（2）预防：坚持科学系统的训练原则，避免过度疲劳、过度紧张等状况。参加长时间剧烈运动项目者必须是经过训练的运动员。疾病恢复期和年龄较大者参加运动时必须按运动处方进行。避免在夏季高温、高湿或无风条件下进行长时间训练及比赛。进行长距离运动时要及时补充糖、盐和水分。疾跑后不要骤停，应继续慢跑一段并做深呼吸。不宜在闭气下做长距离游泳，水下游泳运动应有安全监督措施。

3. 运动性低血糖　指在运动中或运动后由于血糖降低导致头晕、恶心、呕吐、冷汗等不适的现象，严重者可能出现休克或者死亡。运动性低血糖是体内糖原储备不足者长时间运动后由于糖储备耗竭而引起的一系列临床表现，可通过补充含糖的食物或糖水得到缓解。

（1）常见病因：长时间剧烈运动，运动前饥饿，糖原储备不足；中枢神经系统对血糖出现调节紊乱，引起胰岛素分泌量增加；妊娠糖尿病患者运动强度大，饮食不规律或注射胰岛素后血糖下降的时间内参加运动，引起低血糖。

（2）预防：尽可能在饭后 1~2h 参加运动，这时血糖较高，因而不易发生低血糖。避免在胰岛素或口服降糖药作用最强时运动。如果在运动中或运动后出现饥饿感、心悸、出冷汗、头晕及四肢无力或颤抖的现象时，立即停止运动，并服下随身携带的食物（如饼干、糖、果汁等），一般在休息 10min 左右低血糖即可缓解，如不能缓解及时就医。

4. 运动性贫血　是指运动导致血液中的红细胞及血红蛋白低于正常值。

（1）常见病因：剧烈运动引起贫血的原因主要是红细胞的破裂、血红蛋白从红细胞中逸出，并丧失输氧和排出二氧化碳等功能。运动中大量排汗使体内的铁元素随汗排出，而铁是人体造血的主要原料，若不及时补充，可因失铁过多而引起缺铁性贫血。

运动时的机械作用，使身体某些部位受到压迫，造成局部血管中的红细胞受到机械性损伤引起溶血，产生血红蛋白尿而导致贫血。还有，在运动过程中肌肉组织对于蛋白质的消耗增加，而内脏缺氧导致红细胞的滤出，也是运动性贫血的诱发因素。

（2）预防：运动前后补充维生素 C。预防运动性贫血，首先要加强营养，保证有充足的蛋白质和铁质的供应。其次，参加体育锻炼时应循序渐进，尽量不超越自身的生理负荷。再次，在运动前后适当补充一些抗氧化剂，如维生素 C 和维生素 E，能够增强红细胞抗氧能力。最后，万一出现了运动性贫血的症状，应及时减少运动量，并补充蛋白质和适量的铁剂、叶酸和维生素 B_{12} 等造血原料，症状就会很快减轻或消失。

第七节　妊娠期体力活动的安全预防措施

一、妊娠期体力活动禁忌证

所有女性在妊娠期间都可以参加体力活动，但有禁忌证的女性除外。

二、妊娠期运动安全

（一）环境

孕妇应避免在过热，特别是高湿度环境下的身体活动。运动应该在一个热度适中或温度受控（如室内空调）的环境中进行。特别是在妊娠的前 3 个月应防止热应激的出现。生活在低海拔地区（即生活在 2 500m 以下）的女性应避免在高海拔（>2 500m）的地区进行体育锻炼。

（二）运动装备

建议孕妇运动时,穿着宽松的衣服,并以具有支撑力的运动胸罩来保护乳房;而在妊娠后期,可以利用腹部支撑带来减少行走或跑步时的不适。选择合适的运动鞋,需要注意妊娠期间可能由于下肢肿胀导致鞋码变化。

（三）体位

由于子宫对下腔静脉的压力,仰卧位姿势会导致心率下降,经常会导致仰卧位低血压综合征,出现头晕、恶心、呕吐、胸闷、面色苍白、出冷汗、心跳加快及不同程度血压下降。妊娠初期应避免处于仰卧位姿势超过3min,如果仰卧时感到头晕、恶心或不适,应调整运动姿势,避免仰卧。若需要采取侧卧位姿势,仅采取左侧卧位,以免压迫下腔静脉。尽量避免站着不动或平躺,这些姿势可能会导致孕妇的血压在短时间内下降。建议在妊娠早期3个月后应避免仰卧位的运动以及侧躺、坐着等姿势,站立姿势应该是首选的,特别是在做阻力练习期间,还应避免臀部高于胸部的姿势和动作。

（四）补水与进食

在体育锻炼之前、过程中和之后均要注意保持足够的营养和水。锻炼前、中、后都要适量喝水,否则孕妇可能会面临脱水,这会引发一系列事件,导致到达胎盘的血液量减少;脱水还会增加身体过热的风险,甚至引发宫缩。而脱水的症状包括头晕、心跳加速、少量排尿或尿液呈暗黄色,需要予以警惕。运动前至少1h进食,摄入足够的能量来保障妊娠期间的需要与锻炼计划的消耗。

（五）应避免的运动

孕妇应避免涉及身体接触的活动,以减少胎儿受伤的风险,包括冰球、拳击、足球和篮球等活动。孕妇还应避免导致身体下降的活动,如下坡滑雪、滑水、冲浪、跳伞、体操、骑马等运动。同时,建议孕妇避免不稳定的骑行,随着妊娠的进行,妊娠期间激素的变化会使关节的韧带变松弛,这使得关节更加灵活,增加受伤的危险。同时孕妇为了平衡增大子宫的重量,身体重心向前转移,给关节和肌肉带来压力,尤其是骨盆和下背部的关节和肌肉。所以由于身体力学的变化,加之孕妇对环境(如非稳定路面)的反应能力的改变,骑行这种活动可能会增加跌倒的风险。妊娠前从未进行过网拍球类运动(如网球、乒乓球)的孕妇需要避免这类运动,因为这些运动快速的动作和方向的突然改变可能会影响孕妇的平衡并导致摔倒。其他应避免的运动还包括快速弹跳的动作,避免剧烈拉伸大腿内收肌的动作以及避免潜水。孕妇在妊娠中期和晚期避免强烈的腹部压迫的动作。在妊娠期间,一些女性会出现明显的腹直肌分离。建议这些女性进行物理治疗,并避免腹部的力量训练(如腹部卷曲),因为这动作可能会导致分离加重。

（六）安全的运动

安全的运动包括步行、游泳、固定自行车,低强度有氧运动、跑步或慢跑。同时孕妇在任何运动过程中均应避免憋气。

（七）运动强度

妊娠期间,孕妇心率会发生变化,所以利用运动感觉评分来监测妊娠期运动强度可能是一种更有效的方法。目前的研究建议孕妇参加中等强度的活动。建议使用主观疲劳程度量表(rating of perceived exertion,RPE)来评价运动的强度。PRE评级表的目标分数是13~14。另一个可以用来衡量运动努力程度的简单方法是谈话测试(talk test),如果孕妇在锻炼的时候能够交谈,那么她就没有剧烈运动。如果孕妇在锻炼时已不能正常说话,那么运动的强度对于孕妇来说则过大。建议妊娠前定期进行高强度运动的女性,随着妊娠的进行,应逐渐降低运动强度,减少受伤的概率。45min 以上的高强度运动可导致低血糖,并增加体温过热的机会,因此,运动前摄入足够的热量或限制运动时间,对减少低血糖风险至关重要。运动应避免到筋疲力尽的程度,同时也不要做会增加受伤风险的剧烈运动。

(八) 运动中止情况

孕妇在运动过程中出现阴道出血;持续的头晕或晕眩,在休息时无法解决;持续过度的呼吸短促,在休息时也无法解决;胸部疼痛;头痛;肌肉无力、小腿疼痛或肿胀;子宫收缩;液体从阴道流出等情况时,需要及时终止运动,并且咨询专业的医生。

(九) 不同人群的运动建议

体力活动和妊娠结局相关研究表明,更多的体力活动(频率、强度、持续时间和量)可带来更大的健康益处。对于不同人群,运动安全建议也存在差别。鼓励妊娠前不运动的女性在妊娠期间开始运动,但需要循序渐进,以较低的运动强度开始,且随着妊娠期逐渐增加持续时间和强度。鼓励妊娠前超重或肥胖的女性在妊娠期间采取健康的生活方式,运动从低强度、短时间的运动开始,并尽可能增加运动量。运动强度明显高于推荐值者或竞技运动员,需要更频繁、更密切的监督,因为与其他人相比,她们往往在妊娠期间保持更紧张的训练计划,并在产后更早恢复高强度的训练。这些人应特别注意避免过热,保持适当的水和足够的热量摄入,以防止体重下降,否则可能会对胎儿的生长产生不利影响。

(刘向云　赵　静　贵树康)

▌参考文献

[1] 陈文鹤. 健身运动处方. 北京:高等教育出版社,2014.

[2] TAN EK, TAN EL. Alterations in physiology and anatomy during pregnancy. Best Pract Res Clin Obstet Gynaecol, 2013, 27(6): 791-802.

[3] HEGEWALD MJ, CRAPO RO. Respiratory physiology in pregnancy. Clin Chest Med, 2011, 32(1): 1-13.

[4] ACOG Committee Opinion No. 650: Physical activity and exercise during pregnancy and the postpartum period. Obstet Gynecol, 2015, 126(6): e135-e142.

[5] American College of Obstetricians and Gynecologists. ACOG Committee opinion no. 549: Obesity in pregnancy. Obstet Gynecol, 2013, 121: 213-217.

[6] DAVENPORT MH, RUCHAT SM, MOTTOLA MF, et al. 2019 Canadian guideline for physical activity throughout pregnancy: Methodology. J Obstet Gynaecol Can, 2018, 40(11): 1468-1483.

[7] 蒋泓. 孕期体力活动对妊娠结局和婴儿生长发育影响的研究. 上海:复旦大学, 2009.

[8] DAVENPORT MH, CHARLESWORTH S, VANDERSPANK D, et al. Development and validation of exercise target heart rate zones for overweight and obese pregnant women. Appl Physiol Nutr Metab, 2008, 33: 984-989.

[9] MOTTOLA MF, DAVENPORT MH, BRUN CR, et al. VO$_2$ peak prediction and exercise prescription for pregnant women. Med Sci Sports Exerc, 2006, 38(8): 1389-1395.

[10] DAVENPORT MH, NAGPAL TS, MOTTOLA MF, et al. Prenatal exercise(including but not limited to pelvic floor muscle training)and urinary incontinence during and following pregnancy: a systematic review and meta-analysis. Br J Sports Med, 2018, 52(21): 1397-1404.

［11］DAVENPORT MH，NAGPAL TS，MOTTOLA MF，et al. Prenatal exercise（including but not limited to pelvic floor muscle training）and urinary incontinence during and following pregnancy：a systematic review and meta-analysis. Br J Sports Med，2018，52（21）：1397-1404.

［12］DAVENPORT MH，MEAH VL，RUCHAT SM，et al. Impact of prenatal exercise on neonatal and childhood outcomes：a systematic review and meta-analysis. Br J Sports Med，2018，52（21）：1386-1396.

［13］SKOW RJ，DAVENPORT MH，MOTTOLA MF，et al. Effects of prenatal exercise on fetal heart rate，umbilical and uterine blood flow：a systematic review and meta-analysis. Br J Sports Med，2019，53（2）：124-133.

［14］吴筱珍，陈云天. 运动处方的概念及相关研究. 淮北师范大学学报：自然科学版，2012，33（2）：78-81.

［15］MADSEN M，JøRGENSEN T，JENSEN ML，et al. Leisure time physical exercise during pregnancy and the risk of miscarriage：a study within the Danish National Birth Cohort. BJOG，2007，114（11）：1419-1426.

［16］CLAPP JF 3rd. Exercise during pregnancy. A clinical update. Clin Sports Med，2000，19（2）：273-286.

［17］MOTTOLA MF，ARTAL R. Fetal and maternal metabolic responses to exercise during pregnancy. Early Hum Dev，2016，94：33-41.

［18］LABONTE-LEMOYNE E，CURNIER D，ELLEMBERG D. Exercise during pregnancy enhances cerebral maturation in the newborn：A randomized controlled trial. J Clin Exp Neuropsychol，2017，39（4）：347-354.

［19］CHARKOUDIAN N，STACHENFELD N. Sex hormone effects on autonomic mechanisms of thermoregulation in humans. Auton Neurosci，2016，196：75-80.

［20］BABATUNDE OO，LEGHA A，LITTLEWOOD C，et al. Comparative effectiveness of treatment options for plantar heel pain：a systematic review with network meta-analysis. Br J Sports Med，2019，53（3）：182-194.

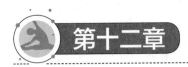

第十二章

其他特殊疾病的产后康复

第一节 产后乳房的康复

一、乳房解剖结构

乳房主要由乳头、乳晕、腺体、导管系统、脂肪组织、纤维组织等构成,血管、淋巴管和神经分布其中。女性乳房大部分位于胸大肌表面,其深面外侧位于前锯肌表面,内侧与下部位于腹外斜肌与腹直肌筋膜表面(图 12-1)。

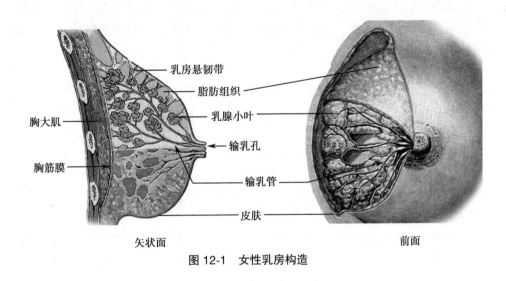

乳房悬韧带
脂肪组织
乳腺小叶
输乳孔
输乳管
皮肤

胸大肌
胸筋膜

矢状面   前面

图 12-1　女性乳房构造

乳头和乳晕:乳腺的中心为乳头,周围皮肤有明显色素沉着为乳晕。乳晕内含有乳晕腺,妊娠时显著增大,称蒙氏结节。

腺体:成人乳腺有 15~20 个腺叶,每一个腺叶可分成许多腺小叶,腺小叶由小乳管和相应的腺泡组成。腺泡在激素影响下生成乳汁,完成泌乳。

导管:每一腺叶有其相应的导管系统,多个小乳管汇集成小叶间乳管,多个小叶间乳管又汇成一根输乳管。输乳管有 15~20 根,以乳头为中心呈放射状排列,汇集于乳晕,开口于乳头,成为输乳孔。

脂肪组织:整个乳房除乳晕外均为一层脂肪组织所包围,脂肪层的厚薄因年龄、生育等因素个体差异较大。

纤维组织:乳腺组织被包裹在浅层筋膜的浅、深层之间。在乳腺小叶间连成网状纤维组织束,称为乳腺悬韧带,固定乳腺。

二、妊娠期及产后乳房变化及影响

从妊娠早期开始,在雌激素、孕激素和催乳素的影响下,乳房开始发生变化,特别是在雌激素的作用下,血管明显生长,小叶增生。同时,纤维脂肪瘤底物减少,血流增加,常伴有单核细胞浸润。部分人群出现胸部的血管变大、更明显。胸部开始变大。可能伴随疼痛和肿胀,疼痛不适在几周后消失。妊娠中期和晚期,在孕激素、雌激素作用下,胸腺小叶和乳管增殖明显,胸部进一步变大。妊娠晚期,催乳素影响下,腺泡细胞通过吸收血液中的营养物质,产生早期母乳,称为初乳。在哺乳期,由于雌、孕激素的急剧减少,泌乳素水平升高,乳房大小达到峰值。停止母乳喂养后需要 3 个月以达到妊娠前状态,并在此过程中显著可见小叶萎缩。

三、产后乳房常见问题

(一)妊娠期变化相关的良性乳腺改变

1. 增生 由于妊娠期腺细胞增生和哺乳期分泌性增生,在钼靶检查中乳房可呈现轻微钙化。

2. 自发性乳头溢血 轻微自发性乳头溢血妊娠期发生率约20%,哺乳期发生率约15%,一般开始哺乳后症状消失,个别严重情况可持续整个哺乳期。建议行临床检查并监测。

3. 乳腺囊肿 一种良性病变,通常在患者停止母乳喂养几周或几个月后、哺乳期或妊娠晚期发现。

(二)炎症和感染

1. 产后乳腺炎 金黄色葡萄球菌和链球菌存在于婴儿鼻腔和咽喉,哺乳时可通过乳头皮肤伤口感染乳房,如果乳腺内母乳堆积,引发症状。据估计,在哺乳期女性中,哺乳期乳腺炎的发病率为2%~33%。

2. 肉芽肿性乳腺炎 肉芽肿性乳腺炎主要发生于年轻女性,是一种少见的类型,主要发生在产后 5 年内。

3. 乳腺乳头状瘤病 受妊娠期激素变化影响的一种良性增生性病变。

(三)良性肿瘤

1. 乳腺腺瘤 乳腺腺瘤是一种良性肿瘤,主要是由妊娠期和哺乳期的生理变化导致。通常发生在妊娠晚期或哺乳期。哺乳期腺瘤有时可被解释是纤维腺瘤、管状腺瘤或小叶增生的一种变异。哺乳期腺瘤可在妊娠或哺乳期结束时自然消失。

2. 纤维腺瘤 纤维腺瘤是妊娠期、哺乳期最常见的乳腺病变。纤维腺瘤有可能在妊娠前就已产生,并在妊娠期增大;纤维腺瘤的自发性坏死非常罕见,但有时在妊娠或哺乳期可观察到。

(四)妊娠相关乳腺癌

妊娠相关乳腺癌(pregnancy-associated breast cancer,PABC)指在妊娠期及产后 1 年内被诊断的乳腺癌。妊娠相关的乳腺癌发病率很高,每 3 000~10 000 名孕妇中就有一人被诊断,约占所有乳腺癌的 3%,由于妊娠的生物学效应,PABC 进展快、预后差,2~3 年复发率高。

四、产后乳房常见问题处理

(一)产后乳腺炎

乳腺炎是一种乳房炎症,可能伴有也可能不伴有感染。它通常与泌乳有关,因此也称哺乳期乳腺炎或产褥期乳腺炎。临床上主要以疼痛、发热为主要表现,也可能乳房局部有硬结,从而出现红肿、发热,诱发腋窝淋巴结肿大,严重者可能有全身的炎性反应发生。乳腺炎的发病率一般低于10%,最常见于产后第2周和第3周。乳腺炎的两个主要病因是乳汁淤积和感染。通常乳汁淤积是主要原因,可伴或不伴随感染。

乳腺炎治疗方法:

1. 有效乳汁疏通 乳汁淤积往往是乳腺炎的初始因素,最重要的管理步骤是频繁并有效地疏通乳汁。

(1) 鼓励产妇增加受累侧乳房哺乳次数,如疼痛明显,可尝试从健侧开始哺乳,过渡到患侧。

(2) 将婴儿的鼻子或下颌对准淤堵位置,有助于排空乳汁。

(3) 哺乳时用按摩油或食用油对受累位置进行轻柔按摩,方向从受累位置向乳头。

(4) 哺乳后,用手或吸奶器将剩余乳汁排空。

(5) 清洁乳头,确定乳头处无白色颗粒堵塞。

(6) 淋巴回流手法(图12-2)促进消除乳房肿胀,旨在促进肿胀部组织液回流。手置于受累处皮肤,轻柔地向同侧腋下疏通。

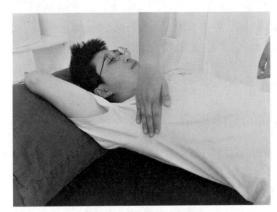

图12-2 乳腺淋巴回流

2. 支持性治疗 休息、液体补充和充足营养是非常重要的。哺乳前,给患侧洗热水澡或热敷可帮助乳汁流出。哺乳后或吸奶后,冷敷可减轻疼痛和水肿。

3. 药物管理 哺乳期女性往往不愿服用药物,应该鼓励有乳腺炎的产妇根据指示服用药物。

(1) 镇痛药物:布洛芬在减轻炎症症状方面可能比简单的镇痛药,如对乙酰氨基酚(扑热息痛)更有效。

(2) 抗生素:如果采用保守治疗(有效乳汁疏通和支持性治疗)后,症状仍持续超过24h,建议在医生指导下采取抗生素治疗。

(二) 妊娠相关乳腺癌

妊娠期间乳房的生理性改变使得早期诊断非常困难,不易被发现,因此多数患者就诊时已属于中晚期。临床表现多为无痛乳腺肿块为主。

妊娠相关乳腺癌治疗:

1. 终止妊娠。

2. 手术治疗　妊娠期可以进行乳腺癌手术。

3. 化学疗法　大多数抗癌药物会造成胎儿宫内发育迟缓、畸形或死胎。

4. 激素治疗　激素治疗对胎儿会有一定影响,一般激素治疗建议分娩后使用。

5. 放射治疗　放射治疗在妊娠期可引起胎儿畸形或死胎,放射治疗建议产后进行。

第二节　妊娠期糖尿病的康复

一、妊娠期糖尿病的定义

妊娠合并糖尿病(diabetes in pregnancy,DIP)包括孕前糖尿病(pregestational diabetes mellitus,PGDM)和妊娠糖尿病(gestational diabetes mellitus,GDM)。而 GDM 是女性妊娠期间比较常见的一种并发症,是指孕妇在妊娠前无糖尿病病史,而在妊娠期内出现糖尿病的情况。

二、妊娠期糖尿病的危害与流行病学

在美国,GDM 的发生率一直在攀升,并且其与 2 型糖尿病的发生率的升高及肥胖人群的增长成正比。通常来说,DIP 患者血糖控制不良会导致的特定风险,包括自然流产、胎儿畸形、子痫前期、死胎、巨大儿、新生儿低血糖和新生儿高胆红素血症等,还有可能增加孕产妇后代发生肥胖和 2 型糖尿病的风险。相关研究显示,2009 年 DIP 的发生率为 7%,其中 86% 为 GDM。

三、妊娠期糖尿病的危险因素

美国妇产科学会在妊娠糖尿病指南中推荐,应对孕早期对具有以下危险因素的高位女性进行 GDM 的早期筛查。高危人群包括所有肥胖或超重的女性(BMI>25),并且同时伴随有以下一种或多种危险因素:①体力活动缺乏;②糖尿病患者的一级亲属;③糖尿病高危种族或民族(亚裔美国人算其中之一);④有巨大儿史(出生体质量≥4 000g);⑤有过 GDM 病史;⑥高血压或应该治疗的高血压(血压 140/90mmHg);⑦高密度脂蛋白水平低于 0.90mmol/L,三酰甘油 >2.82mmol/L;⑧多囊卵巢综合征;⑨糖化血红蛋白水平≥5.7%,糖耐量降低或空腹血糖受损;⑩与胰岛素抵抗相关的其他因素(如妊娠前 BMI>40);⑪心血管病史。在这些高危风险因素中,一部分是可改变因素,另一部分是不可改变因素。在临床管理过程中,应针对可改变因素采取有效的管理措施,以达到有效预防 GDM 及控制、治疗疾病的作用。

四、妊娠期糖尿病的诊断

美国妇产科学会及美国糖尿病学会分别于 2018 年及 2019 年发布了妊娠期糖尿病指南。两份指南的撰写专家组一致认为在妊娠期糖尿病的诊断中应优先采用"两步法"。

(一)一步法

75g 口服葡萄糖耐量试验(oral glucose tolerance test,OGTT):要求被测者至少禁食 8h,并检测孕妇空腹、1h 及 2h 血糖。血糖升高达到以下标准的任意一个,则可诊断:空腹血糖(fasting blood glucose,FBG)≥5.1mmol/L,1h 血糖≥10.0mmol/L,2h 血糖≥8.5mmol/L。

（二）两步法

该方法分为两个步骤：第一步为非禁食状态下 50g 葡萄糖负荷试验，检测 1h 血糖。如果 1h 后测得的血糖水平≥130mg/dL（7.2mmol/L）、135mg/dL（7.5mmol/L）或 140mg/dL（7.8mmol/L），则需进行下一步 100g-OGTT 试验。100g-OGTT 试验，孕妇应在空腹时进行，检测孕妇空腹和餐后 1h、2h 和 3h 血糖情况。最终的血糖值≥2 项阈值（表 12-1），则可诊断为 GDM。

表 12-1　100g-OGTT 阈值

时间	Carpenter-Coustan 标准	NDDG 标准
空腹	95mg/dL（5.3mmol/L）	105mg/dL（5.8mmol/L）
1h	180mg/dL（10.0mmol/L）	190mg/dL（10.6mmol/L）
2h	155mg/dL（8.6mmol/L）	165mg/dL（9.2mmol/L）
3h	140mg/dL（7.8mmol/L）	145mg/dL（8.0mmol/L）

注：NDDG 指的是美国国家糖尿病数据组（national diabetes data group）。

五、妊娠期糖尿病的管理

（一）妊娠期糖尿病的非药物治疗

GDM 管理最主要的目标就是达到最佳血糖控制，并提升妊娠结局。妊娠期糖尿病的非药物治疗主要围绕饮食控制及运动干预来进行。

1. 妊娠期糖尿病的运动处方　恰当的运动方案的执行对于血糖控制具有诸多潜在价值，但是由于在妊娠期运动的不确定性的风险，使得大部分女性在妊娠期都选择避免进行运动。然而，需要认识到，在恰当监管下的运动对于 GDM 的治疗是安全且有益的。符合患者实际情况需求的运动锻炼方案，将对预防、减少或延迟胰岛素的使用有效。但目前尚无专门针对 GDM 人群的指南发表。从逻辑上来说，妊娠期有 GDM 女性的运动注意事项应只需满足妊娠期锻炼的绝对禁忌证及相对禁忌证即可。但考虑到因为该类女性有高血糖问题，应该也同时关注与 2 型糖尿病患者相同的运动注意事项。

对于妊娠前生活方式即为静坐少动的女性，建议专门咨询医疗相关人员，进行运动能力评估及运动风险筛查后再开始进行有监控的安全运动。康复从业者应明确告知患者，妊娠期体力活动禁忌证可能因为体力活动而导致症状加重，直到病情稳定之前，她们都不应该参与到体力活动中。而对于有相对禁忌证的孕产妇，则应该通过临床从业者的系统评估后再决定其参与运动的风险及收益。

一个完整的运动处方需要包括体力活动形式（type）、运动频率（frequency）、持续时间（duration）和运动强度（intensity）。

（1）体力活动形式：对于体力活动的形式，妊娠期的选择其实是非常多样化的。研究表明，无论是低冲击性瑜伽还是高冲击性有氧慢跑等对妊娠期的母体及婴儿均是足够安全的。但为了安全，妊娠期的体力活动方式依然要禁止有可能出现跌倒或外力接触的运动项目，例如篮球、橄榄球、骑马、体操等均为不推荐的体力活动方式。此外，在妊娠初期过后，仰卧位的练习（可能会导致下腔静脉回流受阻），活动较少的站立及潜水也应禁止。美国运动医学学会（American College of Sports Medicine，ACSM）推荐，有氧结合力量训练是对血糖控制、体成分改善及健康促进最佳的选择。抗阻训练能够增加肌肉质量，这可增加血糖的摄取，但这与胰岛素的内在反应无关,推荐的抗阻训练方式为多关节、大肌群的抗阻练习,可使用哑铃、阻力带或做妊娠期普拉提。而有氧练习则可增加胰岛素的刺激效应,通过不同的通路增加血糖的摄取,可选择的有氧运动包括步行、慢跑、有氧操、游泳、水疗、徒步、划船等。

（2）运动频率与持续时间

1）对于妊娠前为静坐少动生活方式的女性,应推荐在妊娠反应过后的中期妊娠再开展运动较为方便,否则患者依从性较难形成。而对于那些在妊娠前较少参加体力活动的女性,则应该以每周 3 次,每次 15min 的有氧练习开始,并逐步进阶为每周至少 4 次,每次 30min 的有氧练习。目前尚无有氧运动的上限限制,但是美国妇产科学会推荐持续进行 45min 以上的有氧练习,可能会有胎儿温度升高的风险。不过,只要能够根据良好的身体状态观察,并控制好锻炼场所温度,这样的温度上升应该依然在安全范围内。

2）ACSM 和澳大利亚运动与科学学会（Exercise and Sports Science Australia,ESSA）推荐,对于糖尿病患者,不应连续两天进行有氧练习。因为运动对短暂的胰岛素效应和被动的血糖摄取提升的作用将持续到锻炼后 48h。对于抗阻训练,ACSM 和 ESSA 均推荐,每周至少进行 2 次,理想情况下为 3 次的力量练习。每次练习课程应该包括 5~10 个不同的练习,以针对不同的大肌群,包括上肢、下肢和核心。每组重复次数应该在 10~15 次（ACSM）或 8~10 次（ESSA）,并重复至少 2~4 组练习。虽然 4 组练习将能达到最佳的血糖摄取和力量增强效应,但考虑到妊娠期女性的训练目标并不是最佳训练效果,为了训练安全考量,进行 3 组中等强度的练习是最适宜。

（3）运动强度

1）大部分妊娠期锻炼指南中都推荐进行中等强度训练,甚至低强度训练,例如瑜伽和太极,对于妊娠期女性的心情、平衡、腰痛、尿失禁等问题均有帮助。有氧练习的中等强度靶心率参考表 11-2。但因在妊娠期,孕产妇的心率变异性增加,美国妇产科学会推荐应考虑使用 Borg 改良自觉费力程度量表（Borg's modified rate of perceived exertion scale）来代替心率作为有氧运动强度的指标。通常来说,在这个 6~20 分的量表中,强度在 12~14 分（有些费力）考虑作为中等强度。

2）在妊娠期进行抗阻训练,强度的考量一定需考虑妊娠期生理变化的影响,而避免大强度的抗阻练习。常见的生理变化包括尿道压力的改变（尿失禁的原因）以及关节松弛度的增加。因此,在力量训练过程中,应该避免采用 Valsalva,以防止损伤风险及相关不良事件。针对普通血糖升高患者,ACSM 推荐使用中等强度为 50%1RM 或较大强度 75%~80%1RM 作为练习强度（最大重复次数,repetition maximum,RM）,以获得最佳的力量水平提升及胰岛素效应。但目前,妊娠期力量训练的高质量研究还相当缺乏,为了安全考量,推荐进行中等强度的力量练习。并且,为了避免损伤发生,训练强度、频率、持续时间均需缓慢渐进。

2. 妊娠期糖尿病的膳食处方　膳食的调整是针对 GDM 患者非药物治疗的关键所在。如何保证妊娠期合理的营养摄入,但同时又能控制血糖水平,保证母亲和新生儿的健康是我们需要解决的问题。目前,针对妊娠期通过营养调整,改善血糖水平的研究主要将膳食控制方案分为以下 4 种:低血糖指数（glycemic index,GI）、总量摄入限制、低碳水化合物及其他。

2015 年的一篇系统综述对上述 4 种膳食控制方案进行了回顾,以明确何种方式对母体及胎儿更为有利。研究结果显示,低血糖指数膳食是目前唯一确认的对 GDM 女性有益的膳食干预方案。低 GI 饮食可增加胰岛素敏感性,并可能通过降低餐后血糖波动,从而降低胰岛素需求。血糖指数指的是某食物与参考食物（如葡萄糖或白面包）比较,其标准摄入量下对人体造成的血糖变化反应。GI 值将食物根据其可造成的血糖升高幅度,从 0~100 进行排序。GI<55 的食物被认为是低 GI 食品。表 12-2 列出了常见的低 GI 食物,可供孕产妇选择。

表 12-2 常见低 GI 食物表

食品种类	食品名称	GI 值
高碳水化合物食品	玉米饼	46 ± 4
	大麦	28 ± 2
	甜玉米	52 ± 5
	意大利面(白面)	49 ± 2
	意大利面(粗面粉)	48 ± 5
水果	苹果	36 ± 2
	橙子	43 ± 3
	香蕉	51 ± 3
	枣	42 ± 4
	桃子	43 ± 5
	苹果汁	41 ± 2
	橙汁	50 ± 2
蔬菜	胡萝卜(煮熟的)	39 ± 4
	蔬菜汤	48 ± 5
奶制品	牛奶(全脂)	39 ± 3
	牛奶(脱脂)	37 ± 4
	水果酸奶	41 ± 2
	豆奶	34 ± 4
豆类	鹰嘴豆	28 ± 9
	芸豆	24 ± 4
	扁豆	32 ± 5
	大豆	16 ± 1
零食	巧克力	40 ± 3
糖类	果糖	15 ± 4

(二)妊娠期糖尿病的药物治疗

大部分女性可通过生活方式干预,在妊娠期内有效控制血糖,但如仍然无法达到目标血糖值,则需要在医生监管下开始进行药物治疗。

由于胰岛素不能透过胎盘,并不会对胎儿健康造成影响,因此胰岛素为 GDM 的首选治疗药物。妊娠期可用的胰岛素种类包括普通胰岛素、中性鱼精蛋白锌胰岛素、门冬胰岛素、甘精胰岛素、赖脯胰岛素和地特胰岛素(表 12-3)。专科医生会根据患者的个体情况推荐胰岛素使用。

表 12-3 各种胰岛素的药效动力学

种类	起效时间	药效峰值	药效持续时间
赖脯胰岛素	1~15min	1~2h	4~5h
门冬胰岛素	1~15min	1~2h	4~5h
普通胰岛素	30~60min	2~4h	6~8h
中性鱼精蛋白锌胰岛素	1~3h	5~7h	13~18h
甘精胰岛素	1~2h	无	24h
地特胰岛素	1~3h	最小峰值 8~10h	18~26h

总体来说,ACOG 推荐胰岛素的起始用量为每天 0.7~1.0U/kg。如果同时存在空腹和餐后血糖偏高的情况,应该通过使用长效或中效胰岛素和短效胰岛素的多次注射方案进行胰岛素注射量的分配。

其他糖尿病治疗常见口服药物,如二甲双胍和格列本脲,均可透过胎盘,因此目前使用的安全性尚不明确。但如孕产妇拒绝胰岛素治疗或不能安全使用胰岛素,或无能力负担胰岛素治疗费用,则也可使用口服二甲双胍代替。

第三节 妊娠期高血压疾病的康复

一、妊娠期高血压疾病的定义

妊娠期高血压疾病(简称妊高症)是妊娠期女性所特有而又常见的疾病,以高血压、水肿、蛋白尿、抽搐、昏迷、心力衰竭、肾衰竭为临床特点,严重者可发生母子死亡。

二、妊娠期高血压疾病的分类

目前国际上关于妊娠期高血压疾病的诊断分类略有不同,我国的妊娠期高血压疾病诊治指南(2015 年),将妊娠期高血压疾病分为四大类。

(一)妊娠高血压

妊娠高血压(gestational hypertension)是指妊娠 20 周后首次出现高血压,收缩压≥140mmHg(1mmHg=0.133kPa)和 / 或舒张压≥90mmHg,于产后 12 周内恢复正常;尿蛋白检测阴性。收缩压≥160mmHg 和 / 或舒张压≥110mmHg 为重度妊娠期高血压。

(二)子痫前期 - 子痫

1. 子痫前期(preeclampsia) 妊娠 20 周后出现收缩压≥140mmHg 和 / 或舒张压≥90mmHg,且伴有下列任一项:尿蛋白≥0.3g/24h,或尿蛋白 / 肌酐比值≥0.3,或随机尿蛋白≥(+)(无法进行尿蛋白定量时的检查方法);无蛋白尿但伴有以下任何一种器官或系统受累:心、肺、肝、肾等重要器官,或血液系统、消化系统、神经系统的异常改变,胎盘 - 胎儿受到累及等。血压和 / 或尿蛋白水平持续升高,发生母体器官功能受损或胎盘 - 胎儿并发症是子痫前期病情向重度发展的表现。子痫前期孕妇出现下述任一表现可诊断为重度子痫前期(severe preeclampsia):①血压持续升高,收缩压≥160mmHg 和 / 或舒张压≥110mmHg。②持续性头痛、视物障碍或其他中枢神经系统异常表现。③持续性上腹部疼痛及肝包膜下血肿或肝破裂表现。④肝酶异常：血丙氨酸转氨酶（alanine transarninase，ALT）或天冬氨酸转氨酶（aspartate transarninase，AST）水平升高。⑤肾功能受损：尿蛋白 >2.0g/24h；少尿（24h尿量 <400mL 或每小时尿量 <17mL）或血肌酐 >106μmol/L。⑥低蛋白血症伴腹水、胸腔积液或心包积液。⑦血液系统异常：血小板计数呈持续性下降并低于 100×10^9/L；微血管内溶血表现有贫血、黄疸或血乳酸脱氢酶（lactate dehydrogenase，LDH）水平升高。⑧心力衰竭。⑨肺水肿。⑩胎儿生长受限或羊水过少、胎死宫内、胎盘早剥等。

2. 子痫（eclamgsia）　子痫前期基础上发生不能用其他原因解释的抽搐。

（三）妊娠合并慢性高血压

既往存在的高血压或在妊娠 20 周前发现收缩压≥140mmHg 和 / 或舒张压≥90mmHg，妊娠期无明显加重；或妊娠 20 周后首次诊断高血压并持续到产后 12 周以后。

（四）慢性高血压并发子痫前期

慢性高血压并发子痫前期（chronic hypertension with superimposed preeclampsia）是指慢性高血压孕妇，妊娠 20 周前无蛋白尿，妊娠 20 周后出现尿蛋白≥0.3g/24h 或随机尿蛋白≥（+）；或妊娠 20 周前有蛋白尿，妊娠 20 周后尿蛋白定量明显增加；或出现血压进一步升高等上述重度子痫前期的任何一项表现。

三、妊娠期高血压疾病的流行病学研究

妊娠期高血压疾病广泛存在孕妇当中，是妊娠期最常见的医学并发症，全球发病率在2%~8%。妊娠期高血压疾病影响美国 6%~8% 的妊娠期孕妇。在撒哈拉以南非洲进行的两项基于医院的研究表明，该病患病率分别为 11.5% 和 26.5%。妊娠期高血压疾病在我国的发生率为 5%~12%。妊娠期高血压疾病是导致孕产妇死亡的第二大原因。全球因妊娠期高血压疾病造成的孕产妇死亡数占孕产妇死亡总数的 10%~16%。

四、妊娠期高血压疾病的高危因素

妊娠期高血压疾病对产妇及胎儿影响巨大，应在妊娠前、妊娠早期和对任何时期首诊的孕妇进行高危因素的筛查、评估和预防。

子痫前期高危因素包括：①年龄≥40 岁、BMI≥28；②子痫前期家族史（母亲或姐妹）、既往子痫前期病史；③内科病史或隐匿存在（潜在）的疾病，包括高血压、肾脏疾病、糖尿病和自身免疫性疾病如系统性红斑狼疮、抗磷脂综合征等；④初次妊娠或妊娠间隔时间≥10 年；⑤此次妊娠收缩压≥130mmHg 或舒张压≥80mmHg（孕早期或首次产前检查时）；⑥孕早期24h 尿蛋白定量≥0.3g 或尿蛋白持续存在[随机尿蛋白≥（++），1 次及以上]；⑦多胎妊娠（单胎 5%，双胎 13%）。

五、妊娠期高血压疾病的病因及发病机制

子痫前期和子痫的病因，至今尚不清楚。子痫前期的发生率约为 5%，初产妇、有高血压及血管疾病的孕妇更为常见。

六、妊娠期高血压疾病的诊断

（一）询问病史

1. 注意询问患者妊娠前有无高血压、肾病、糖尿病及自身免疫性疾病史。

2. 有无妊娠期高血压疾病史。

3. 了解患者此次妊娠后高血压、蛋白尿等症状出现的时间和严重程度。

4. 有无妊娠期高血压疾病家族史。

5. 有无新发头痛,普通药物治疗不缓解,排除其他原因或视物模糊。

6. 持续性右上腹或中上腹疼痛。

（二）高血压的诊断

血压的测量:测量前被测者至少安静休息 5min。测量取坐位或卧位。注意肢体放松,袖带大小合适。通常测量右上肢血压,袖带应与心脏处于同一水平。

妊娠期高血压定义为同一手臂至少 2 次测量的收缩压≥140mmHg 和 / 或舒张压≥90mmHg。若血压低于 140/90mmHg,但较基础血压升高 30/15mmHg,虽不作为依据诊断,却需要密切随访。对首次发现血压升高者,应间隔 4h 或以上复测血压,如 2 次测量均为收缩压≥140mmHg 和 / 或舒张压≥90mmHg,诊断为高血压。

对严重高血压孕妇,收缩压≥160mmHg 和 / 或舒张压≥110mmHg 时,间隔数分钟重复测定后即可以诊断。

（三）蛋白尿的检测

所有孕妇每次产前检查均应检测尿蛋白或尿常规。尿常规检查应选用中段尿。可疑子痫前期孕妇应检测 24h 尿蛋白定量。尿蛋白≥0.3g/24h 或尿蛋白 / 肌酐比值≥0.3,或随机尿蛋白≥(+)定义为蛋白尿。

应注意蛋白尿的进展性变化以及排查蛋白尿与孕妇肾脏疾病和自身免疫性疾病的关系。

七、妊娠期高血压疾病的管理及治疗

治疗目的是预防重度子痫前期和子痫的发生,降低母儿围生期患病率和死亡率,改善围产结局。

治疗基本原则是休息、镇静、预防抽搐、有指征地降压和利尿、密切监测母儿情况,必要时终止妊娠。

妊娠期高血压疾病有轻度、中度、重度之分。管理及治疗方式需要根据分类和病情的严重程度进行个体化治疗。

（一）一般监测

注意头痛、视物模糊、胸闷、上腹部不适或疼痛及其他消化系统症状,检查血压、体质量、尿量变化和血尿常规,注意胎动、胎心等的监测。特殊检查:眼底、凝血功能、重要器官功能、血脂、血尿酸、尿蛋白定量和电解质、胎儿电子监护、超声监测胎儿生长发育、羊水量,如怀疑胎儿生长受限,有条件的单位注意检测脐动脉和大脑中动脉血流阻力等。

（二）日常行为及饮食管理

1. 在轻度子痫前期,减少一天中大部分时间的体育活动是有益的。绝对卧床休息是不必要的。

2. 饮食中应包括足够但不过量的蛋白质和热量,适当限制食盐摄入,对肥胖女性进行热量控制。注意休息,以侧卧为宜,保持充足睡眠。

3. 妊娠期高血压孕妇可居家或住院治疗;非重度子痫前期孕妇应评估后决定是否住院治疗;重度妊娠期高血压、重度子痫前期及子痫孕妇均应住院监测和治疗。

（三）降压治疗

降压治疗的目的是预防心脑血管意外和胎盘早剥等严重母胎并发症。收缩压≥160mmHg 和 / 或舒张压≥110mmHg 的高血压孕妇应进行降压治疗；收缩压≥140mmHg和 / 或舒张压≥90mmHg 的高血压患者也可应用降压药。降压过程力求血压下降平稳，不可波动过大，且血压不可低于 130/80mmHg，以保证子宫 - 胎盘血流灌注。

常用降压药物有肾上腺素能受体阻滞剂、钙离子通道阻滞剂及中枢性肾上腺素能神经阻滞剂等药物。常用口服降压药物有拉贝洛尔、硝苯地平或硝苯地平缓释片等；如口服药物血压控制不理想，可静脉用药，常用药有拉贝洛尔、酚妥拉明；妊娠期一般不使用利尿剂降压，以防血液浓缩、有效循环血量减少和高凝倾向。不推荐使用阿替洛尔和哌唑嗪。硫酸镁不作为降压药使用。妊娠中晚期禁止使用血管紧张素转换酶抑制剂（angiotensin converting enzyme inhibitor，ACEI）和血管紧张素 II 受体阻滞剂（angiotensin II receptor blocker，ARB）。

（四）硫酸镁防治子痫

硫酸镁是子痫治疗的一线药物，也是重度子痫前期预防子痫发作的预防用药；对于非重度子痫前期的患者也可酌情考虑应用硫酸镁。

（五）促胎儿肺成熟

妊娠 <34 周并预计在 1 周内分娩的子痫前期孕妇，均应接受糖皮质激素促胎肺成熟治疗。

（六）镇静药物的应用

应用镇静药物的目的是缓解孕产妇的精神紧张、焦虑症状、改善睡眠、预防并控制子痫常用镇定药物有地西泮、苯巴比妥、冬眠合剂。

（七）利尿剂的应用

对于子痫前期孕妇，不主张常规应用利尿剂，仅当孕妇出现全身性水肿、肺水肿、脑水肿、肾功能不全、急性心力衰竭时，可酌情使用呋塞米等快速利尿剂。

（八）终止妊娠时间

子痫前期孕妇经积极治疗，而母胎状况无改善或病情持续进展的情况下，终止妊娠是唯一有效的治疗措施。重要的是进行病情程度分析和个体化评估，既不失终止时机又争取获得促胎肺成熟时间。

1. 妊娠期高血压、病情未达重度的子痫前期孕妇 可期待至妊娠 37 周以后。

2. 重度子痫前期孕妇 妊娠不足 26 周孕妇经治疗病情危重者建议终止妊娠。妊娠26 周至不满 28 周患者根据母胎情况及当地母儿诊治能力决定是否可以行期待治疗。妊娠28~34 周，如病情不稳定，经积极治疗病情仍加重，应终止妊娠；如病情稳定，可以考虑期待治疗，并建议转至具备早产儿救治能力的医疗机构。妊娠 >34 周孕妇，可考虑终止妊娠。

3. 子痫 控制病情后即可考虑终止妊娠。

（九）分娩方式

妊娠期高血压疾病孕妇，如无产科剖宫产指征，原则上考虑阴道试产。但如果不能短时间内阴道分娩，病情有可能加重，可考虑放宽剖宫产的指征。

在分娩过程中密切观察自觉症状，应持续降压治疗，使收缩压低于 160mmHg，舒张压低于 110mmHg；监测胎心率变化；积极预防产后出血。

麦角新碱类药物不应用于任何妊娠期高血压疾病的女性，特别是先兆子痫或妊娠高血压；应该考虑使用其他的催产素。

（十）子痫前期限制补液量

子痫前期孕妇需要限制补液量避免肺水肿。除非有严重的液体丢失（如呕吐、腹泻、分娩失血）使血液明显浓缩，血容量相对不足或高凝状态者，通常不推荐扩容治疗。

（十一）纠正低蛋白血症

严重低蛋白血症伴腹水、胸腔积液或心包积液者，应补充白蛋白或血浆，同时注意配合应用利尿剂及严密监测病情变化。

八、妊娠期高血压疾病患者产后管理

（一）妊娠期高血压疾病对产妇后期影响

妊娠期高血压疾病与后期心血管并发症有关。研究表明，与正常妊娠的女性相比，患有子痫前期的产妇在 14.1 年后患高血压的相对风险为 3.7 倍，产后 11.7 年后患缺血性心脏病的相对风险增加了 2.16 倍，产后 10.4 年后患卒中的相对风险是 1.81 倍，4.7 年后发生静脉血栓栓塞性疾病的相对风险增加 1.79 倍。

（二）妊娠期高血压疾病产后管理

测量血压应在产后血压峰值期间，即分娩后第 3~6d。严重的产后高血压必须进行降压治疗，使收缩压 <160mmHg，舒张压 <110mmHg。有产后高血压的女性应评估是否有先兆子痫（无论是新生还是产前加重）。产前子痫前期女性和早产女性应考虑产后继续进行抗高血压治疗。

一般可用于母乳喂养的降压药包括硝苯地平、拉贝洛尔、甲基多巴、卡托普利和依那普利。

规律的体育锻炼、控制食盐摄入（<6g/d）、戒烟等。鼓励超重孕妇控制体质量：BMI 控制在 18.5~25.0，腹围 <80cm。

九、妊娠期高血压疾病及治疗对儿童神经行为发育的影响

妊娠期高血压和先兆子痫可能分别与儿童神经发育不良影响的增加有关，如注意力不集中和外化行为（如攻击性）。

十、子痫前期的预防

1. 高危因素筛查 高危因素包括年龄 ≥40 岁、BMI≥28，有子痫前期家族史（母亲或姐妹）、既往子痫前期病史，以及存在的内科病史或隐匿存在（潜在）的疾病（包括高血压、肾脏疾病、糖尿病和自身免疫性疾病，如系统性红斑狼疮、抗磷脂综合征等）；初次妊娠，妊娠间隔时间 ≥10 年，此次妊娠收缩压 ≥130mmHg 或舒张压 ≥80mmHg（孕早期或首次产前检查时），孕早期 24h 尿蛋白定量 ≥0.3g 或尿蛋白持续存在[随机尿蛋白 ≥（++），1 次及以上]，多胎妊娠等。

2. 药物管理 对存在子痫前期复发风险如存在子痫前期史（尤其是较早发生子痫前期史或重度子痫前期史），有胎盘疾病史如胎儿生长受限、胎盘早剥病史，存在肾脏疾病及高凝状况等子痫前期高危因素者，可以在妊娠早中期（妊娠 12~16 周）开始服用小剂量阿司匹林（50~100mg），可维持到孕 28 周。

3. 自我管理 包括妊娠期压力管理、合理膳食、控制体重。

4. 运动 如伸展运动和步行、自行车训练，改变久坐的生活方式。

第四节 产后心理障碍的康复

每年,全球有 10%~20% 的女性在妊娠期或产后一年时间里发生心理疾病/障碍。这些心理疾病/障碍包括产后抑郁症(postnatal depression)、产后焦虑(postnatal depression)、强迫症(obsessive compulsive disorder)、创伤后应激综合征(post-traumatic stress disorder)和产后精神病(postpartum psychosis)(如 I 型躁郁症、II 型躁郁症、精神分裂症等),是精神病急症。这些围生期心理疾病一直是需要被关注的公共健康问题。它们是导致妊娠期及产后母亲死亡的主要因素之一,如果不及时关注这类问题的发展,除了很可能会对女性及其家庭带来巨大影响外,还可能会给社会带来巨大的财政负担。据调查统计显示,英国每年花费在围生期心理健康问题的总额为 80 亿英镑。

心理健康领域囊括非常广泛的内容,本节主要以产后女性目前常见的情绪问题和睡眠障碍的诊断与治疗为主要内容展开介绍。

一、产后抑郁症

抑郁障碍是由多种原因引起的以显著和持久的抑郁症状为主要临床特征的一类心境障碍。产后抑郁症是指女性在产褥期出现明显的抑郁症状或典型的抑郁发作,基本特征是情感的持续低落,伴有思维以及行为的变化,并反映到躯体症状。研究报道,产后抑郁通常在分娩后 2 周开始,4~6 周处于高发期。产后抑郁在国外的发病率为 9.6%~23%,国内的发病率为 7.6%~20.9%。

(一)临床表现

抑郁的临床表现可分为核心症状、心理症状和躯体症状 3 部分。核心症状包括心境低落、兴趣减退和快感缺失。心理症状包括思维迟缓、认知功能损害、负性认知模式、自责自罪、自杀观念和行为、精神运动性迟滞或激越、焦虑、精神病性症状和自知力缺乏。躯体症状包括睡眠障碍、与自主神经功能紊乱相关的症状、进食紊乱、精力下降和性功能障碍。

(二)影响因素

产后抑郁的影响因素非常多样,研究显示下列因素都有可能将产妇暴露于高产后抑郁风险:①患者个人或家族有抑郁症、焦虑症或产后抑郁症病史;②经前期综合征;③不恰当的婴儿护理支持;④经济压力;⑤婚姻危机;⑥妊娠期、生产、哺乳并发症;⑦近期的生活变化,如搬家、失业;⑧多胞胎母亲;⑨婴儿在 ICU 内监护的母亲;⑩经历过不孕不育治疗的母亲;⑪甲状腺功能异常的母亲;⑫目前患有任何形式的糖尿病(1 型、2 型或妊娠期糖尿病)。

此外,针对中国特有的"坐月子"传统,上海一项针对 2 615 名产后女性的调查发现,中国女性"坐月子"习惯中某些特定的行为可能也与产后抑郁相关。例如,产后第 1 个月经常外出的女性比从来不外出的女性有更高的产后抑郁风险;每晚平均睡眠时间低于 6h 的女性比能够睡眠 8h 的女性更容易遭受产后抑郁的影响;经常开窗通风的女性,与从来不开窗或极少开窗的女性相比,有更低的产后抑郁风险。

(三)诊断标准与分级

根据《中国疾病与分类第 10 版》(ICD-10)抑郁障碍诊断标准包括 3 条核心症状和 7 条附加症状。3 条核心症状:①心境低落;②兴趣和愉快感丧失;③导致劳累增加和活动减少的精力降低。7 条附加症状:①注意力降低;②自我评价和自信降低;③自罪观念和无价值感;④认为前途暗淡悲观;⑤自伤或自杀的观念或行为;⑥睡眠障碍;⑦食欲下降。诊断抑郁发作时,一般要求病程持续至少2周,并且存在具有临床意义的痛苦或社会功能的受损。

1. 轻度抑郁　具有至少2条核心症状和至少2条附加症状,且患者的日常工作和社交活动有一定困难,对患者的社会功能轻度影响。

2. 中度抑郁　具有至少2条核心症状和至少3条(最好4条)附加症状,且患者的工作、社交或生活存在相当困难度影响。

3. 重度抑郁　3条核心症状都存在和具备至少4条附加症状,且患者的社会、工作和生活功能严重受损。

(四)评估工具

1. 抑郁自评量表(self-rating depression scale,SDS)　由Zung编制于1965年。量表总共20个条目,每个条目按症状出现频度分4个等级:没有或很少时间、少部分时间、相当多时间、绝大部分或全部时间。其中有10个条目为反向评分,评定时间范围为过去一周。该量表主要统计指标是总分,20个条目的总分相加即得到总粗分,用总粗分乘以1.25后,取其整数部分,可得标准总分。我国常模结果分界值为总粗分41分、标准分53分。该量表使用简便,一般人群均适用,可用于抑郁症状筛查以及严重程度的评定,也可在治疗中随访用于评估疗效(附录17)。

2. 患者健康问卷抑郁症状群量表-9(patient health questionnaire-9,PHQ-9)　是Spitzer等于1999年根据《精神疾病诊断与统计手册》第4版(DSM-IV)关于抑郁障碍的9项症状制订编制,该量表共有9个项目,每条目根据症状出现频率,分0~3四级评分,总分范围0~27分。分值5、10、15、20分别相对应轻、中、中重、重度抑郁分界值。该量表简短、易操作,适用于抑郁症状的筛查和评定(附录18)。

3. 爱丁堡产后抑郁量表(Edinburgh postnatal depression scale,EPDS)　是专门用于产后抑郁筛查的量表。该量表具有良好的信效度,在临床中被广泛应用。研究表明,EPDS不仅适用于产后抑郁的筛查,也可用于筛查妊娠期抑郁问题。该量表包含10个条目,每个条目的描述分为4级,分别是"从未""偶尔""经常""总是",并分别赋值0~3分,总分0~30分。得分越高表示抑郁程度越严重,总分≥9分为筛查抑郁症状的临界值(附录19)。

(五)干预

对于抑郁症的干预,通常有药物治疗、心理治疗和运动疗法三大类。对重度患者,药物治疗效果较好,但药物治疗周期较长,一般在4~8周及以上,症状改善后也需要持续服用药物,对母婴有一定的副作用,因而不太容易被患者及其家属接受。而对于轻度及中度抑郁症患者,心理干预的疗效与抗抑郁药物相当,且对母婴无副作用,是目前较为推荐的干预方案。

对抗抑郁问题,最关键的步骤如下:

1. 获得支持　人们通常可以通过身边朋友、家庭或任何可信任的人的支持以克服困境。专业的心理咨询师也是支持资源之一。治疗师应鼓励患者,以找到和建立身边的支持系统。

2. 保持活跃　抑郁问题患者最主要的一个表现就是惰性,什么都不想做。因此,保持忙碌是一个不错的选择。

3. 坚持运动　体力活动是一个天然抗抑郁药,运动可以释放内啡肽、提升身体能量水平,同时提供成就感。目前,有关产后抑郁的运动疗法主要选用有氧练习及特定的有助于身心放松的运动方式,如步行、慢跑、瑜伽等。而运动强度多采用中高强度,每次运动应持续进行 30min 以上,每周进行 3~5d 练习。但现有的研究结果所呈现的抑郁症状减轻的效应量较小,同时研究质量相对较低。虽然说运动为基础的干预可能是一个预防和治疗产后抑郁问题的替代疗法,不过目前相关临床工作的效果和成本效益比尚需要更多研究来确认。

4. 良好的睡眠 缺乏睡眠是导致抑郁焦虑情绪的原因之一。每天的 7~8h 充足睡眠,有助于保持一个稳定的心情。

5. 避免饮酒 酒精是中枢神经系统抑制剂,会降低活动水平和动机。

6. 促进积极情绪 尽情享受美好时光,接受别人的赞美,关注感觉美好的事物。这样,患者感到沮丧的机会将会减少。

7. 选择为自己而战 不公正问题无处不在,处理过多的不公正会耗尽精力。尝试将注意力集中在更为重要的事情上。

8. 鼓励患者表达自己 压抑的思想和情绪就像往袋子里装满石头,然后扛着它负重前行,最终,它会拖慢我们前进的步伐,伤害到健康。所以,鼓励患者将自己的这些"负重"说出来或写下来。

二、焦虑

接近 6% 的妊娠期女性和 10% 的产后女性会存在焦虑问题。有时焦虑问题独自存在,有时焦虑问题会与抑郁问题同时存在。产后焦虑以广泛性焦虑障碍最为常见。广泛性焦虑障碍是一种以焦虑为主要临床表现的精神障碍,患者常常有不明原因的提心吊胆、紧张不安,显著的自主神经功能紊乱症状、肌肉紧张及运动性不安。患者往往能够认识到这些担忧是过度和不恰当的,但不能控制,因难以忍受而感到痛苦。

(一)临床表现

广泛性焦虑主要表现为精神性焦虑,表现为对未来可能发生的、难以预料的某种危险或不幸事件经常担心;躯体性焦虑,表现为运动型不安与肌肉紧张;自主神经功能紊乱,表现为心动过速、胸闷气短、头晕头痛、皮肤潮红、出汗或苍白、口干等症状。

(二)诊断标准

根据 ICD-10 广泛性焦虑障碍的诊断标准,患者在至少数周(通常为数月)内的大多数时间存在以下问题。①恐慌:为将来的不幸烦恼,感到忐忑不安,注意困难等;②运动性紧张:坐卧不宁、紧张性头痛、颤抖、无法放松;③自主神经活动亢进:头重脚轻、出汗、心动过速或呼吸急促、上腹不适、头晕、口干等。

(三)评估工具

1. 焦虑自评量表(self-rating anxiety scale,SAS) 由 Zung 于 1971 年编制,与 SDS 非常类似。共计 20 个条目,按症状程度分 4 级评分,其中 5 项为反向评分。评定时间范围也为过去 1 周。结果评定也与 SDS 类似,总粗分分界值 40 分,标准总分分界值 50 分。该量表使用简便,可用于评定焦虑的主观感受。具体见附录 20。

2. 广泛性焦虑量表 -7(generalized anxiety disorder-7,GAD-7) GAD-7 和 PHQ-9 一样,是患者健康问卷(patient health questionnaire,PHQ)的一个组成部分。由 Spitzer 等编制,用于焦虑症状的筛查及症状严重度的评估,由 7 个条目组成,评定范围也是过去 2 周,每个条目分 4 级评分,总分范围为 0~21 分。分值 5、10、15 分别为轻、中、重度分界值。具体见附录 21。

（孙 扬 赵 倩）

参考文献

［1］Infant and young child feeding. World Health Organazation, 2009.

［2］郝伟. 精神病学. 北京：人民卫生出版社, 2018.

［3］张明园. 精神科评定量表手册. 长沙：湖南科学技术出版社, 2003.

［4］YU JH, KIM MJ, CHO H, et al. Breast diseases during pregnancy and lactation. Obstet Gynecol Sci, 2013, 56 （3）：143-159.

［5］LISA H. AMIR. The academy of breastfeeding medicine protocol committee. ABM Clinical Protocol #4：Mastitis, Revised March 2014. Breastfeeding Medicine, 2014, 9（5）：239.

［6］BERKEY CS, ROSNER B, WILLETT WC, et al. Prenatal factors and infant feeding in relation to risk of benign breast disease in young women. Breast Cancer Res Treat, 2015, 154（3）：573-582.

［7］邱淑琴, 梁银珠, 林锦妹, 等. 健康教育联合个性化行为干预在妊娠期糖尿病中的效果分析. 中国妇幼卫生杂志, 2020, 11（2）：43-46.

［8］陈佳, 李映桃, 王振宇, 等. 2018 年美国妇产科学会与 2019 年美国糖尿病学会妊娠期糖尿病指南比较. 国际妇产科学杂志, 2019, 46（3）：336-341.

［9］PADAYACHEE C, COOMBES JS. Exercise guidelines for gestational diabetes mellitus. World J Diabetes, 2015, 6（8）：1033-1044.

［10］VIANA LV, GROSS JL, AZEVEDO MJ. Dietary intervention in patients with gestational diabetes mellitus：a systematic review and meta-analysis of randomized clinical trials on maternal and newborn outcomes. Diabetes Care, 2014, 37（12）：3345-3355.

［11］ATKINSON FS, FOSTER-POWELL K, BRAND-MILLER JC. International tables of glycemic index and glycemic load values：2008. Diabetes Care, 2008, 31（12）：2281-2283.

［12］DASSANAYAKE M, LANGEN E, DAVIS MB. Pregnancy Complications as a Window to Future Cardiovascular Disease. Cardiol Rev, 2020, 28（1）：14-19.

［13］JAIN V. Letter to the Editor：Diagnosis, Evaluation, and Management of the Hypertensive Disorders of Pregnancy：Executive Summary. J Obstet Gynaecol Can, 2015, 37（9）：774-775.

［14］UPADYA M, RAO ST. Hypertensive disorders in pregnancy. Indian J Anaesth, 2018, 62（9）：675-681.

［15］杨孜, 张为远. 妊娠期高血压疾病诊治指南（2015）. 中华妇产科杂志, 2015, 50（10）：721-728.

［16］DING G, NIU L, VINTURACHE A, et al. "Doing the month" and postpartum depression among Chinese women：A Shanghai prospective cohort study. Women Birth, 2020, 33（2）：e151-e158.

［17］陈可, 张彩云, 张志刚, 等. 正念疗法对产后抑郁患者干预效果的 meta 分析. 中国心理卫生杂志, 2020, 34（1）：15-20.

［18］CARTER T, BASTOUNIS A, GUO B, et al. The effectiveness of exercise-based interventions for preventing or treating postpartum depression：a systematic review and meta-analysis. Arch Womens Ment Health, 2019, 22（1）：37-53.

［19］DOUCET S, JONES I, LETOURNEAU N, et al. Interventions for the prevention and treatment of postpartum psychosis：a systematic review. Arch Womens Ment Health, 2011, 14（2）：89-98.

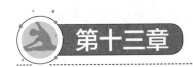

第十三章

传统医学在产后康复中的应用

第一节 概 述

女性在经历妊娠、分娩后,无论从生理和心理上,还是从体形和外貌上都会发生一系列变化,如皮肤粗糙、色素沉着、脂肪堆积、腰围变粗等;在激素水平变化影响下可能会进一步出现腹胀、缺乳、恶露不尽、便秘、产后身痛等产后病,如不及时调理康复可能会影响终身。

传统医学认为,女性以气为本,以血为用。自然分娩时,产妇消耗体力、出汗和出血,产后阴血骤虚,元气耗损,阳气易浮。《金匮要略·妇人产后病脉证并治》云:"新产血虚多汗出,喜中风,故令病痉;亡血复汗,寒多,故令郁冒;亡津液胃燥,故大便难。"《千金要方》曰:"凡妇人非止临产须忧,至于产后,则有时血露淋沥不尽。"出现气滞血瘀或气血两亏,被冷风邪气所伤,易导致诸证发生。朱丹溪曰:"产后当大补气血,虽有杂症,以末制之。"《千金要方》亦云:"妇人产讫,五脏虚羸,惟得将补,不可转泻。若有其病,不须挟药。若行挟药,转更增虚。"明确指出产后立法处方以大补气血为本。总之,中医认为,女性产后,元气受损,多虚多瘀。女性产后有独特的生理病理表现,主要有以下几个方面:①产后气不足而血亦虚;②产后易伤损奇经八脉;③产后多瘀血为患。产后元气大损,阴血骤亏,致"百节空虚",又多瘀血,乃产后之生理病理特点,故有"产后多虚多瘀"之说。

传统医学历来都非常注重产后调护。对于产后这一特殊体质、特殊阶段的康复治疗有着独特的理论和方法,并强调个体差异和整体观念来调理康复。

第二节 产后各种常见病症中医治疗

一、产后腹痛的康复

(一)概念

产妇在产褥期内,发生与分娩或产褥有关的小腹疼痛,称为产后腹痛。

(二)病因病机

产后腹痛的主要病机是气血运行不畅,不荣而痛或不通而痛。常见的病因为气血两虚、瘀滞子宫。

(三)辨证要点

辨证主要根据腹痛的性质及恶露的量、色、质、气味的变化,结合兼证、舌脉辨其虚实。

(四)证候分型

1. 气血两虚 产后小腹隐隐作痛数日不止,喜揉喜按,恶露量少,色淡红,质稀无块;面色苍白,头晕眼花,心悸怔忡,大便干结;舌淡,苔薄白,脉细弱。

2. 瘀滞子宫　产后小腹疼痛,拒按,得热痛缓,恶露量少,涩滞不畅,色紫黯有块,块下痛减;面色青白,四肢不温,或胸胁胀痛;舌质紫黯,脉沉紧或弦涩。

（五）治疗方法

1. 气血两虚　补血益气,缓急止痛。中药主方为肠宁汤:当归 10g、熟地黄 10g、阿胶 10g、人参 10g、山药 10g、甘草 3g、续断 10g、肉桂 5g、麦冬 10g。

2. 瘀滞子宫　活血化瘀,温经止痛。中药主方为生化汤:当归 10g、川芎 10g、桃仁 10g、炮姜 5g、炙甘草 5g。

3. 其他方法

（1）针灸:取足三里、气海、关元、天枢、三阴交等穴。气血两虚加脾俞、胃俞、章门等穴,用补法;瘀滞子宫加曲泉、血海等穴,用泻法。

（2）穴位按摩:选用子宫、中极、关元、气海、足三里、神阙、内关等穴,手指点穴,每次每穴 10min。

（3）刮痧:刮腰阳关,点揉关元、中极等穴,刮血海、三阴交等穴。

（4）饮食调理:山楂 30g、红糖 15g,山楂加水煎至山楂煮烂,加入红糖即可服用,适用于气血瘀滞证;益母草 30g、生姜 3 片、红糖 15g,水煎服;益母草 30g 加鸡 1 只煎汤饮;红糖煮鸡蛋 1~2 个。

二、产后汗证的康复

（一）概念

产后汗证包括产后自汗和产后盗汗。女性于产后出现汗出溱溱,持续不止,称为产后自汗;若寐中汗出湿衣,醒来即止,称为产后盗汗。自汗、盗汗均是在产褥期汗出过多,日久不止为特点,统称产后汗证。

（二）病因病机

本病主要病机为产后耗气伤血,腠理不密,卫阳不固;阴虚内热,浮阳不敛,迫汗外出。气虚、阴虚为本病主因。

（三）辨证要点

产后汗量过多,持续时间长。根据时间的不同,白昼汗多,动则尤甚,持续不止为自汗;寐中周身汗出溱溱,醒后即止为盗汗。

（四）证候分型

1. 肺卫气虚　产后汗出过多,不能自止,动则加剧;恶风身冷,气虚乏力,面色㿠白,倦怠乏力;舌淡,苔薄白,脉细弱。

2. 阴虚内热　产后睡中汗出,甚则湿透衣衫,醒后即止;面色潮红,头晕耳鸣,口燥咽干,渴不思饮,五心烦热,腰膝酸软;舌质红嫩或绛,苔少或无苔,脉细数无力。

（五）治疗方法

1. 肺卫气虚　益气固表,和营止汗。中药主方为黄芪汤:黄芪 10g、白术 10g、防风 6g、熟地黄 10g、煅牡蛎 20g、茯苓 10g、麦冬 10g、甘草 3g。

2. 阴虚内热　益阴益气,生津敛汗。中药主方为生脉散合玉屏风散加减:人参 10g、麦冬 10g、五味子 6g、山茱萸 10g、浮小麦 20g、煅牡蛎 20g、防风 10g、黄芪 20g、白术 15g。

3. 其他疗法

（1）中成药:根据病情可选用玉屏风散、生脉饮（散）等。

（2）针灸：产后自汗取关元、大椎、足三里等穴，用补法。产后盗汗取三阴交、阴郄穴，艾条温灸 5min。

（3）穴位按摩：可选用神阙、气海、关元、涌泉、大椎、肺俞、脾俞等穴，手指点穴，每次每穴 10min。

（4）饮食调理：浮小麦 30~50g，煎水，代茶饮；黄芪 20g、白术 10g 炖鸡；气虚证黄芪 20g、白术 10g、防风 10g、生地黄 10g，莲藕适量煲鸡汤或鲫鱼汤；阴虚证生地黄 10g、玉竹 10g 煲汤。

三、产后恶露不绝的康复

（一）概念
女性产后血性恶露持续 3 周以上，仍淋漓不净者，称产后恶露不绝。

（二）病因病机
冲任为病，气血运行失常或感染邪毒所致。病因有气虚、血瘀、血热。

（三）辨证要点
对于产后恶露不绝，主要从恶露量、色、质、气味及腹痛辨寒、热、虚、实。

（四）证候分型
1. 脾虚气陷　产后恶露过期不止，量多或淋漓不断，色淡红，质稀薄，无臭味；小腹空坠，神疲懒言，面色㿠白，四肢无力。舌淡苔薄白，脉细弱。

2. 血热内扰　产后恶露过期不止，量较多，色深红，质稠黏，有臭秽气；面色潮红，口燥咽干。舌质红，脉虚细而数。

3. 气血瘀滞　产后恶露淋漓涩滞不爽，量少，色紫暗有块，小腹疼痛拒按；舌紫黯或边有瘀点，脉弦涩或沉而有力。

（五）治疗方法
1. 脾虚气陷　健脾益气，摄血固冲。中药主方为补中益气汤加减：黄芪 15g、甘草 3g、人参 10g、当归 10g、橘皮 10g、升麻 10g、柴胡 6g、白术 10g、益母草 15g。

2. 血热内扰　养阴清热，凉血止血。中药主方为保阴煎加减：生地黄 10g、熟地黄 10g、白芍 10g、山药 10g、续断 10g、黄芩 10g、黄柏 10g、生甘草 3g、益母草 15g。

3. 气血瘀滞　活血化瘀止血。中药主方为生化汤加益母草、炒蒲黄：当归 10g、川芎 10g、桃仁 10g、炮姜 5g、炙甘草 5g、益母草 15g、炒蒲黄 15g。

4. 其他疗法
（1）中成药：气血瘀滞证可选用益母草冲剂（膏）。

（2）针灸：脾虚气陷证，艾条温灸至阴、足三里、三阴交、关元等穴；血热内扰证，针刺血海、太冲、气海、肝俞等穴；气血瘀滞证，针刺石门、气海、维胞、地机、三阴交等穴。耳穴：取子宫、交感、皮质下、脾、肾、内分泌等穴，两耳交替治疗。

（3）饮食调理：参术黄芪粥，党参 9g、黄芪 15g、白术 18g、粳米 60g，先将前三味药煎汤 30min 后再入粳米煮粥食用，每天 2 次，服 6~7d；山楂 30g，红糖 30g，山楂加水煎至山楂煮烂，加入红糖即可服用，适用于气血瘀滞证；马齿苋、鲜藕各 100g，同入沸水中焯过，捞出沥水，用食盐、芝麻油、白糖、醋凉拌，分两次服用；桂皮 6g、山楂 20g、炮姜 10g、母鸡 1 只，加水适量同炖至鸡肉熟透，加食盐调味，分 2~3 次服用；党参、黄芪、益母草各 20g，红糖 50g、鸡蛋 2 只，三味药加水适量与鸡蛋同煮至蛋熟，去渣取汁，鸡蛋去壳，两者与红糖煮沸，分 2 次食蛋饮汤。

四、产后尿失禁的康复

（一）概念

产后尿失禁指女性产后出现非自主漏尿,分为压力性尿失禁和急迫性尿失禁。

（二）病因病机

脾肺气虚,肾气不固,不能通调水道,膀胱气化不及而致尿失禁。病因主要为肾气不足和脾虚气陷。

（三）辨证要点

对于产后尿失禁,主要根据临床证候结合舌脉加以辨别。

（四）证候分型

1. 脾虚气陷　产后每逢咳嗽、打喷嚏时不自主漏尿或尿急同时或紧随其后不自主漏尿;小腹空坠,神疲懒言,面色㿠白,四肢无力。舌淡苔薄白,脉细弱。

2. 肾气不固　产后每逢咳嗽、打喷嚏时不自主漏尿或尿急同时或紧随其后不自主漏尿;腰骶酸痛,腿软无力,头晕耳鸣,肢体畏寒,夜尿多。舌淡红,苔薄,脉沉细。

（五）治疗方法

1. 脾虚气陷　补脾益气,固涩膀胱。中药主方为补中益气丸和缩泉丸:黄芪 18g、甘草 3g、人参 9g、当归 12g、橘皮 10g、升麻 10g、柴胡 6g、白术 12g、益母草 15g、乌药 9g、益智仁 9g。

2. 肾气不固　补益肾气,固摄止漏。中药主方为肾气丸和缩泉丸:山药 12g、山茱萸 12g、泽泻 10g、茯苓 10g、牡丹皮 10g、干地黄 24g、桂枝 3g、附子 3g、乌药 9g、益智仁 9g。

3. 其他方法

（1）中成药:可选用缩泉丸。

（2）针灸:温灸脾俞、三焦俞、小肠俞、中极、至阴等穴,加针刺百会、膀胱俞、委阳、下焦俞、水道等穴;气虚下陷加脾俞、足三里等穴;肾气不固加肾俞、命门等穴。

（3）推拿:改良斜扳法同时采用振法操作于下腹部,擦八髎穴等,恢复正常排尿功能。

五、产后小便不通的康复

（一）概念

产后小便不通指女性产后发生排尿困难,小便点滴而下,甚则闭塞不通,小腹胀及疼痛。

（二）病因病机

主要病机是膀胱气化失司所致。病因有气虚、肾虚和血瘀。

（三）辨证要点

对于产后小便不通,重在全身症状及舌脉以辨虚实。小便点滴而下者,注意小便的色、质。

（四）证候分型

1. 气虚　产后小便不通,小腹胀,或小便清白,点滴而下,倦怠乏力。少气懒言,语音低微,面色少华,舌淡,苔薄白,脉缓弱。

2. 肾虚　产后小便不通或少,小腹胀痛,或小便色白而清,点滴而下,面色晦暗,腰膝酸软,舌淡苔白,脉沉细无力。

3. 血瘀　产程不顺,产时损伤膀胱,产后小便不通或点滴而下,尿色略浑浊带血丝,小腹胀及疼痛;舌淡红或黯,脉涩。

（五）治疗方法

1. 气虚 补气升清，化气行水。中药主方为补中益气汤加减：黄芪 30g、甘草 3g、人参 10g、当归 10g、橘皮 10g、升麻 10g、柴胡 6g、白术 10g、茯苓 10g、通草 10g。

2. 肾虚 温补肾阳，化气行水。中药主方为济生肾气丸：熟地黄 10g、山药 10g、山茱萸 10g、牡丹皮 10g、茯苓 10g、桂枝 6g、泽泻 10g、附子 6g、牛膝 10g、车前子 10g。

3. 血瘀 活血化瘀，行气利水。中药主方为加味四物汤：熟地黄 10g、川芎 10g、白芍 10g、当归 10g、蒲黄 10g、瞿麦 10g、桃仁 10g、牛膝 10g、滑石 10g、甘草梢 5g、木箱 10g、木桶 6g。

4. 其他方法

（1）针灸：针刺足三里、中极、三阴交、阴陵泉等穴，反复捻转提插。气虚证加灸关元、气海等穴；肾虚者加灸肾俞穴。血瘀证加针刺血海、膈俞等穴。

（2）药物贴敷：独蒜头 1 个，栀子 3 枚捣烂后加少许盐调和外敷神阙穴，每天 1~2 次，每次 20~30min。

（3）穴位按摩：取气海、关元、足部膀胱、尿道反射区，手指点穴，每天 1 次，每穴 10min。

（4）推拿：取关元、利尿穴，向耻骨联合方向推拿，间断用压法、推法、擦法，先轻后重，每天 3~4 次，每次 10~15min。

六、产后盆腔器官脱垂的康复

（一）概念

女性产后子宫下脱，甚则脱出阴户之外，或阴道壁膨出，统称为阴挺，产肠不收。

（二）病因病机

冲任不固，带脉提摄无力而致。病因为气虚和肾虚。

（三）辨证要点

对于产后盆腔器官脱垂，主要根据临床证候结合舌脉加以辨别。

（四）证候分型

1. 气虚 子宫下垂或脱出阴道口外，阴道壁松弛膨出，劳累后症情加重，小腹下坠，神疲懒言，面色不华或㿠白，四肢乏力，小便频数，白带量多，舌淡苔薄白，脉细无力或缓弱。

2. 肾虚 子宫下垂，头晕耳鸣，腰膝酸软冷痛，小腹下坠，带下清稀，小便频数，舌淡红，脉沉细。

（五）治疗方法

1. 气虚 补中益气，升阳举陷。中药主方为补中益气汤：黄芪 15g、甘草 3g、人参 10g、当归 10g、橘皮 6g、升麻 10g、柴胡 6g、白术 10g。

2. 肾虚 补肾固脱，益气升提。中药主方为大补元煎：人参 10g、山药 10g、熟地黄 15g、杜仲 10g、当归 10g、枸杞 10g、炙甘草 3g。

3. 其他疗法

（1）中成药：根据病情可选用补中益气丸、右归丸、金匮肾气丸等。

（2）针灸：取维胞、子宫、三阴交为主穴，配长强、百会、阴陵泉等穴，用补法，同时灸百会。有膀胱膨出者，针刺提肛穴。

（3）穴位按摩：取子宫、气海、关元、八髎、百会、三阴交等穴位，手指点穴，每天 1 次，每穴 10min。

七、产后身痛的康复

（一）概念

女性产后在产褥期内，出现肢体或关节酸楚、疼痛、麻木、重着肿胀者，称为产后身痛。

（二）病因病机

产后营血亏虚，经脉失养或起居不慎，风寒湿邪乘虚而入，羁留关节、经络所致。病因常见有血虚、寒凝、血瘀、肾虚。

（三）辨证要点

关于产后身痛的辨证，首以疼痛部位、性质为主要依据，结合兼证与舌脉。

（四）证候分型

1. 血虚　产后遍身关节隐痛，肢体腰脊酸楚、麻木，面色少华，头晕心悸；舌淡苔薄或少，脉细无力。

2. 寒凝　产后肢体不温，关节腰骶冷痛，屈伸不利，或痛无定处，或冷痛剧烈，如针刺，得温则舒，或关节肿胀、麻木、重着；伴恶寒怕风，恶露不畅，小腹冷痛。舌紫淡，苔薄白，脉涩。

3. 肾虚　产后腰骶酸痛，腿软无力，足跟疼痛，艰于俯仰，头晕耳鸣，肢体畏寒，夜尿多。舌淡红，苔薄，脉沉细。

4. 血瘀　产后身痛，尤以下肢疼痛、麻木、发硬、重着、肿胀明显，屈伸不利，小腿压痛；恶露量少不畅，色紫黯夹血块，小腹疼痛拒按；舌紫黯或有瘀点，苔白，脉细涩。

（五）治疗方法

1. 血虚　养血益气，温经通络止痛。中药主方为黄芪桂枝五物汤加减：黄芪 30g、桂枝 6g、白芍 10g、生姜 3g、丹参 10g、当归 10g、鸡血藤 30g。

2. 寒凝　补肾健腰，温经散寒止痛。中药主方为独活寄生汤：独活 10g、桑寄生 10g、秦艽 10g、防风 6g、细辛 6g、当归 10g、川芎 10g、干地黄 10g、杜仲 10g、牛膝 10g、人参 10g、茯苓 10g、白芍 10g、桂心 5g。

3. 肾虚　补肾益肝，养荣和络止痛。中药主方为养荣壮肾汤：当归 10g、川芎 10g、独活 10g、肉桂 5g、川断 10g、杜仲 10g、桑寄生 10g、防风 6g、生姜 3g。

4. 血瘀　养血活血，化瘀祛湿止痛。中药主方为身痛逐瘀汤：秦艽 10g、川芎 10g、桃仁 10g、红花 10g、甘草 3g、羌活 10g、没药 10g、当归 10g、五灵脂 10g、香附 10g、牛膝 10g、地龙 3 条。

5. 其他方法

（1）中成药：根据病情可选用大活络丹、华佗再造丸、人参养荣丸、十全大补丸等。

（2）针灸：血虚，取血海、足三里、膈俞、环跳、曲池等穴，艾灸或温针；寒凝，取风池、内关、合谷、曲池、环跳、阳陵泉、关元等穴，艾灸或先针刺（泻法）后温针；肾虚，取肾俞、关元、足三里、环跳、曲池等穴，艾灸或温针；血瘀，取肾俞、足三里、环跳等穴，用温针，取内关、血海、阳陵泉、曲池、合谷等穴，采用泻法。根据疼痛部位不同选取穴位，如：手足疼痛，加内庭、太冲、合谷、后溪等穴；肘膝关节疼痛，加曲池、手三里、犊鼻、血海、梁丘、委中等穴；颈肩关节疼痛，加风池、风府、肩髃等穴；腰髋关节疼痛，加腰阳关、命门等穴，均采用灸法。

（3）推拿：寒凝证局部重用擦法、摖法，使局部产生较强的温热感；肾虚证局部采用掌揉法、擦法于命门、肾俞、八髎等穴，并指导患者进行腰背功能锻炼；血瘀证局部手法采用摖法、擦法和斜扳法复位后加以活血化瘀、消肿止痛的药膏（三色膏）外敷；骶髂关节半脱位以改良斜扳法或短杠杆微调手法整复为宜。

（4）药浴：倒钩刺 100g、五指风 100g、香茅 40g、防风草 50g、枫木叶 50g，上述药浸泡 3h 后放入砂锅内煎煮 50min，然后将药液倒入木桶，入座桶内熏蒸、浸泡，每天 1 次，水温 39℃ 左右，时间 20~30min，7~14d 为 1 个疗程。

（5）饮食调理：羊肉 500g，切块，当归、生姜各 20g，共放入砂锅内，炖烂，分次服用；当归 20g、葱白 2~3 条，红糖适量，先将当归、葱白煎煮 15min 后，加入红糖，趁热服用，每天 2 次；鸡血藤、红枣、桑寄生煎水代茶饮；黄芪 30g、当归 9g 炖猪蹄；海马 10g、大枣 5 枚、羊肉 250g、姜适量，炖煮后分次服用，适用于产后身痛伴腰膝酸软证。

八、产后缺乳的康复

（一）概念
女性产后哺乳期内乳汁量少或无乳可下，称缺乳，又称乳汁不足、乳汁不行。

（二）病因病机
生化之源不足，气血亏虚或肝气郁结，气机不畅。病因为气血亏虚、肝气郁结。

（三）辨证要点
对于产后缺乳，当辨虚实。虚证多为气血虚弱；实证多为肝郁气滞。

（四）证候分型
1. 气血虚弱　产后乳少或全无，乳汁清稀，乳房柔软，无胀感，头晕乏力，面色萎黄，神疲倦怠，食少懒言，舌淡苔少，脉细弱。

2. 肝郁气滞　产后乳少或全无，乳房胀硬疼痛，乳汁浓稠，胸胁胀痛，情绪抑郁，纳差，舌红，苔薄黄，脉弦数。

（五）治疗方法
1. 气血虚弱　补血益气通乳。中药主方为通乳丹：人参 10g、黄芪 30g、当归 10g、麦冬 10g、通草 10g、桔梗 10g。

2. 肝郁气滞　疏肝通络下乳。中药主方为下乳涌泉散：当归 10g、白芍 10g、川芎 10g、生地黄 10g、天花粉 10g、柴胡 6g、青皮 10g、桔梗 10g、通草 10g、漏芦 10g、穿山甲 10g、王不留行 10g、白芷 10g、甘草 3g。

3. 其他方法

（1）中成药：根据病情可选用人参养荣丸、逍遥丸等。

（2）针灸：气血虚弱证灸百会、膈俞等穴，针三阴交、脾俞、乳根、足三里、合谷等穴，用补法；肝气郁滞证针少泽、膻中、乳根、内关、太冲等穴，用泻法；针足三里穴，用补法。

（3）穴位按摩：取乳根、膻中、少泽、中脘、足三里等穴，手指点穴，每天 1 次，每穴 10min。

（4）耳穴按摩：取内分泌、胸、乳腺、胃、脾、肝、神门、三焦穴，每穴按压 2~3min，以耳朵发热为度，亦可用王不留行籽贴后按压。

（5）饮食调理

猪蹄汤：猪蹄 1 只，葱白 2 段，豆腐 60g，黄酒 30mL，将猪蹄洗净切开，与葱白、豆腐同放入砂锅内加水适量，文火煮 30min，再加入黄酒、适量食盐，可下乳；或王不留行 15g，猪蹄 2 只，同炖，饮汤食用。

鲫鱼通草汤：鲫鱼 1 条，去鳞除内脏洗净，加通草 6~10g 煮汤，吃鱼喝汤，每天 2 次，连喝 3~5d。

花生粥:生花生米 100g、粳米 200g,将花生捣烂后放入淘净的粳米里煮粥,分两次食用,连服 3d。

九、产后乳汁自出的康复

(一)概念

产后乳汁自出指女性产后乳汁不经婴儿吮吸而不断自然流出,甚则终日不断。

(二)病因病机

产后胃气不固,摄纳失常或肝郁化热,迫乳外溢。病因有气虚失摄和肝经郁热。

(三)辨证要点

对于产后乳汁自出,应结合乳房有无胀痛、是否柔软及乳汁稀稠辨证。

(四)证候分型

1. 气虚失摄　产后乳汁自出,量少质清稀,乳房柔软无胀感;面色少华,神疲乏力,四肢倦怠,舌淡苔薄白,脉细弱。

2. 肝经郁热　产后乳汁自出,量多质稠,乳房胀痛,情志抑郁或烦躁易怒,大便干结,小便黄赤,舌质红,苔薄黄,脉弦数。

(五)治疗方法

1. 气虚失摄　健脾补血,益气摄乳。中药主方为补中益气汤加减:黄芪 30g、甘草 3g、人参 10g、当归 10g、橘皮 10g、升麻 10g、柴胡 6g、白术 10g、芡实 10g、五味子 6g。

2. 肝经郁　疏肝解郁,清热敛乳。中药主方为丹栀逍遥散加减:牡丹皮 10g、栀子 10g、当归 10g、白芍 10g、柴胡 10g、白术 10g、茯苓 10g、薄荷 5g、炙甘草 5g、生地黄 10g、夏枯草 30g。

3. 其他方法

(1)针灸:气虚证针刺百会、中脘、乳根等穴,采用补法加灸;肝经郁热证针刺丰隆、三阴交、血海太冲等穴,采用泻法。

(2)穴位按摩:取百会、关元、气海、膈俞、足三里、血海等穴,手指点穴,每天 1 次,每穴位 10min。

十、产后便秘的康复

(一)概念

产后便秘指女性产后饮食如常,且无腹胀、腹痛、呕吐等症状,出现大便秘结不通,或排便时间延长,或有便意但排便困难等表现的一类病证。

(二)病因病机

大肠传导功能失常所致。病因为气血亏虚、气机郁滞。

(三)辨证要点

对于产后便秘,根据大便坚硬与否,腹部有无胀满辨虚实。虚证多为气血虚弱;实证多为肝郁气滞。

(四)证候分型

1. 脾肺气虚　大便或干结或不干结,虽有便意而临厕努挣乏力,难以排出,挣则汗出气短,神疲乏力,肢倦懒言,舌淡苔薄白,脉弱。

2. 阴血亏虚　大便干结,难以排出,头晕目眩,面色少华,心悸健忘,口唇色淡,舌淡,脉细弱。

3. 肝郁气滞　大便秘结,欲便不得,嗳气频作,胸胁痞满,甚则腹中胀痛,肠鸣矢气,纳食减少,苔薄腻,脉弦。

（五）治疗方法

1. 脾肺气虚　补脾益气,润肠通便。中药主方为黄芪汤加减:黄芪 30g、火麻仁 15g、白蜜 15g、熟地黄 10g、陈皮 6g、麦冬 10g、甘草 3g。

2. 阴血亏虚　滋阴补血,润燥通便。中药主方五仁丸加减:桃仁 30g、杏仁 30g、松子仁 5g、柏子仁 15g、郁李仁 3g、陈皮 6g、当归 10g、生地黄 10g、枳壳 10g、肉苁蓉 9g。

3. 肝郁气滞　疏肝理气,行滞通便。中药主方为六磨汤加减:木香 10g、乌药 10g、沉香 3g、大黄 10g、槟榔 10g、枳实 10g。

4. 其他方法

（1）针灸:取大肠俞、支沟、大横、照海等穴,脾气虚弱证用补法,加灸脾俞、气海、关元、百会等穴;阴血亏虚证用补法,加血海、膈俞、足三里、三阴交等穴;肝郁气滞证用泻法,加阳陵泉、气海、行间、中脘等穴。

（2）穴位按摩:按压迎香穴 5~10min;选用大肠俞、天枢、支沟、上巨虚等穴,手指点穴,每天 1 次,每穴 10min。

（3）耳穴按摩:取皮质下、内分泌、大肠、小肠、三焦、直肠下端、脾、肺等穴,以耳朵发热为度,亦可用王不留行籽贴后按压。

（4）饮食调理

二桃粥:核桃仁 5 个捣烂,桃仁 20g 去皮捣烂,黑芝麻 20g 炒熟研烂,蜂蜜 50mL,与适量粳米煮粥,早晚服用。

紫苏麻仁粥:紫苏子、麻仁各 20g,粳米 200g,白糖 30g,将紫苏子、麻仁捣烂后加水浸搅,取汁放入锅内,加入粳米熬粥,早晚服用。

胡桃芝麻粳米粥:胡桃肉 30g、黑芝麻 30g、研细末,与糯米 100g 煮粥,随意服用,适用于阴血亏虚证。

十一、产后抑郁的康复

（一）概念

产后抑郁指女性在分娩后出现情绪低落、精神抑郁的症状。

（二）病因病机

产后多虚,血不养心,心神失养,或过度忧愁思虑,损伤心脾;产后多瘀,瘀血停滞,上攻于心;或情志所伤,肝气郁结,肝血不足,魂失潜藏。病因有心脾两虚、瘀血内阻、肝气郁结。

（三）辨证要点

对于产后抑郁,主要根据产后全身症状及舌脉,辨别虚实及在气在血的不同。

（四）证候分型

1. 心脾两虚　产后焦虑、忧郁、心神不宁,常悲伤欲哭,情绪低落,神疲乏力,面色萎黄,纳少便溏,脘闷腹胀,恶露色淡质稀,舌淡苔薄白,脉细弱。

2. 瘀血内阻　产后抑郁寡欢,默默不语,失眠多梦,神思恍惚,恶露淋漓日久,色紫黯有块,面色晦暗,舌黯有瘀点,苔白,脉弦或涩。

3. 肝气郁结 产后心情抑郁,心神不安,夜不入寐,或噩梦纷纭,恶露量多或少,涩紫黯有块,胸闷纳呆,善叹息,苔薄。脉弦。

（五）治疗方法

1. 心脾两虚 健脾益气,养心安神。中药主方为归脾汤:白术 10g、茯神 10g、黄芪 30g、龙眼肉 10g、酸枣仁 10g、人参 10g、木香 10g、当归 10g、远志 10g、甘草 3g。

2. 瘀血内阻 活血逐瘀,镇静安神。中药主方为调经散:当归 10g、肉桂 5g、没药 10g、赤芍 10g、白芍 10g、麝香 0.2g、细辛 3g。

3. 肝气郁结 疏肝解郁,镇静安神。中药主方为逍遥散:柴胡 10g、薄荷 5g、当归 10g、白芍 10g、白术 10g、茯苓 10g、甘草 3g、煨姜 3g。

4. 其他方法

（1）中成药:心脾两虚证可选用归脾丸,肝气郁结可选用逍遥丸。

（2）针灸:心脾两虚证针刺心俞、脾俞、内关、三阴交等穴;瘀血内阻证针刺血海、三阴交、膈俞、内关、神门等穴;肝气郁结证针刺太冲、阳陵泉、内关、百会、神门等穴。

（3）五行音乐疗法:"宫动脾,商动肺,角动肝,徵动心,羽动肾",辨证选择曲目进行治疗。

（4）耳穴按摩:取神门、脑、脾、肝、肾、心、内分等穴,以耳朵发热为度,亦可用王不留行籽贴后按压。

十二、产后血劳的康复

（一）概念

产后血劳指女性因产时或产后阴血爆亡,导致日后出现月经停闭,性欲减退甚至丧失,生殖器官萎缩,伴表情淡漠、容颜憔悴、毛发枯黄脱落、形寒怕冷、乍起乍卧、虚乏劳倦等一系列证候。

（二）病因病机

产后阴血暴脱,脑髓失养,脏气虚损成劳。病因主要为精血亏损,脾肾虚损。

（三）辨证要点

产后血劳的辨证,以产时、产后大出血,继之月经停闭、性欲丧失、生殖器官萎缩,伴表情淡漠、形寒怕冷为主,临证中仍需结合全身症状和舌脉综合辨别。

（四）证候分型

1. 精血亏损 产后月经停闭,性欲减退甚至丧失,生殖器官萎缩,毛发脱落,头晕目眩,腰膝酸软,阴道干涩,舌淡白苔少,脉沉细略数。

2. 瘀血内阻 产后月经停闭,性欲减退甚至丧失,生殖器官萎缩,形寒肢冷,四肢不温,纳呆食少,腹泻便溏,舌淡苔白,脉沉细无力。

（五）治疗方法

1. 精血亏虚 滋阴养血,填精益髓。中药主方为人参鳖甲汤加紫河车:人参 10g、桂心 5g、当归 10g、桑寄生 10g、茯苓 10g、白芍 10g、桃仁 10g、熟地黄 10g、甘草 3g、麦冬 10g、续断 10g、鳖甲 10g、黄芪 30g、紫河车 10g。

2. 瘀血内阻 峻补脾肾,益气养血。中药主方为黄芪散加减:黄芪 30g、白术 10g、木香 10g、人参 10g、当归 10g、桂心 5g、川芎 10g、白芍 10g、茯苓 10g、甘草 3g、紫河车 10g。

3. 其他方法

（1）针灸：取百会、关元、脾俞、胃俞、心俞、肾俞、中脘、足三里等穴，采用灸法；精血亏虚证加针刺巨阙、神门、三阴交等穴，采用补法；瘀血内阻证加针刺血海、太溪、三阴交等穴，平补平泻。

（2）饮食调理

肉苁蓉羊肉汤：羊肉60g、肉苁蓉30g、菟丝子15g、大葱1根、生姜2片、蒜5瓣，将羊肉、肉苁蓉、菟丝子放入炖锅内，开水文火炖煮3h，加入葱、姜片、蒜瓣即可，喝汤吃肉，早晚服用。

猪腰枸杞汤：猪腰1对、枸杞30g、姜片适量，将猪腰去除腰膜，焯水，洗净切条，将猪腰和枸杞、姜片放入碗内，加入适量水，放入锅内，炖熟，加入适量食盐调味，然后服用。

十三、产后肥胖的康复

（一）概念

产后肥胖指女性产后体重异常增加。

（二）病因病机

气虚阳衰，痰湿瘀滞而致。病因主要为饮食不节、劳逸失常、脾肾阳虚。

（三）辨证要点

对于产后肥胖，以产后体重异常增加为辨证要点，临证根据全身症状和舌脉辨别虚实。

（四）证候分型

1. 脾胃蕴热　产后体重异常增加，多食善饥，体胖腹胀，胃灼热嘈杂，面红心烦，口干苦，舌红苔黄腻，脉弦滑。

2. 肝郁气滞　产后体重异常增加，胃纳一般，烦躁易怒或抑郁，喜叹息，头晕目眩，胸胁胀痛，伴乳汁不下、便秘，舌黯红或紫，脉弦细。

3. 脾肾阳虚　多见于高龄产妇，产后体重异常增加，神疲乏力，颜面浮肿，腰膝酸软，头晕畏寒，自汗气喘，舌淡胖苔薄白，脉沉细。

（五）治疗方法

1. 脾胃蕴热　清胃泻火，佐以消导。中药主方为小承气汤合保和丸加减：大黄12g、厚朴6g、枳实9g、芒硝9g、山楂18g、神曲6g、半夏9g、茯苓9g、陈皮3g、连翘6g、莱菔子3g。

2. 肝郁气滞　疏肝解郁，理气健脾。中药主方为逍遥丸加减：当归15g、茯苓15g、白芍15g、白术15g、柴胡15g、炙甘草6g。

3. 脾肾阳虚　温补脾肾，利水化饮。中药主方为真武汤合苓桂术甘汤加减：茯苓15g、桂枝9g、白术6g、生姜9g、附子9g、炙甘草6g。

4. 其他方法

（1）针灸：脾胃蕴热证取足三里、中脘、梁丘、公孙、曲池等穴，穴位埋线或针刺用泻法；肝郁气滞证取肝俞、阳陵泉、天枢、足三里、梁丘等穴，穴位埋线或针刺，平补平泻；脾肾阳虚证取肾俞、水道、阴陵泉、三阴交等穴，穴位埋线或针刺，采用补法。

（2）穴位按摩：取中脘、天枢、脾俞、肾俞、大肠俞、足三里、丰隆、梁丘等穴，手指点穴，每天1次，每穴10min。

（3）耳穴按摩：取腹、胃、肝、脾、肾、内分泌、三焦等穴，以耳朵发热为度，亦可用王不留行籽贴后按压。

第三节　产后康复主要方剂及穴位的应用

一、主要方剂组成及方义

（一）生脉散

组成：人参、麦冬、五味子。

方义：方中人参甘温，益元气，补肺气，生津液，是为君药。麦门冬甘寒养阴清热，润肺生津，用以为臣。人参、麦冬合用，则益气养阴之功益彰。五味子酸温，敛肺止汗，生津止渴，为佐药。三药合用，一补一润一敛，益气养阴，生津止渴，敛阴止汗，使气复津生，汗止阴存，气充脉复。

（二）玉屏风散

组成：防风、黄芪、白术。

方义：方中黄芪甘温，内可大补脾肺之气，外可固表止汗，为君药。白术健脾益气，助黄芪以加强益气固表之力，为臣药，两药合用，使气旺表实，则汗不外泄，外邪亦难内侵。佐以防风走表而散风御邪，黄芪得防风，则固表而不留邪，防风得黄芪，则祛风而不伤正。

（三）补中益气汤

组成：黄芪、甘草、人参、当归、橘皮、升麻、柴胡、白术。

方义：重用黄芪，补中益气，升阳固表，为君药。配伍人参、炙甘草、白术补气健脾为臣，与黄芪合用，以增强其补益中气之功。用当归养血合营，协人参、黄芪以补气养血；陈皮理气和胃，使诸药不二不滞，共为佐药。并以少量升麻、柴胡升阳举陷，协助君药以升提下线之中气，柴胡引少阳清气上行，共为佐使。炙甘草调和诸药，亦为使药。诸药合用，使气虚得补，气陷得升。

（四）生化汤

组成：当归、川芎、桃仁、炮姜、炙甘草。

方义：方中重用当归补血活血，化瘀生新，行滞止痛，为君药。川芎活血行气，桃仁活血祛瘀，均为臣药。炮姜入血散寒，温经止痛，为佐药。炙甘草和中缓急。调和诸药，用以为使。诸药合用，生新于化瘀之内，使瘀血化，新血生。

（五）四物汤

组成：当归、川芎、白芍、熟地黄。

方义：方中熟地黄甘温，长于滋养阴血，补肾填精，为补血要药，为君药。当归甘辛温，为不学良药，兼具活血作用，且为养血调经要药，用为臣药。佐以白芍养血益阴；川芎活血行气。四药配伍，共奏补血调血之功。

（六）缩泉丸

组成：乌药、益智仁。

方义：本方以益智仁配伍乌药，重在温肾祛寒。

（七）肾气丸

组成：山药、山茱萸、泽泻、茯苓、牡丹皮、干地黄、桂枝、附子。

方义：方中附子大辛大热，为温阳诸药之首；桂枝辛甘而温，乃温通阳气要，二药相合，补肾阳之虚，助气化之复，共为君药。重用干地黄滋阴补肾；配伍山茱萸、山药补肝肾而益精血，共为臣药。君臣相伍,补肾填精,温肾助阳。再以泽泻、茯苓利水渗湿,配桂枝又善温化痰饮;丹皮苦辛而寒,擅入血分,合桂枝则可调血分之滞,三药寓泻于补,俾邪去而补药得力,为制诸阴药可能助湿碍邪之虞。诸药合用,助阳之弱以化水,滋阴之虚以生气,使肾阳振奋,气化复常。

(八)黄芪桂枝五物汤

组成:黄芪、芍药、桂枝、生姜、大枣。

方义:方中黄芪、大枣益气补中,滋脾生津;桂枝助卫阳,通经络,解肌发表而祛在表之风邪。芍药,益阴敛营,敛固外泄之营阴。

(九)独活寄生汤

组成:独活、桑寄生、杜仲、牛膝、细辛、秦艽、茯苓、肉桂心、防风、川芎、人参、甘草、当归、白芍、地黄。

方义:方中重用独活为君,辛苦微温,善治伏风,除久痹,且性善下行,以祛下焦与筋骨间的风寒湿邪。臣以细辛、防风、秦艽、桂心、细辛入少阴肾经,长于搜剔阴经之风寒湿邪,又除经络留湿;秦艽祛风湿,舒筋络而利关节;桂心温经散寒,通利血脉;防风祛一身之风而胜湿,君臣相伍,共祛风寒湿邪。佐入桑寄生、杜仲、牛膝以补益肝肾而强壮筋骨,且桑寄生兼可祛风湿,牛膝尚能活血以通利肢节筋脉;当归、川芎、地黄、白芍养血和血,人参、茯苓、甘草健脾益气,以上诸药合用,具有补肝肾、益气血之功。

(十)身痛逐瘀汤

组成:秦艽、川芎、桃仁、红花、甘草、羌活、没药、当归、五灵脂、香附、牛膝、地龙。

方义:方中桃仁破血行滞而润燥,红花活血祛瘀以止痛,共为君药。秦艽、羌活、地龙宣痹止痛,川芎活血化瘀,牛膝活血通经,引血下行,甘草调和诸药。

(十一)归脾汤

组成:白术、茯神、黄芪、龙眼肉、酸枣仁、人参、木香、当归、远志、甘草。

方义:人参、黄芪、白术、甘草大队甘温之品补脾益气以生血,使气旺而血生;当归、龙眼肉甘温补血养心;茯神、酸枣仁、远志宁心安神;木香辛香而散,理气醒脾,与大量益气健脾药配伍,复中焦运化之功,又能防大量益气补血药滋腻碍胃,使补而不滞,滋而不腻。全方共奏益气补血,健脾养心之功。

(十二)逍遥散

组成:柴胡、薄荷、当归、白芍、白术、茯苓、甘草、煨姜。

方义:方中以柴胡疏肝解郁,使肝气得以调达为君药。当归甘辛苦温,养血和血;白芍酸苦微寒,养血敛阴,柔肝缓急;归、芍与柴胡同用,补肝体而助肝用,使血和则肝和,血充则肝柔,共为臣药。木(肝)郁不达致脾虚不运,故以白术、茯苓、甘草健脾益气,既能实土(脾)以御木侮,且使营血生化有源,共为佐药。薄荷,疏散郁遏之气,透达肝经郁热;煨姜温运和中,且能辛散达郁,亦为佐药。甘草尚能调和诸药,兼为使药。诸药合用,使肝郁得疏,血虚得养,脾弱得复,气血兼顾。

(十三)人参养荣汤

组成:人参、桂心、当归、黄芪、橘皮、白术、白芍、五味子、茯苓、远志、熟地黄。

方义:方中人参与熟地黄相配,益气养血,共为君药。白术、茯苓健脾渗湿,助人参益气健脾;当归、白芍养血合营,助熟地黄滋养心肝,均为臣药。远志、五味子橘皮静养血分,宁心安神。诸药合用,益气养血,养心安神。

（十四）五仁丸

组成：桃仁、杏仁、松子仁、柏子仁、郁李仁、陈皮。

方义：五仁丸集富含油脂的果仁于一方，配伍理气行滞的陈皮，润下与行气相合，以润燥滑肠为用。

（十五）小承气汤

组成：大黄、厚朴、枳实。

方义：方中大黄苦寒通降，泻热通便，荡涤胃肠实热积滞，为君药。佐以厚朴下气除满，枳实行气消痞。三药合用，共奏轻下热结之功。

（十六）保和丸

组成：山楂、神曲、半夏、茯苓、陈皮、连翘、莱菔子。

方义：方中重用酸甘性温之山楂为君，消一切饮食积滞，长于消肉食油腻之积。神曲甘辛性温，消食健脾，长于化酒食陈腐之积；莱菔子辛甘而平，下气消食除胀，长于消谷面之积，二药同用为臣，能消各种食物积滞。半夏、陈皮辛温，理气化湿，和胃止呕；茯苓甘淡，健脾利湿，和中止泻；连翘味苦微寒，既可散结以助消积，又可清解食积所生之热，均为佐药。诸药配伍，使食积得化，胃气得和，热清湿去，则诸症自除。

（十七）真武汤

组成：茯苓、芍药、白术、生姜、附子。

方义：附子为君药，辛甘性热，用之温肾助阳，以化气行水，兼暖脾土，以温运水湿。茯苓利水渗湿，使水邪从小便去；白术健脾燥湿。佐以生姜之温散，既助附子温阳散寒，又合苓、术宣散水湿。白芍利小便以行水气，柔肝缓急，敛阴舒筋，并能防附子燥热伤阴。此方温脾肾以助阳气，利小便以祛水邪。

二、常用穴位的定位和主治

（一）合谷

定位：第 1、2 掌骨之间，约为第 2 掌骨桡侧之中点。

主治：头痛、颈项痛、目赤肿痛、鼻衄、齿痛、咽喉肿痛、口眼㖞斜、热病无汗、滞产、痢疾。

（二）天枢

定位：脐中旁开 2 寸，腹直肌中。

主治：腹胀肠鸣、绕脐痛、便秘、泄泻、痢疾、月经不调、癥瘕。

（三）足三里

定位：犊鼻下 3 寸，胫骨前缘外一横指处。

主治：胃痛、呕吐、呃逆、肠鸣、泄泻、腹胀、痢疾、便秘、乳痈、肠痈、下肢痹痛、水肿、癫狂。

（四）丰隆

定位：外踝尖上 8 寸，条口穴外约一横指。

主治：头痛、眩晕、咳嗽、哮喘、痰饮、胸痛、便秘、癫狂、下肢痿痹。

（五）三阴交

定位：内踝尖直上 3 寸，胫骨内侧缘。

主治：肠鸣、腹泻、月经不调、带下、阴挺、不孕、滞产、阳痿、遗精、癃闭、遗尿、水肿、疝气、失眠、下肢痿痹、脚气。

（六）阴陵泉

定位:胫骨内侧髁下缘凹陷中。

主治:腹胀、泄泻、水肿、黄疸、小便不利或失禁、痛经、膝痛。

（七）血海

定位:屈膝,髌骨内上缘上 2 寸,当股四头肌内侧头的隆起处。

主治:月经不调、崩漏、经闭、湿疹、丹毒。

（八）神门

定位:腕横纹尺侧端,尺侧腕屈肌腱的桡侧凹陷中。

主治:心痛、心悸、心烦、怔忡、健忘、失眠、癫、狂、痫、胸胁痛、掌中热、目黄。

（九）少泽

定位:手小指尺侧,指甲角旁约 0.1 寸。

主治:头痛、热病、昏厥、乳汁少、咽喉肿痛、目赤、目翳。

（十）委中

定位:腘横纹中央。

主治:腰痛、下肢痿痹、腹痛、吐泻、丹毒。

（十一）肺俞

定位:第 3 胸椎棘突下,旁开 1.5 寸。

主治:咳嗽、气喘、吐血、骨蒸、潮热、盗汗、鼻塞。

（十二）心俞

定位:第 5 胸椎棘突下,旁开 1.5 寸。

主治:心痛、惊悸、健忘、咳嗽、吐血、失眠、盗汗、梦遗、癫痫。

（十三）肝俞

定位:第 7 胸椎棘突下,旁开 1.5 寸。

主治:黄疸、胁痛、目赤、目眩、雀目、癫痫狂、脊背痛。

（十四）脾俞

定位:第 11 胸椎棘突下,旁开 1.5 寸。

主治:腹胀、泄泻、痢疾、胃痛、黄疸、水肿、便血、月经过多、食欲不振。

（十五）胃俞

定位:第 12 胸椎棘突下,旁开 1.5 寸。

主治:胸胁痛、胃脘痛、呕吐、腹胀、肠鸣、泄泻。

（十六）肾俞

定位:第 2 腰椎棘突下,旁开 1.5 寸。

主治:遗尿、遗精、阳痿、月经不调、白带、水肿、腰膝酸软、腰痛、耳鸣、泄泻。

（十七）至阴

定位:足小趾外侧,趾甲角旁 0.1 寸许。

主治:头痛、鼻塞、鼻衄、目痛、胎位不正、难产。

（十八）太溪

定位:内踝尖与跟腱之间凹陷中。

主治:月经不调、遗精、阳痿、小便频数、便秘、消渴、耳鸣、耳聋、气喘、咳血。

（十九）照海

定位：内踝下缘凹陷处。

主治：月经不调、带下、阴挺、阴痒、小便频数、癃闭、便秘、痛症、不寐、咽干、气喘。

（二十）内关

定位：腕横纹上 2 寸,掌长肌腱与桡侧腕屈肌腱之间。

主治：心痛、心悸、胸闷、胃痛、呕吐、癫痫、热病、上肢痹痛、瘫痪、失眠、眩晕、偏头痛。

（二十一）外关

定位：腕背横纹上 2 寸,桡骨与尺骨之间。

主治：热病、头痛、目赤肿痛、耳鸣、耳聋、落枕、胁痛、肘臂屈伸不利、手颤。

（二十二）风池

定位：胸锁乳突肌与斜方肌之间凹陷中,平风府穴处。

主治：头痛、眩晕、颈项强痛、目赤肿痛、视物不明、鼻渊、肩背痛、热病、感冒。

（二十三）肩井

定位：大椎穴与肩峰连线的中点。

主治：颈项强痛、肩背痛、臂不举、乳汁不下、乳痈、瘰疬、中风、难产。

（二十四）大椎

定位：第 7 颈椎棘突下。

主治：头项强痛、疟疾、热病、癫痫、咳嗽、气喘、脊背强急、骨蒸潮热、风疹。

（二十五）百会

定位：前发际正中线后 5 寸,当与两侧耳郭间连线之中点。

主治：头痛、眩晕、耳鸣、耳塞、中风失语、昏厥、癫狂、脱肛、阴挺。

（二十六）中极

定位：脐下 4 寸,腹正中线上。

主治：遗尿、小便不利、阳痿、月经不调、崩漏、带下、阴挺、不孕。

（二十七）关元

定位：脐下 3 寸,腹正中线上。

主治：遗尿、癃闭、腹痛、遗精、阳痿、月经不调、带下、不孕、经闭、痛经、脱肛、中风。

（二十八）气海

定位：脐下 1.5 寸,腹正中线上。

主治：腹痛、遗尿、癃闭、遗精、阳痿、疝气、水肿、泄泻、痢疾、崩漏月经不调、经闭、痛经、脱肛、中风、气喘。

（二十九）中脘

定位：脐上 4 寸,前正中线上。

主治：胃痛、呕吐、腹胀、泄泻、黄疸、咳喘痰多、癫痫、失眠。

（三十）神阙

定位：脐中。

主治：腹痛、肠鸣、中风脱证、脱肛、泄泻。

第四节 结 语

一、产后诸证的康复治疗原则

1. 传统医学以大补气血及活血化瘀为产后诸证的主要治疗方法 传统医学认为女性产后康复治疗应根据亡血伤津,元气受损,瘀血内阻,致多虚多瘀的特点,本着"勿拘于产后,勿忘于产后"的原则,故以大补气血及活血化瘀为产后诸证的主要治疗方法。

2. 针对产后诸证的具体选方用药原则 传统医学认为产后诸证用药,一定要照顾气血,行气勿过耗散,消导必兼扶脾,寒证不宜过用温燥,热证不宜过用寒凉。根据四诊八纲,重视"产后三审":一审小腹痛与否;二审大便通与否;三审乳汁与饮食。

3. 产后用药三禁 一禁大汗以防伤阳;二禁峻下以防伤阴;三禁通利小便以防伤津。

二、产后康复中常用的传统医学方法

1. 药物疗法 运用传统医学理论,辨证论治,调和气血,平衡阴阳,达到防治疾病的方法。该方法广泛应用于产后诸证。

2. 经络疗法 经络疗法是通过针灸、推拿等方法刺激人体的经络和穴位,来激发人体的经气,促进气血循环、调整脏腑功能,达到防治疾病的方法。该方法广泛运用于产后诸症。

3. 药浴疗法 "月子浴"的方法是将中药煎好后,倒入浴缸(棚)中,置一小凳于其中央,产妇坐在凳子上,周围遮盖毛巾,产妇在其中先依靠药物散发的蒸汽熏蒸,待水温降至可以擦洗的温度时,将毛巾浸入药液中,擦洗全身。该方法具有温经散寒、祛风除湿、舒筋活络、强身健体的作用。可用于产后身痛、产后气血不足、瘀滞所致的面黄、妊娠斑,有效改善面部气血,起到润肤美容的积极作用。

4. 饮食疗法 "安神之本,必资于食"。孙思邈曰:"食能排邪,而安脏腑,悦神爽志,以资血气。"产后饮食对乳汁的质与量及母婴健康均有直接影响。产褥期饮食禁忌:忌食韭菜、辣椒、胡椒、小茴香、酒等辛辣温燥之物,防生内热。勿食生冷坚硬之物,以免损伤脾胃。

5. 五行音乐疗法 利用五音内动五脏,五脏外应五音的原理,五行音乐直接或间接影响人的情绪和脏腑功能。早在《素问·金匮真言论》中就提出运用"宫、商、角、徵、羽"五行音乐疗法可以治疗情志病,"宫动脾、商动肺、角动肝、徵动心、羽动肾",辨证选择曲目进行治疗。五行音乐疗法使患者在聆听优美、愉悦、舒心的音乐中舒缓身心,对失眠、情绪低落、疲倦、烦乱、紧张不安、易激动等症状具有改善作用。该方法可以治疗产后抑郁症。

三、传统医学在产后康复的整体思路探讨

传统医学对产后诸证的治疗,不是简单的一方一术的"月子护理",而是集中药、针灸、推拿、药浴、食疗、五行音乐疗等多种传统医学疗法。

1. 产褥期生殖器官的恢复和产后体质的调理。

2. 母乳喂养期间的营养管理、乳房护理。

3. 产后的脂肪管理、形体管理。

4. 及时进行产后心理疏导、积极防治产后抑郁。

总之,随着医学模式的转变,集药物、外治、心理、养生于一体的传统医学治疗方法,具有

其独特的优势。

（王苏焱）

参考文献

［1］邓中甲.方剂学.北京:中国中医药出版社,2008.

［2］陈金水.中医学.9版.北京:人民卫生出版社,2018.

［3］刘敏如.中医妇科学.2版.北京:人民卫生出版社,2007:34-35.

［4］王会玲.略论传统中医对妇女产后康复的独到见解.中国中医基础医学杂志,2002,8(7):13.

［5］吴丽丽,张振贤,陈敏,等.五行音乐疗法对60例慢性疲劳综合征情绪障碍的疗效观察.中国医药指南,2009,7(24):8-9.

附　录

附录 1　改良 Barthel 指数量表
（Modified Barthel Index，MBI）

项目	评分标准					评估日期	
	完全依赖	某种程度参与,仍需大量帮助	能参与大部分,但仍需协助	从旁提示或监督以保证安全	独立完成整项活动	月　日	月　日
1. 进食	0	2	5	8	10		
2. 穿衣（包括穿上、脱下及扣紧衣物、鞋袜;有需要时也包括腰围、义肢及支具）	0	2	5	8	10		
3. 如厕	0	2	5	8	10		
4. 个人卫生（包括洗脸、洗手、梳头、刷牙（包括义齿）、剃须（男性）及化妆（有需要的女性）	0	1	3	4	5		
5. 洗澡	0	1	3	4	5		
6. 床椅转移（将轮椅移至床边,锁好刹车及拉起脚踏板,将身体转移到床上并躺下,然后再坐回到轮椅上）	0	3	8	12	15		
7. 步行 / 轮椅操控（被评为"完全不能步行"且曾接受轮椅操控训练者评轮椅操控一项,并把步行一项删掉）	0/0	3/1	8/3	12/4	15/5		
8. 上下楼梯（可安全地在两段分别有八级的楼梯来回上下行走）	0	2	5	8	10		
9. 大便控制	0	2	5	8	10		
10. 小便控制	0	2	5	8	10		
总分							
评定者							

附录2　温哥华瘢痕评估量表
（Vancouver Scar Scale, VSS）

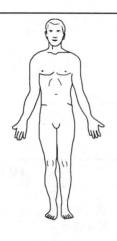

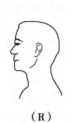
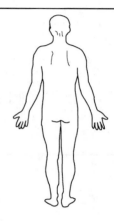

（L）

（R）

色泽（M）:

0　皮肤颜色近似身体其他正常部位

1　色泽较浅

2　混合色泽

3　色泽较深

柔软度（P）:

0　正常

1　柔软的（在最少阻力下皮肤能变形）

2　柔顺的（在压力下能变形）

3　硬的（不能变形的,移动呈块状,对压力有阻力）

4　弯曲（组织如绳状,瘢痕伸展时会退缩）

5　挛缩（瘢痕永久性缩短）

血管分布（V）:

0　正常肤色,与身体其他部位近似

1　肤色偏粉红色

2　肤色偏红色

3　肤色呈紫色

厚度（H）:

0　正常

1　0~1mm

2　1~2mm

3　2~4mm

4　>4mm

附录 3　尿失禁生活质量问卷

（Incontinence Quality of Life，I-QOL）

以下问题对您的影响评分如下：完全如此，1 分；常常如此，2 分；有时这样，3 分；很少这样，4 分；从未如此，5 分。分数越高，生活质量越高。

尿失禁使您有如下困扰吗	量化评分				
	完全如此	常常如此	有时这样	很少这样	从未如此
1. 我害怕不能及时赶到厕所	1	2	3	4	5
2. 我担心咳嗽或打喷嚏时会尿失禁	1	2	3	4	5
3. 我从坐位变为站位时因为担心发生尿失禁而不得不小心	1	2	3	4	5
4. 在陌生环境中，我会特别注意厕所的位置	1	2	3	4	5
5. 尿失禁等问题使我觉得很沮丧	1	2	3	4	5
6. 尿失禁等问题使我不能外出过久	1	2	3	4	5
7. 尿失禁等问题使我放弃了很多想做的事，并因此感到抑郁	1	2	3	4	5
8. 我担心旁边的人会闻到我身上的尿味	1	2	3	4	5
9. 我总担心会发生尿失禁等问题	1	2	3	4	5
10. 我经常去厕所小便	1	2	3	4	5
11. 每次做事前我都得考虑周到，避免尿失禁带来的麻烦	1	2	3	4	5
12. 我担心随着年龄增长尿失禁等问题会严重	1	2	3	4	5
13. 因为尿失禁等问题，夜晚我几乎没有正常睡眠	1	2	3	4	5
14. 我担心因尿失禁等问题出现尴尬场面或受到羞辱	1	2	3	4	5
15. 尿失禁等问题使我觉得自己不是个正常人	1	2	3	4	5
16. 尿失禁等问题让我觉得很无助	1	2	3	4	5
17. 尿失禁等问题使我觉得生活乐趣变少了	1	2	3	4	5
18. 我担心尿失禁时弄湿衣物	1	2	3	4	5
19. 我觉得我没法控制膀胱了	1	2	3	4	5
20. 我很注意喝什么、喝多少，避免发生尿失禁等问题	1	2	3	4	5
21. 尿失禁等问题限制了我挑选衣物	1	2	3	4	5
22. 尿失禁等问题使我对性生活有顾虑	1	2	3	4	5
合计	最后评分：（合计分数 −22）/88 × 100（范围 0~100）				

注：以上 22 个问题涉及 3 个方面。行为的限制：第 1、2、3、4、10、11、13、20 题；心理的影响：第 5、6、7、9、15、16、17、21、22 题；社会障碍：第 8、12、14、18、19 题。

附录4　女性性功能指数量表
（Female Sexual Function Index，FSFI）

本项调查是为了解我国女性性功能状况，以便更有针对性地开展性教育，提高医务工作者对性问题的诊断和治疗水平，改善我国女性的性生活质量。

本项调查是了解您在最近4周内性生活的感觉和反应，您需要做的只是在合适的方框内画勾。尽可能真实清楚地回答各项问题。

本项调查不记名，绝对保密，所以请您放心地填写。

为了容易理解表格中的问题，对一些名词解释如下。

性活动：包括亲吻和爱抚、性刺激、自慰和性交。

性交：阴茎插入阴道的过程。

性刺激：包括与配偶性交前的身体接触、自我刺激（自慰）或性幻想或幻觉。

一般情况

年龄　岁

教育状况

□ 小学　□ 初中　□ 高中/中专/大专　□ 大学　□ 研究生以上

工作性质

□ 主要从事脑力劳动　□ 主要从事体力劳动　□ 脑力和体力劳动　□ 家务

家庭经济状况

□ 月收入≤2 000元　□ 月收入2 000~10 000元　□ 月收入≥10 000元

生活环境

□ 家住城镇　□ 家住乡村　□ 外地务工人员

月经状况

□ 绝经前　□ 绝经后

关于性欲

定义：包括想要性爱、对配偶的性刺激愿意接受或者有性爱的想象或幻觉。

1. 过去4周内，出现性欲的频率如何？

　　5 □ 总有

　　4 □ 多数时间有（超过一半的时间）

　　3 □ 有时候有（一半时间）

　　2 □ 偶尔（少于一半时间）

　　1 □ 几乎没有

2. 过去4周内，如何评价您的性欲高低？

　　5 □ 很高

　　4 □ 高

　　3 □ 中等程度

　　2 □ 低

　　1 □ 很低或一点都没有

关于性激动或性兴奋

定义：是身体和精神的性兴奋感觉，包括性器官的温热、麻木、湿润或肌肉收缩感。

3. 过去4周内的性爱活动或性交时，您是否经常感受到性激动？

　　0 □ 没有性活动

5　□　几乎每次都感受到性激动

4　□　多数时候感受到(多于一半的次数)

3　□　有时感受到(一半的次数)

2　□　偶尔感受到(少于一半的次数)

1　□　几乎每次都不能感受到性激动

4. 过去 4 周的性爱活动或性交时,如何评价您的性激动水平?

0　□　没有性活动

5　□　很高

4　□　高

3　□　中等程度

2　□　低

1　□　很低或几乎没有性激动

5. 过去 4 周的性爱活动或性交时,产生性激动的自信心强吗?

0　□　没有性活动

5　□　自信心非常强

4　□　自信心强

3　□　中等程度自信

2　□　不太自信

1　□　自信心很小或不自信

6. 过去 4 周的性活动或性交时,对性激动或性兴奋状况经常是满意的吗?

0　□　没有性活动

5　□　总是很满意

4　□　多数时候满意(超过一半的时候)

3　□　有时满意(一半的时候)

2　□　偶尔满意(少于一半的时候)

1　□　几乎总是不满意

7. 过去 4 周内的性爱活动或性交时,阴道是否经常变得湿润?

0　□　没有性活动

5　□　总能够湿润

4　□　多数时候湿润(超过一半的时候)

3　□　有时候湿润(一半的时候)

2　□　偶尔湿润

1　□　几乎从不湿润

8. 过去 4 周内的性爱活动或性交时,阴道湿润很困难吗?

0　□　没有性活动

5　□　极其困难,或根本不可能

4　□　很困难

3　□　困难

2　□　不太困难

1　□　不困难

9. 过去 4 周的性爱活动或性交时,阴道湿润经常能够持续到性交完成吗?

0　□　没有性活动

5　□　总能够持续到性交完成

4　□　多数时候能够(超过一半时候)

3　□　有时候能够(一半的时候)

2　□　偶尔能够

1　□　几乎从不能够

10. 过去 4 周的性爱活动或性交时,阴道湿润持续到性交完成很困难吗?

0　□　没有性活动

1　□　极其困难,或根本不可能

2　□　很困难

3　□　困难

4　□　不太困难

5　□　不困难

11. 过去 4 周内,当进行性刺激或性交时,经常能达到高潮吗?

0　□　没有性活动

5　□　几乎总能达到

4　□　多数时候能达到(多于一半时候)

3　□　有时能达到(一半时候)

2　□　偶尔达到(少于一半时候)

1　□　几乎从未达到

12. 过去 4 周内,当进行性刺激或性交时,达到高潮很困难吗?

0　□　没有性活动

1　□　极其困难或根本不可能

2　□　很困难

3　□　困难

4　□　不太困难

5　□　不困难

13. 过去 4 周内的性爱活动或性交时,您达到高潮的能力是否令您满意?

0　□　没有性活动

5　□　很满意

4　□　满意

3　□　满意和不满意的概率相等

2　□　不太满意

1　□　很不满意

14. 过去 4 周内的性活动中,您与配偶之间的亲密程度使您满意吗?

0　□　没有性活动

5　□　很满意

4　□　满意

3　□　满意和不满意的概率相等

2　□　不太满意

1　□　很不满意

15. 过去 4 周内,与配偶之间的性爱活动使您满意吗?

5　□　很满意

4　□　满意

3　□　满意和不满意的概率相等

2　□　不太满意

1　□　很不满意

16. 过去 4 周内,您对整个性生活质量满意吗?

5　□　很满意

4　□ 满意

3　□ 满意和不满意的概率相等

2　□ 不太满意

1　□ 很不满意

17. 过去 4 周内的性活动中,当向阴道内插入时,体验到不舒适或疼痛吗?

0　□ 没有进行性交

1　□ 总是感到不舒适或疼痛

2　□ 多数时候感受到(多于一半时候)

3　□ 有时感受到(一半时候)

4　□ 偶尔感受到(少于一半时候)

5　□ 几乎从未感受到

18. 过去 4 周内的性活动中,当向阴道插入之后,体验到不舒适或疼痛吗?

0　□ 没有进行性交

1　□ 总是感到不舒适或疼痛

2　□ 多数时候感受到疼痛(多于一半时候)

3　□ 有时感受到疼痛(一半时候)

4　□ 偶尔感受到疼痛(少于一半时候)

5　□ 几乎从未感受到疼痛

19. 过去 4 周内的性活动中,当向阴道插入时或插入之后,如何评价不舒适或疼痛的水平或程度?

0　□ 没有进行性交

1　□ 疼痛程度很高

2　□ 高

3　□ 中等程度

4　□ 低

5　□ 很低或一点都不疼痛

附录 5　McGill 疼痛问卷

（McGill Pain Questionnaire，MPQ）

1. 疼痛分级指数（pain rating index，PRI）				
疼痛性质	疼痛程度			
	无	轻	中	重
A. 感觉项				
跳痛	0	1	2	3
刺痛	0	1	2	3
刀割痛	0	1	2	3
锐痛	0	1	2	3
痉挛牵扯痛	0	1	2	3
绞痛	0	1	2	3
热灼痛	0	1	2	3
持续固定痛	0	1	2	3
胀痛	0	1	2	3
触痛	0	1	2	3
撕裂痛	0	1	2	3
B. 情感项				
软弱无力	0	1	2	3
厌烦（不适感）	0	1	2	3
害怕（恐惧感）	0	1	2	3
受罪，惩罚感	0	1	2	3
感觉项总分：　　　　　情感项总分：　　　　　　　PRI：				

2. 视觉模拟定级（visual analogus scale，VAS）：

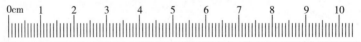

无痛（0mm）　　　　　　　　　　　　　　　　　　　剧痛（100mm）

3. 现有痛强度（present pain intensity，PPI）评分　　PPI 总分：

0- 无痛　1- 轻度不适

2- 不适　3- 难受

4- 可怕的痛　5- 极为痛苦

　　评第 1 项时，向患者逐步提问，根据患者回答的疼痛程度在相应级别记号。

　　评第 2 项时，图中线段长 10cm，并按 mm 定出刻度，让患者用笔根据自己的疼痛感受在线段上表明相应的点。

评第 3 项时,根据患者主观感受在相应分值上做记号。

对 PRI、VAS、PPI 进行总评,分数越高疼痛越重。

总结:PRI+VAS+PPI=

附录6　简明疼痛调查表
（Brief Pain Inventory，BPI）

日期　　年　　月　　日　　　　　　　　　　　　　　　时间

姓名

一、在我们一生中大多数人都曾经体验过轻微的头痛、扭伤和牙痛，今天您是否有其他不常见的疼痛

1. 有　　　　　　　　　　　　　　　　2. 没有

二、请您在下图中用阴影标出您感到疼痛的部位，并在最痛的部位画"×"

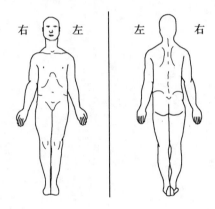

三、请圈出一个数字以表示您在24h内疼痛最重的程度

0　1　2　3　4　5　6　7　8　9　10

不痛　　　　　　　　　　　　您能想象的最痛

四、请圈出一个数字以表示您在24h内疼痛最轻的程度

0　1　2　3　4　5　6　7　8　9　10

不痛　　　　　　　　　　　　您能想象的最痛

五、请圈出一个数字以表示您在24h内疼痛的平均程度

0　1　2　3　4　5　6　7　8　9　10

不痛　　　　　　　　　　　　您能想象的最痛

六、请圈出一个数字以表示您现在疼痛的程度

0　1　2　3　4　5　6　7　8　9　10

不痛　　　　　　　　　　　　您能想象的最痛

七、目前您正接受什么药物和疗法治疗疼痛

八、请圈出一个百分数，以表示您在24h内经治疗用药后疼痛缓解了多少

0%　10%　20%　30%　40%　50%　60%　70%　80%　90%　100%

无缓解　　　　　　　　　　　　　　　　　完全缓解

九、请圈出一个数字以表示您在24h内受疼痛影响的程度

1. 日常生活

0　1　2　3　4　5　6　7　8　9　10

无影响　　　　　　　　完全影响

2. 情绪

0　1　2　3　4　5　6　7　8　9　10

无影响　　　　　　　　　　完全影响

3. 行走能力

0　1　2　3　4　5　6　7　8　9　10

无影响　　　　　　　　　　完全影响

4. 正常工作（包括外出工作和家务劳动）

0　1　2　3　4　5　6　7　8　9　10

无影响　　　　　　　　　　完全影响

5. 与他人关系

0　1　2　3　4　5　6　7　8　9　10

无影响　　　　　　　　　　完全影响

6. 睡眠

0　1　2　3　4　5　6　7　8　9　10

无影响　　　　　　　　　　完全影响

7. 生活乐趣

0　1　2　3　4　5　6　7　8　9　10

无影响　　　　　　　　　　完全影响

附录7　女性性满意度调查问卷
（Sexual Satisfaction Scale for Women，SSS-W）

指导语：仔细阅读每一提问，然后根据您最近几周的实际情况选择最符合您的答案，不要对每一提问花太多时间去思考，也不要与配偶或其他人讨论如何回答问题，真实回答提问是治疗的基础。

选择答案：①从来没有　②几乎没有　③偶尔　④经常　⑤总是

1. 你是否对性生活没有兴趣？　①　②　③　④　⑤
2. 在进行性生活时，你丈夫喜欢什么、不喜欢什么，你问过他吗？①　②　③　④　⑤
3. 近几周来，你们完全没有性生活？　①　②　③　④　⑤
4. 你是否比较容易引起性欲？　①　②　③　④　⑤
5. 在性交前，你和你丈夫是否花一定时间进行爱抚等活动？①　②　③　④　⑤
6. 你对所花时间长短是否感到满意？　①　②　③　④　⑤
7. 你是否发现你的阴道太紧以至于丈夫的阴茎无法插入？①　②　③　④　⑤
8. 你是否试图避免与丈夫性交？　①　②　③　④　⑤
9. 与丈夫性交时，你是否能体验到性高潮？　①　②　③　④　⑤
10. 你是否喜欢搂抱和亲吻丈夫的身体？　①　②　③　④　⑤
11. 你对夫妻间的性关系是否感到满意？　①　②　③　④　⑤
12. 如果你把手指插入自己的阴道，你不会感到不舒服吗？①　②　③　④　⑤
13. 你不喜欢抚摸、逗弄丈夫的阴茎吗？　①　②　③　④　⑤
14. 当你丈夫向你提出性要求时你是否感到紧张或焦虑不安？①　②　③　④　⑤
15. 你是否发现自己不可能获得性高潮？　①　②　③　④　⑤
16. 你是否一周有2次以上的性生活？　①　②　③　④　⑤
17. 在性生活时，你喜欢什么，不喜欢什么，这些想法几乎不能与丈夫讲，是吗？　①　②　③　④　⑤
18. 当丈夫的阴茎插入你的阴道时，你并不感到有何不适，是吗？①　②　③　④　⑤
19. 你是否感到，在你与丈夫的性关系中，缺乏爱和感情？　①　②　③　④　⑤
20. 你是否乐意让丈夫抚触你的性器官？　①　②　③　④　⑤
21. 你是否拒绝与丈夫性交？　①　②　③　④　⑤
22. 在性交前，丈夫刺激你的阴蒂时，你是否能出现性高潮？　①　②　③　④　⑤
23. 你对你们性交本身所花时间长短是否感到不满意？　①　②　③　④　⑤
24. 你是否厌恶自己在性生活中所作所为？　①　②　③　④　⑤
25. 你是否认为你的阴道太紧，所以阴茎不能插入很深？　①　②　③　④　⑤
26. 你不喜欢丈夫的搂抱和抚摸吗？　①　②　③　④　⑤
27. 在性交时，你的阴道湿润吗？　①　②　③　④　⑤
28. 你是否喜欢与丈夫性交？　①　②　③　④　⑤
29. 在性交中，你没有体验到性高潮吗？　①　②　③　④　⑤

附录8　产后性功能障碍诊断量化及评分表

根据情况所做评分		
性幻想		
1次以上/周（10分）	2次/月（6分）	0~1次/月（5~0分）
性欲望		
1次以上/周（10分）	2次/月（6分）	0~1次/月（5~0分）
谈论有关性问题		
1次/周（10分）	2次/月（6分）	0~1次/月（5~0分）
启动性行为		
女性先开始（10分）	双方同时（6分）	男性先开始（5~0分）
对配偶性活动建议的反应		
高兴接受（10分）	接受（6分）	拒绝（5~0分）
性高潮		
1次以上/周（10分）	2次/月（6分）	0~1次/月（5~0分）
性生活频度评价		
高于所望（15分）	可及所望（12分）	不及所望（9~0分）
对性生活质量评分		
高水平（15分）	一般（10分）	低水平（6~0分）
性交痛		
1次/月（10分）	2次/月（6分）	3次以上/月（5~0分）

注：产后各项评分之和<60分，妇科检查时阴道肌力<Ⅲ级者，可以诊断为产后性功能障碍。

附录9　脱垂和尿失禁的性功能问卷简表
（Prolapse and Inconvenience Sexual Function Questionnaire Short Form，PISQ-SF）

说明：下面是一些涉及你和你的伴侣性生活的问题。所有问卷以及个人信息都严格保密。你的回答只用来让医生了解患者性生活的一些关键问题。请找出对你来说每个问题的最佳选项。在回答这些问题的时候，请参照最近6个月的性生活情况。谢谢合作。

1. 你多久有一次性欲望？这种欲望可以指想做爱、计划做爱、因缺乏性生活而感到沮丧等。
□ 一直　　　□ 经常　　　□ 有时　　　□ 很少　　　□ 从没有过

2. 你与伴侣性交时是否有高潮？
□ 一直　　　□ 经常　　　□ 有时　　　□ 很少　　　□ 从没有过

3. 你与伴侣进行性生活时是否感到兴奋？
□ 一直　　　□ 经常　　　□ 有时　　　□ 很少　　　□ 从没有过

4. 你对目前的性生活丰富程度感到满意吗？
□ 一直　　　□ 经常　　　□ 有时　　　□ 很少　　　□ 从没有过

5. 你性交时是否感到疼痛？
□ 一直　　　□ 经常　　　□ 有时　　　□ 很少　　　□ 从没有过

6. 你性交时是否会尿失禁？
□ 一直　　　□ 经常　　　□ 有时　　　□ 很少　　　□ 从没有过

7. 你是否害怕（大便或者小便的）失禁会妨碍性生活？
□ 一直　　　□ 经常　　　□ 有时　　　□ 很少　　　□ 从没有过

8. 你是否会因为阴道膨出（不管是膀胱、直肠还是阴道的膨出）而避免性交？
□ 一直　　　□ 经常　　　□ 有时　　　□ 很少　　　□ 从没有过

9. 当你和伴侣性交时，有没有如害怕、厌恶、害羞或者内疚这样的负面的情绪？
□ 一直　　　□ 经常　　　□ 有时　　　□ 很少　　　□ 从没有过

10. 你的伴侣是否有影响你们性生活的勃起障碍？
□ 一直　　　□ 经常　　　□ 有时　　　□ 很少　　　□ 从没有过

11. 你的伴侣是否有影响你们性生活的早泄问题？
□ 一直　　　□ 经常　　　□ 有时　　　□ 很少　　　□ 从没有过

12. 与你以前有过的高潮相比，过去6个月你的性高潮程度如何？
□ 远不如　　□ 不如从前　　□ 一样　　　□ 更强烈　　□ 强烈得多

附录10　贝克抑郁量表Ⅱ

（Beck Depression Inventory，BDI-Ⅱ）

指导语：本问卷有21组陈述句，请仔细阅读每个句子，然后根据您近两周（包括今天）的感觉，从每一组中选择一条最适合您情况的项目。如果一组句子中有两条以上适合您，请选择最严重的一个。

请注意，每组句子只能选择一个条目。

1　　0　不觉得悲伤
　　　1　很多时候我都感到悲伤
　　　2　所有时间我都感到悲伤
　　　3　我太悲伤或太难过，不堪忍受

2　　0　我没有对未来失去信心
　　　1　我比以往更加对未来没有信心
　　　2　我感到前景黯淡
　　　3　我觉得将来毫无希望，且只会变得更糟

3　　0　我不觉得自己是个失败者
　　　1　我的失败比较多
　　　2　回首往事，我看到一大堆的失败
　　　3　我觉得自己是一个彻底的失败者

4　　0　我和过去一样能从喜欢的事情中得到乐趣
　　　1　我不能像过去一样从喜欢的事情中得到乐趣
　　　2　我从过去喜欢的事情中获得的快乐很少
　　　3　我完全不能从过去喜欢的事情中获得快乐

5　　0　我没有特别的内疚感
　　　1　我对自己做过或该做但没做的许多事感到内疚
　　　2　在大部分时间里我都感到内疚
　　　3　我任何时候都感到内疚

6　　0　我没觉得自己在受惩罚
　　　1　我觉得自己可能会受到惩罚
　　　2　我觉得自己会受到惩罚
　　　3　我觉得正在受到惩罚

7　　0　我对自己的感觉同过去一样
　　　1　我对自己丧失了信心
　　　2　我对自己感到失望
　　　3　我讨厌我自己

8　　0　与过去相比，我没有更多地责备或批评自己
　　　1　我比过去责备自己更多
　　　2　只要我有过失，我就责备自己
　　　3　只要发生不好的事情，我就责备自己

9　　0　我没有任何自杀的想法
　　　1　我有自杀的想法，但我不会去做

9	2	我想自杀
	3	如果有机会我就会自杀
10	0	和过去比较,我哭的次数并没有增加
	1	我比过去哭的次数多
	2	现在任何小事都会让我哭
	3	我想哭,但哭不出来
11	0	我现在没有比过去更加烦躁
	1	我现在比过去更容易烦躁
	2	我非常烦躁或不安,很难保持安静
	3	我非常烦躁不安,必须不停走动或做事情
12	0	我对其他人或活动没有失去兴趣
	1	和过去相比,我对其他人或事的兴趣减少了
	2	我失去了对其他人或事的大部分兴趣
	3	任何事情都很难引起我的兴趣
13	0	我现在能和过去一样做决定
	1	我现在做决定比以前困难
	2	我做决定比以前困难了很多
	3	我做任何决定都很困难
14	0	我不觉得自己没有价值
	1	我认为自己不如过去有价值或有用了
	2	我觉得自己不如别人有价值
	3	我觉得自己毫无价值
15	0	我和过去一样有精力
	1	我不如从前有精力
	2	我没有精力做很多事情
	3	我做任何事情都没有足够的精力
16	0	我没觉得睡眠有什么变化
	1	我的睡眠比过去略少或略多
	2	我的睡眠比以前少了很多或多了很多
	3	我根本无法睡觉或一直想睡觉
17	0	我并不比过去容易发火
	1	与过去相比,我比较容易发火
	2	与过去相比,我非常容易发火
	3	我现在随时都很容易发火
18	0	我没觉得食欲有什么变化
	1	我的食欲比过去略差或略好
	2	我的食欲比过去差了很多或好很多
	3	我完全没有食欲或总是非常渴望吃东西
19	0	我和过去一样可以集中精神
	1	我无法像过去一样集中精神
	2	任何事情都很难让我长时间集中精神
	3	任何事情都无法让我集中精神

20	0	我没觉得比过去累或乏力
	1	我比过去更容易累或乏力
	2	因为太累或者太乏力,许多过去常做的事情不能做了
	3	因为太累或者太乏力,大多数过去常做的事情都不能做了
21	0	我没觉得最近对性的兴趣有什么变化
	1	我对性的兴趣比过去少了
	2	现在我对性的兴趣少多了
	3	我对性的兴趣已经完全丧失

附录 11　贝克焦虑量表
（Beck Anxiety Inventory，BAI）

条目	1（无）	2（轻度）	3（中度）	4（重度）
1. 麻木或刺痛	☐	☐	☐	☐
2. 感到发热	☐	☐	☐	☐
3. 腿部颤抖	☐	☐	☐	☐
4. 不能放松	☐	☐	☐	☐
5. 害怕发生不好的事情	☐	☐	☐	☐
6. 头晕	☐	☐	☐	☐
7. 心悸或心率加快	☐	☐	☐	☐
8. 心神不定	☐	☐	☐	☐
9. 惊吓	☐	☐	☐	☐
10. 紧张	☐	☐	☐	☐
11. 窒息感	☐	☐	☐	☐
12. 手发抖	☐	☐	☐	☐
13. 摇晃	☐	☐	☐	☐
14. 害怕失控	☐	☐	☐	☐
15. 呼吸困难	☐	☐	☐	☐
16. 害怕快要死去	☐	☐	☐	☐
17. 恐慌	☐	☐	☐	☐
18. 消化不良或腹部不适	☐	☐	☐	☐
19. 晕厥	☐	☐	☐	☐
20. 脸发红	☐	☐	☐	☐
21. 出汗（不是因暑热冒汗）	☐	☐	☐	☐

附录12　疼痛恐惧回避问卷
（Fear-Avoidance Beliefs Questionnaire，FABQ）

以下是患者告诉我们的一些关于他们疼痛的事情。请为每一个句子圈出任何 0~6 的数字，以表示各种体力活动（physical activity），如弯腰、提物品、走路、开车等，影响或会影响你的腰部疼痛的程度。

	完全 不同意			不肯定			完全 同意
1. 我的疼痛是由体力活动导致的	0	1	2	3	4	5	6
2. 体力活动使我疼痛加重	0	1	2	3	4	5	6
3. 体力活动可能会弄伤我的腰部	0	1	2	3	4	5	6
4. 我不应该做会（可能会）使我的疼痛加重的体力活动	0	1	2	3	4	5	6
5. 我无法做会（可能会）使我的疼痛加重的体力活动	0	1	2	3	4	5	6

下列描述是关于您的日常工作对您的背痛可能造成的影响

	完全 不同意			不肯定			完全 同意
6. 我的腰背痛是因我的工作或工作中的某次伤害造成的	0	1	2	3	4	5	6
7. 我的工作会加剧我的腰背痛	0	1	2	3	4	5	6
8. 我会因为我的腰背痛索取赔偿	0	1	2	3	4	5	6
9. 对于我而言，我的工作太繁重、吃力	0	1	2	3	4	5	6
10. 我的工作会（或可能）使我的腰背痛更重	0	1	2	3	4	5	6
11. 我的工作可能会伤害到我的背部	0	1	2	3	4	5	6
12. 以我现在的疼痛，我不应该做我的正常工作	0	1	2	3	4	5	6
13. 以我现在的疼痛，我不能完成我的正常工作	0	1	2	3	4	5	6
14. 在我的疼痛治好前，我不能够完成我的正常工作	0	1	2	3	4	5	6
15. 我认为 3 个月内不会回到我正常的工作岗位	0	1	2	3	4	5	6
16. 我认为我不能够再做那份正常工作	0	1	2	3	4	5	6

附录13 Oswestry 功能障碍指数
（Oswestry Disability Index，ODI）

	分值	初评	末评
1. 疼痛的程度（腰背痛或腿痛）			
无任何疼痛	0		
有很轻微的痛	1		
较明显的痛（中度）	2		
明显的痛（相当严重）	3		
严重的痛（非常严重）	4		
痛得不能做任何事	5		
2. 日常生活自理能力（洗漱、穿脱衣服等活动）			
日常生活完全能自理，一点也不伴腰背痛或腿痛	0		
日常生活完全能自理，但引起腰背痛或腰痛加重	1		
日常生活虽能自理，但活动时腰背或腿痛加重，以致动作小心、缓慢	2		
多数日常活动可自理，有的需他人帮助	3		
绝大多数的日常活动需要他人帮助	4		
穿脱衣服、洗漱困难，只能躺在床上	5		
3. 提物			
提重物时并不引起腰背或腿痛加重	0		
能提重物时，但腰背或腿痛加重	1		
由于腰背或腿痛，以至不能将地面上的重物拿起来，但是能拿起放在合适位置上的重物，比如桌面上的重物	2		
由于腰背或腿痛，以致不能将地面上较轻的物体拿起，但能拿起放在合适位置如上较轻的物品，例如放在桌子上	3		
只能拿一点轻的东西	4		
任何东西都提不起来或拿不动	5		
4. 行走			
腰背或腿痛，但一点也不妨碍走多远	0		
由于腰背或腿痛，最多只能走 1 000m	1		
由于腰背或腿痛，最多只能走 500m	2		
由于腰背或腿痛，最多只能走 100m	3		
只能借助拐杖或腋杖行走	4		
不得不躺在床上，排便也只能用便盆	5		
5. 坐			
随便多高的椅子，想坐多久，就坐多久	0		
只要椅子高矮合适，想坐多久，就坐多久	1		

	分值	初评	末评
由于疼痛加重,最多只能坐 1h	2		
由于疼痛加重,最多只能坐半小时	3		
由于疼痛加重,最多只能坐 10min	4		
由于疼痛加重,一点也不敢坐	5		
6. 站立			
想站多久,就站多久,疼痛不会加重	0		
想站多久,就站多久,但疼痛有些加重	1		
由于疼痛加重,最多只能站 1h	2		
由于疼痛加重,最多只能站半小时	3		
由于疼痛加重,最多只能站 10min	4		
由于疼痛加重,一点也不敢站	5		
7. 睡眠			
半夜不会痛醒	0		
有时晚上会被痛醒	1		
由于疼痛,最多只能睡 6h	2		
由于疼痛,最多只能睡 4h	3		
由于疼痛,最多只能睡 2h	4		
由于疼痛,根本无法入睡	5		
8. 性生活			
性生活完全正常,决不会导致疼痛加重	0		
性生活完全正常,但会加重疼痛	1		
性生活基本正常,但会很痛	2		
由于疼痛,性生活严重受限	3		
由于疼痛,基本没有性生活	4		
由于疼痛,根本没有性生活	5		
9. 社会活动			
社会活动完全正常,不会因此疼痛加重	0		
社会活动完全正常,但会加重疼痛	1		
疼痛限制剧烈活动,如运动,但对其他社会活动无明显影响	2		
疼痛限制正常的社会活动,不能参加某些经常性活动	3		
疼痛限制参加社会活动,只能在家从事一些社会活动	4		
由于疼痛,根本无法从事任何社会活动	5		
10. 旅行(郊游)			
能到任何地方去旅行,腰部或腿不会痛	0		
能到任何地方去旅行,但疼痛会加重	1		

续表

	分值	初评	末评
由于疼痛,外出郊游不超过 2h	2		
由于疼痛,外出郊游不超过 1h	3		
由于疼痛,外出郊游不超过 30min	4		
由于疼痛,除了到医院,根本无法外出	5		
总分			

　　Oswestry 功能障碍指数问卷表(ODI)由 10 个问题组成,包括疼痛的强度、生活自理、提物、步行、坐位、站立、干扰睡眠、性生活、社会生活、旅游等 10 个方面的情况,每个问题 6 个选项,每个问题的最高得分为 5 分,评分越高表明功能障碍越严重。

附录14　颈部功能障碍指数调查量表
（Neck Disability Index，NDI）

请仔细阅读说明。这项问卷将有助于医生了解颈痛对你日常生活的影响。请阅读每个部分的项目,然后选择最符合你现在情况的项目得分。

问题	结果选项	评分	得分
问题 1- 疼痛强度	我此刻没有疼痛	0	
	此刻疼痛非常轻微	1	
	此刻有中等程度的疼痛	2	
	此刻疼痛相当严重	3	
	此刻疼痛非常严重	4	
	此刻疼痛难以想象	5	
问题 2- 个人护理（洗漱、穿衣等）	我可以正常照顾自己,而不会引起额外的疼痛	0	
	我可以正常照顾自己,但会引起额外的疼痛	1	
	在照顾自己的时候会出现疼痛,我得慢慢地、小心地进行	2	
	我的日常生活需要一些帮助	3	
	我的大多数日常生活活动每天都需要照顾	4	
	我不能穿衣,洗漱也很困难,不得不卧床	5	
问题 3- 提起重物	我可以提起重物,且不引起任何额外的疼痛	0	
	我可以提起重物,但会引起任何额外的疼痛	1	
	疼痛会妨碍我从地板上提起重物,但如果重放在桌子上合适的位置,我可以设法提起它	2	
	疼痛会妨碍我提起重物,但可以提起中等重量的物体	3	
	我可以提起轻的物体	4	
	我不能提起或搬动任何物体	5	
问题 4- 阅读	我可以随意阅读,而不会引起颈痛	0	
	我可以随意阅读,但会引起轻度颈痛	1	
	我可以随意阅读,但会引起中度颈痛	2	
	因中度颈痛,使得我不能随意阅读	3	
	因严重颈痛,使我阅读困难	4	
	我完全不能阅读	5	
问题 5- 头痛	我完全没有头痛	0	
	我有轻微的头痛,但不经常发生	1	
	我有中度头痛,但不经常发生	2	
	我有中度头痛,且经常发生	3	

问题	结果选项	评分	得分
问题 5- 头痛	我有严重的头痛,且经常发生	4	
	我几乎一直都有头痛	5	
问题 6- 集中注意力	我可以完全集中注意力,并且没有任何困难	0	
	我可以完全集中注意力,但有轻微的困难	1	
	当我想完全集中注意力时,一定程度的困难	2	
	当我想完全集中注意力时,有较多的困难	3	
	当我想完全集中注意力时,有很大的困难	4	
	我完全不能集中注意力	5	
问题 7- 工作	我可以做很多我想做的工作	0	
	我可以做多数日常的工作,但不能太多	1	
	我只能做一部分日常的工作	2	
	我不能做日常的工作	3	
	我几乎不能工作	4	
	我任何工作都无法做	5	
问题 8- 睡觉	我睡眠没有问题	0	
	我的睡眠稍受影响(失眠,少于 1h)	1	
	我的睡眠轻度受影响(失眠,1~2h)	2	
	我的睡眠中度受影响(失眠,2~3h)	3	
	我的睡眠重度受影响(失眠,3~5h)	4	
	我的睡眠完全受影响(失眠,5~7h)	5	
问题 9- 驾驶	我能驾驶而没有任何颈痛	0	
	我想驾驶就可以驾驶,但仅有轻微颈痛	1	
	我想驾驶就可以驾驶,但有中度颈痛	2	
	我想驾驶,但不能驾驶,因有中度颈痛	3	
	因严重的颈痛,我几乎不能驾驶	4	
	因颈痛,我一点都不能驾驶	5	
问题 10- 娱乐	我能参与所有的娱乐活动,没有颈痛	0	
	我能参与所有的娱乐活动,但有一些颈痛	1	
	因颈痛,我只能参与大部分的娱乐活动	2	
	因颈痛,我只能参与少量的娱乐活动	3	
	因颈痛,我几乎不能参与任何娱乐活动	4	
	我不能参与任何娱乐活动	5	
每个项目最低得分为 0 分,最高得分为 5 分,分数越高表示功能障碍程度越重		总分	

颈椎功能受损指数(%)=[(总分)/(受试对象完成的项目数 ×5)] × 100

结果判断	0~20% 表示轻度功能障碍
	21%~40% 表示中度功能障碍
	41%~60% 表示重度功能障碍
	61%~80% 表示极重度功能障碍
	81%~100% 表示完全功能障碍或应详细检查受试对象有无夸大症状

附录15　足部功能评价表

描述在过去1周里,您足部疼痛或受限情况的程度打分,0代表无疼痛或困难,10代表您能想象的最严重的疼痛或无法克服的困难。

您的足部疼痛有多少?

0　　1　　2　　3　　4　　5　　6　　7　　8　　9　　10

没有疼痛　　　　　　　　　　　　　　　　　　可以想到的最严重的痛

1	早上迈出第一步时	
2	走路时	
3	站立时	
4	一天结束时,脚的疼痛	
5	最严重时您的疼痛	

从事以下日常活动,您的困难程度有多少?

0　　1　　2　　3　　4　　5　　6　　7　　8　　9　　10

没有困难　　　　　　　　　　　　　　　　　　太困难而无法完成

6	在屋子里走路	
7	在外面走路	
8	走4个街区	
9	上楼梯	
10	下楼梯	
11	踮脚尖站立	
12	从椅子上坐起	
13	迈上马路沿	
14	跑步或快走	

因为足部疼痛,有多长时间您会

0　　1　　2　　3　　4　　5　　6　　7　　8　　9　　10

一点都不　　　　　　　　　　　　　　　　　　所有的时间

15	在室内使用辅助工具(手杖、助行器、拐杖)	
16	在室外使用辅助工具(手杖、助行器、拐杖)	
17	体育活动受到限制	

总积分:

评分:总积分/170×100=____%(百分比越高,损伤越严重)

附录 16　足部和踝关节能力测试量表
（Foot and Ankle Ability Measure，FAAM）

附表 16-1

日常生活活动量表 1					
	无困难	有点困难	中等困难	非常困难	无法完成
站立					
在平坦地面上行走					
赤足在平坦地面上行走					
步行上山					
步行下山					
上楼					
下楼					
在不平地面行走					
上下路肩					
下蹲					
踮脚					
行走启动					
步行 5min 内					
步行 10min					
步行 15min 以上					

附表 16-2

日常生活活动量表 2					
	无困难	有点困难	中等困难	非常困难	无法完成
家务					
日常活动					
自理生活					
轻微 - 中等强度的工作（站立、行走）					
高强度工作（推 / 拉、攀爬等）					
娱乐活动					
跑					

续表

	无困难	有点困难	中等困难	非常困难	无法完成
跳					
蹬					
疾跑疾停					
转弯 / 侧向移动					
低强度运动					
完成强度一般的活动					
完成所有愿意参加的活动					

附表 16-3

	正常	接近正常	异常	严重异常
踝关节功能总体感觉				

附录 17　抑郁自评量表
（Self-Rating Depression Scale，SDS）

项目	A. 很少	B. 小部分时间	C. 相当多的时间	D. 绝大部分时间
1. 我觉得闷闷不乐，情绪低沉				
2. 我觉得一天之中早晨最好				
3. 我一阵阵哭出来或觉得想哭				
4. 我晚上睡眠不好				
5. 我吃得跟平常一样多				
6. 我与异性密切接触时和以往一样感到愉快				
7. 我发觉我的体重在下降				
8. 我有便秘的苦恼				
9. 我心跳比平时快				
10. 我无缘无故地感到疲乏				
11. 我的头脑跟平常一样清楚				
12. 我觉得经常做的事情并没有困难				
13. 我觉得不安而平静不下来				
14. 我对将来抱有希望				
15. 我比平常容易生气激动				
16. 我觉得做出决定是容易的				
17. 我觉得自己是个有用的人，有人需要我				
18. 我的生活过的很有意思				
19. 我认为如果我死了别人会生活得好些				
20. 平常感兴趣的事我仍然照样感兴趣				

附录 18　患者健康问卷抑郁症状群量表 -9
（Patient Health Questionnaire-9，PHQ-9）

在过去两周,有多少时候您受到以下任何问题困扰?（在您的选择下画"√"）

	完全不会	几天	一半以上的日子	几乎每天
1. 做事时提不起劲或只有少许乐趣	0	1	2	3
2. 感到心情低落、沮丧或绝望	0	1	2	3
3. 入睡困难、很难熟睡或睡太多	0	1	2	3
4. 感觉疲劳或无精打采	0	1	2	3
5. 胃口不好或吃太多	0	1	2	3
6. 觉得自己很糟或觉得自己很失败,或让自己或家人失望	0	1	2	3
7. 很难集中精神于事物,例如阅读报纸或看电视	0	1	2	3
8. 动作或说话速度缓慢到别人可察觉到的程度? 或正好相反——您烦躁或坐立不安,动来动去的情况比平常更严重	0	1	2	3
9. 有不如死掉或用某种方式伤害自己的念头	0	1	2	3

附录19　爱丁堡产后抑郁量表
（Edinburgh Postntal Depression Scale，EPDS）

指导语：请仔细阅读以下题目，并选择一个最能反映您过去7天感受的答案。

在过去的7天内	从未	偶尔	经常	总是
1. 我能看到事物有趣的一面并开心得笑				
2. 我欣然期待未来的一切				
3. 当事情出错时我会不必要地责备自己				
4. 我无缘无故感到焦虑和担心				
5. 我无缘无故感到害怕和惊慌				
6. 很多事情冲着我来使我透不过气				
7. 我很不开心以至失眠				
8. 我感到难过和悲伤				
9. 我不开心到哭				
10. 我想过要伤害自己				

附录20　焦虑自评量表
（Self-Rating Anxiety Scale，SAS）

	没有或很少有	有时有	大部分时间有	绝大部分时间有
1. 我觉得比平常容易紧张或着急				
2. 我无缘无故地感到害怕				
3. 我容易心里烦乱或觉得惊恐				
4. 我觉得我可能将要发疯				
5. 我觉得一切都很好，也不会发生什么不幸				
6. 我手脚发抖打战				
7. 我因为头痛、颈痛和背痛而苦恼				
8. 我感觉容易衰弱和疲乏				
9. 我得心平气和，并且容易安静坐着				
10. 我觉得心跳得很快				
11. 我因为一阵阵头晕而苦恼				
12. 我有晕倒发作，或觉得要晕倒似的				
13. 我吸气呼气都感到很容易				
14. 我的手脚麻木和刺痛				
15. 我因为胃痛和消化不良而苦恼				
16. 我常常要小便				
17. 我的手脚常常是干燥温暖的				
18. 我脸红发热				
19. 我容易入睡并且一夜睡得很好				
20. 我做噩梦				

附录21　广泛性焦虑量表-7
（Generalized Anxiety Disorder-7，GAD-7）

在过去两周,有多少时间您受到以下任何问题困扰?（在您的选择下画"√"）

	完全不会	几天	一半以上的日子	几乎每天
1. 感觉紧张,担忧或处于这种状态边缘	0	1	2	3
2. 不能够停止或控制担忧	0	1	2	3
3. 担忧太多不同的事情	0	1	2	3
4. 很难放松下来	0	1	2	3
5. 由于太烦躁而坐立不安	0	1	2	3
6. 变得容易烦恼或急躁	0	1	2	3
7. 感觉似乎将有可怕的事情发生而害怕	0	1	2	3

附录 22　中英文名词对照

A

| 爱丁堡产后抑郁量表 | Edinburgh postnatal depression scale, EPDS |
| 澳大利亚运动与科学学会 | Exercise and Sports Science Australia, ESSA |

B

贝克焦虑量表	Beck anxiety inventory, BAI
贝克抑郁量表	Beck depression inventory, BDI
本体感觉神经肌肉促进技术即 PNF 技术	proprioceptive neuromuscular facilitation, PNF
逼尿肌漏尿点压	detrusor leak point pressure, DLPP
补呼气量	expiratory reserve volume, ERV
补吸气量	inspiratory reserve volume, IRV

C

产后尿失禁	postpartum urinary incontinence, PPUI
潮气量	tidal volume, VT
磁共振成像	magnetic resonance imaging, MRI
促甲状腺激素	thyroid stimulating hormone, TSH
促肾上腺皮质激素释放激素	corticotropin-releasing hormone, CRH
促性腺激素释放激素	gonadotropin-releasing hormone, GnRH

D

大便失禁	fecal incontinence, FI
骶棘韧带固定术	sacrospinous ligament fixation, SSLF
第一秒用力呼气量	forced expiratory volume in first second, FEV1
多学科协作诊疗模式	multiple disciplinary team, MDT

F

非甾类抗炎药	non steroidal anti-inflammatory drugs, NSAIDs
肺毛细血管楔压	pulmonary capillary wedge pressure, PCWP
腹直肌分离	diastasis recti abdominis, DRA
FRC 为残气量	residual volume, RV

G

改良 Barthel 指数量表	modified Barthel index, MBI
高位宫骶韧带悬吊术	high uterosacral ligament suspension, HUS
工具性日常生活活动	instrumental activities of daily living, IADL
功能残气量	functional residual capacity, FRC

广泛性焦虑量表　　　　　　　　　generalized anxiety disorder, GAD
国际功能、残障和健康分类　　　　International Classification of Functioning, Disability, and Health, ICF
国际疾病分类第 10 版　　　　　　International Classification of Diseases, 10th Edition, ICD-10
国际尿控协会　　　　　　　　　　International Continence Society, ICS

H
呼吸窘迫综合征　　　　　　　　　acute respiratory distress syndrome, ARDS
患者报告结局　　　　　　　　　　patient-reported outcomes, PROs
患者健康问卷　　　　　　　　　　patient health questionnaire, PHQ
患者健康问卷抑郁症状群量表　　　patient health questionnaire, PHQ
混合性尿失禁　　　　　　　　　　mixed urinary incontinence, MUI

J
基本日常生活活动　　　　　　　　basic activities of daily living, BADL
肌筋膜触发点　　　　　　　　　　myofascial trigger points, MTrPs
急迫性尿失禁　　　　　　　　　　urge urinary incontinence, UUI
肌肉能量技术　　　　　　　　　　muscle energy technology, MET
激素补充治疗　　　　　　　　　　hormone replacement therapy, HRT
基于共识的女性性功能障碍分类　　the consensus-based classification of female sexual dysfunction, CCFSD
简明疼痛调查表　　　　　　　　　brief pain inventory, BPI
健康调查简表　　　　　　　　　　the MOS item short from health survey, SF-36
焦虑自评量表　　　　　　　　　　self-rating anxiety scale, SAS
结直肠肛门困扰量表　　　　　　　colorectal-anal distress inventory, CARDI
结直肠肛门影响问卷　　　　　　　colorectal-anal impact questionnaire, CARIQ
经皮神经电刺激　　　　　　　　　transcutaneous electrical nerve stimulation, TENS
颈部功能障碍指数调查量表　　　　neck disability index, NDI

K
抗利尿激素　　　　　　　　　　　antidiuretic hormone, ADH
空腹血糖　　　　　　　　　　　　fasting blood glucose, FBG
口头描述评分　　　　　　　　　　verbal rating scale, VRS
髋关节撞击综合征　　　　　　　　femoroacetabular impingement, FAI

M
慢性盆腔疼痛　　　　　　　　　　chronic pelvic pain, CPP
美国妇产科学会　　　　　　　　　American College of Obstetricians and Gynecologists, ACOG
美国精神病学会　　　　　　　　　American Psychiatric Association, APA
美国泌尿系统疾病基金会　　　　　America Foundation for Urinary Disease, AFUD

美国运动医学学会	American College of Sports Medicine, ACSM
McGill 疼痛问卷	McGill pain questionnaire, MPQ

N

脑源性神经营养因子	brain-derived neurotrophic factor, BDNF
内皮型一氧化氮合酶	endothelial nitric oxide synthase, ENOS
尿道压力图	urethral pressure profile, UPP
尿失禁	urinary incontinence, UI
女性盆底功能障碍	pelvic floor dysfunction, PFD
女性性功能障碍	female sexual dysfunction, FSD
女性性功能指数量表	female sexual function index, FSFI
女性性满意度调查问卷	sexual satisfaction scale for women, SSS-W

O

Oswestry 功能障碍指数	Oswestry disability index, ODI

P

排空膀胱尿道图	voiding cystourethrogram, VCUG
排尿困扰量表	urinary distress inventory, UDI
排尿影响问卷	urinary impact questionnaire, UIQ
膀胱过度活动症	overactive bladder, OAB
膀胱漏尿点压	bladder leak point pressure, BLPP
膀胱训练	bladder training, BT
盆底表面肌电图	surface electromyography, sEMG
盆底肌肉	the pelvic floor muscles, PFM
盆底肌肉锻炼	pelvic floor muscle training, PFMT
盆底困扰量表简表	pelvic floor distress inventory short form, PFDI
盆底影响问卷简表	pelvic floor impact questionnaire short form, PFIQ
盆腔器官脱垂	pelvic organ prolapse, POP
盆腔器官脱垂定量分期法	pelvic organ prolapse quantitation, POPQ
盆腔器官脱垂困扰量表	pelvic organ prolapse distress inventory, POPDI
盆腔器官脱垂影响问卷	pelvic organ prolapse impact questionnaire, POPIQ
葡萄糖耐量试验	oral glucose tolerance test, OGTT

Q

躯体日常生活活动	physical activities of daily living, PADL
全盆底重建术	total vagina mesh, TVM

R

人绒毛膜促性腺激素	human chorionic gonadotropin, HCG

妊娠合并糖尿病	diabetes in pregnancy, DIP
妊娠糖尿病	gestational diabetes mellitus, GDM
妊娠相关乳腺癌	pregnancy-associated breast cancer, PABC
认知行为疗法	cognitive behavioral therapy, CBT
日常生活活动	activities of daily living, ADL
Roland-Morris 功能障碍问卷	Roland-Morris disability questionnaire, RMDQ

S

射频治疗	radiofrequency, RF
肾小球滤过率	glomerular filtration rate, GFR
肾血浆流量	renal plasma flow, RPF
生活质量	quality of life, QOL
（美国）食品和药物管理局	Food and Drug Administration, FDA
世界卫生组织	World Health Organization, WHO
视觉模拟评分量表	visual analogue scale, VAS
数字评分量表	numerical rating scale, NRS

T

疼痛恐惧回避问卷	fear-avoidance beliefs questionnaire, FABQ
疼痛灾难化量表	pain catastrophizing scale, PCS
体重指数	body mass index, BMI
脱垂和尿失禁的性功能问卷简表	prolapse and inconvenience sexual function questionnaire short form, PISQ-SF

W

温哥华瘢痕量表	Vancouver scar scale, VSS
5- 羟色胺再摄取抑制剂	serotonin reuptake inhibitors, SSRIs

X

心肺运动试验	cardiopulmonary exercise testing, CPET
血糖指数	glycemic index, GI

Y

压力性尿失禁	stress urinary incontinence, SUI
腰椎的附属运动检查	passive accessory intervertebral movement, PAIVM
抑郁自评量表	self-rating depression scale, SDS
用力肺活量	forced vital capacity, FVC
孕前糖尿病	pregestational diabetes mellitus, PGDM

Z

主观疲劳程度量表	rating of perceived exertion，RPE
足部功能指数	foot function index，FFI
足部和踝关节能力测试	foot and ankle ability measure，FAAM
最大重复次数	repetition maximum，RM
最大尿道关闭压	maximum urethral closure pressure，MUCP